A. Ficklscherer, A. C. Paulus
I. Dützmann, S. Dützmann, M. Fischer, N. Gumpert, M. Henniger,
G. Hochholz, T. Kasprak, J. Specht

Das Mündliche EXamen

Orthopädie und Unfallchirurgie

In der Reihe MEX – Das **M**ündliche **EX**amen sind bis jetzt folgende Titel erschienen:

Allgemeinmedizin

Anästhesie, Intensivmedizin, Notfallmedizin, Schmerztherapie

Bildgebende Verfahren in der Medizin

Innere Medizin und Chirurgie

Neurologie

Orthopädie und Unfallchirurgie

Psychiatrie

Andreas Ficklscherer, Alexander C. Paulus,
Isabel Dützmann, Stephan Dützmann,
Matthias Fischer, Nicolas Gumpert,
Martina Henniger, Gerret Hochholz,
Tobias Kasprak, Jürgen Specht

Das Mündliche EXamen

Orthopädie und Unfallchirurgie

Unter Mitarbeit von
Prof. Dr. Jörg-W. Oestmann, Dr. Lisa Link (➢ Kap. 1)
Dr. Doris Oberle, Dr. Lisa Link (➢ Kap. 3)

ELSEVIER

ELSEVIER
Hackerbrücke 6, 80335 München, Deutschland
Wir freuen uns über Ihr Feedback und Ihre Anregungen an books.cs.muc@elsevier.com

ISBN 978-3-437-41851-8

1. Auflage 2018

Wichtiger Hinweis für den Benutzer
Die Erkenntnisse in der Medizin unterliegen laufendem Wandel durch Forschung und klinische Erfahrungen. Herausgeber und Autoren dieses Werkes haben große Sorgfalt darauf verwendet, dass die in diesem Werk gemachten therapeutischen Angaben (insbesondere hinsichtlich Indikation, Dosierung und unerwünschter Wirkungen) dem derzeitigen Wissensstand entsprechen. Das entbindet den Nutzer dieses Werkes aber nicht von der Verpflichtung, anhand weiterer schriftlicher Informationsquellen zu überprüfen, ob die dort gemachten Angaben von denen in diesem Werk abweichen und seine Verordnung in eigener Verantwortung zu treffen.

Für die Vollständigkeit und Auswahl der aufgeführten Medikamente übernimmt der Verlag keine Gewähr.
Geschützte Warennamen (Warenzeichen) werden in der Regel besonders kenntlich gemacht (®). Aus dem Fehlen eines solchen Hinweises kann jedoch nicht automatisch geschlossen werden, dass es sich um einen freien Warennamen handelt.

Bibliografische Information der Deutschen Nationalbibliothek
Die Deutsche Nationalbibliothek verzeichnet diese Publikation in der Deutschen Nationalbibliografie; detaillierte bibliografische Daten sind im Internet über http://www.d-nb.de/ abrufbar.

26 27 28 29 7 6 5 4

Um den Textfluss nicht zu stören, wurde bei Patienten und Berufsbezeichnungen die grammatikalisch maskuline Form gewählt. Selbstverständlich sind in diesen Fällen immer Frauen und Männer gemeint.

Planung und Konzept: Veronika Rojacher, München
Projektmanagement: Sophie Eckart, München, Gabriele Lange, München
Redaktion und Register: Michaela Mohr/Michael Kraft, mimo-booxx|textwerk., Augsburg
Satz: abavo GmbH, Buchloe
Druck und Bindung: Rodona Industria Gráfica S.L., Pamplona/Spanien
Umschlaggestaltung: SpieszDesign, Neu-Ulm
Titelgrafik: © istockphoto/retrorocket

Aktuelle Informationen finden Sie im Internet unter **www.elsevier.de**

Vorwort

Liebe Leserin, lieber Leser,
oder sollten wir besser sagen:
Sehr geehrte Frau Kollegin, sehr geehrter
Herr Kollege,
ein langes Studium liegt hinter Ihnen. Jetzt sind Sie auf der Zielgeraden! Gratulation. Mit dieser bevorstehenden Prüfung haben Sie ein letztes Mal die Möglichkeit, sich und Ihr Wissen zu präsentieren. Vergessen Sie Multiple-Choice – jetzt wird's persönlich. Ihr theoretisches Wissen müssen Sie aus der klinischen Situation heraus vermitteln und im Kontext mit dem jeweiligen Patienten darlegen. Lassen Sie sich durch die ungewohnte Prüfungssituation nicht verunsichern. Gehen Sie strukturiert an die Prüfung heran – dieses Buch zeigt Ihnen wie man sich einen Leitfaden zurechtlegt und bereitet Sie auf diverse Prüfungssituationen vor.

Zu Beginn werden Ihnen nochmals die wichtigsten Untersuchungstechniken aus Orthopädie und Unfallchirurgie erklärt. Denn die Prüfung beginnt für Sie am Patienten ebenfalls mit einer klinischen Untersuchung. Üben Sie die unterschiedlichen Untersuchungstechniken! Hierauf legen die Prüfer großen Wert und Sie als Prüfling legen den Grundstein für eine erfolgreiche Prüfung. Flowcharts, Übungsfragen und Fälle frischen Ihr Wissen auf, erleichtern es, das Erlernte zu verknüpfen, und geben wichtige Hinweise, wie Sie Wissen präsentieren können.

Aus unserer langjährigen Erfahrung als Prüfer im Staatsexamen möchten wir Ihnen noch etwas mitgeben: Entspannen Sie sich! Der weitaus stressigere Teil des Studiums liegt schon lange hinter Ihnen. Wir drücken Ihnen die Daumen für die kommende Herausforderung und freuen uns selbstverständlich über Feedback und Anregungen.

Im Frühjahr 2018
Andreas Ficklscherer, Alexander C. Paulus

Danksagung

Ein gutes Buch entsteht, wenn ein gutes Team zusammenspielt. Und der Elsevier Verlag hat eine sehr gute Mannschaft zusammengestellt. Als langjähriger Autor für den Elsevier Verlag kann ich dies bestens beurteilen. Insbesondere bei Frau Veronika Rojacher möchte ich mich für das erneut entgegengebrachte Vertrauen und die konstruktive Begleitung dieses Projekts bedanken. Großen Dank möchten die Autoren aber auch unseren Studenten ausdrücken. Sie helfen uns, ein besseres Buch zu schreiben und uns den Spaß an der Lehre zu erhalten.

Abkürzungen

A

ACG	Akromioklavikulargelenk
ACPA	Antikörper gegen citrullinierte zyklische Proteine
ACR	American College of Rheumatology
ACS	American Cancer Society
AF	Atemfrequenz
ALIF	anterior lumbar interbody fusion
a. p.	anterior-posterior
ASR	Achillessehnenreflex
ATLS	Advanced Trauma Life Support
AZ	Allgemeinzustand

B

bds.	beidseits, beidseitig
BMD	Bone Mass Density
BSG	Blutkörperchensenkungsgeschwindigkeit
BSR	Bizepssehnenreflex
BWS	Brustwirbelsäule

C

CCT	kraniale Computertomografie
CHT	Chemotherapie
CPRS	Complex Regional Pain Syndrome
CRP	C-reaktives Protein
CT	Computertomografie
CTS	Karpaltunnelsyndrom

D

d	Tag/e
DHS	dynamische Hüftschraube
DMARD	Disease Modifying Antirheumatic Drugs
DNOAP	diabetische, neuropathische Osteoarthropathie
DS	Druckschmerz
DXA	Dual Energy X-Ray Absorptiometry

E

ECF	Epiphysiolysis capitis femoris
EDB	Epiduralblutung
EULAR	European League Against Rheumatism
evtl.	eventuell/e/er/es
EZ	Ernährungszustand

F

FAI	femoroazetabuläres Impingement
FAST	Focused Assessment with Sonography for Trauma
FBA	Finger-Boden-Abstand

G

GCS	Glasgow Coma Scale/Score
ggf.	gegebenenfalls
Gy	Gray

H

h	Stunde/n
HEP	Hemiendoprothese
HKB	hinteres Kreuzband
HWS	Halswirbelsäule

I

ICB	intrazerebrale Kontusionsblutung
i. d. R.	in der Regel
i. m.	intramuskulär
insb.	insbesondere
ISG	Iliosakralgelenk
i. v.	intravenös

J

J.	Jahr/e

K

KG	Körpergewicht
KM	Kontrastmittel

L

l	Liter
LFTA	Ligamentum fibulo-talare anterius
LWK	Lendenwirbelkörper
LWS	Lendenwirbelsäule

M

max. maximal
MCP Metakarpophalangealgelenk/e
min Minute/n
mind. mindestens
Mon. Monat/e
MPFL mediales patellofemorales Ligament
MRT Magnetresonanztomografie
MSCT Mehrschicht-Spiral-Computertomografie

N

n. a. nicht anwendbar
NSAID nichtsteroidale/s Antiphlogistikum/a
NSAR nichtsteroidale/s Antirheumatikum/a

O

OD Osteochondrosis dissecans
OSG oberes Sprunggelenk

P

PBM Peak Bone Mass
PDI peridurale Infiltration
pDMS periphere Durchblutung, Motorik und Sensibilität
PFN proximaler Femurnagel
PLIF posterior lumbar interbody fusion
p. o. per os, peroral
PRT periradikuläre Therapie
PSR Patellarsehnenreflex
PTT partielle Thromboplastinzeit

R

RA rheumatoide Arthritis
RF Raumforderung
RIAP Resektions-Interpositions-Arthroplastik
RM Rückenmuskulatur
RPR Radiusperiostreflex
RR Blutdruck
RSI Repetive Strain Injury
RTW Rettungswagen

S

SAB Subarachnoidalblutung
s. c. subkutan
SCG Sternoklavikulargelenk
SDB Subduralblutung
SHF Schenkelhalsfraktur/en
SHT Schädel-Hirn-Trauma
SIS subakromiales Impingement-Syndrom
s. l. sublingual
sog. sogenannt/e/er/es
STIKO Ständige Impfkommission am Robert Koch-Institut
SWK Sakralwirbelkörper

T

TEP Totalendoprothese
TFCC Triangula Fibrocartilage Complex
TIG Tetanus-Immunglobulin
TLIF transforaminal lumbar interbody fusion
TSR Trizepssehnenreflex

U

UA Unterarm
USG unteres Sprunggelenk

V

v. a. vor allem
V. a. Verdacht auf
VAS visuelle Analogskala
VKB vorderer Kreubandriss

W

Wo. Woche/n
WS Wirbelsäule

Z

z. A. zum Ausschluss (von)
Z. n. Zustand nach

Abbildungsnachweis

Der Verweis auf die jeweilige Abbildungsquelle befindet sich bei allen Abbildungen im Werk am Ende des Legendentextes in eckigen Klammern.

E986 Donald Resnick, Mark J. Kransdorf: Bone and Joint Imaging, 3rd Edition, Elsevier Saunders, 2005

F276-004 Anne Foster, Naomi Davis: Congenital talipes equinovarus (clubfoot), Surgery (Oxford), Elsevier 2007 (doi.org/10.1016/j.mpsur.2007.04.001)

F492-005 Claudius D. Jarrett, Christopher C. Schmidt: The Journal of Hand Surgery: Arthroscopic Treatment of Rotator Cuff Disease, 36(9): 1541–52, Elsevier, 2011

G712 Cleland, Koppenhaver & Pillu: Examen Clinique De L'appareil Locomoteur, 1. Auflage, Elsevier Masson, 2012

G713 Donald Resnick, Mark J. Kransdorf: Bone and Joint Imaging, 3rd Edition, Elsevier Saunders, 2005

G714 Girish Fatterpekar,Thomas P. Naidich, Peter M. Som.: The Teaching Files: Brain and Spine, 1st Edition, Elsevier Saunders, 2012

G715 Kenneth L. Bontrager, John Lampignano: TEXTBOOK OF: Radiographic Positioning and Related Anatomy, 8th Edition, Elsevier Mosby, 2010

L106 Henriette Rintelen, Velbert

L141 Stefan Elsberger, Planegg

L157 Susanne Adler, Lübeck

L231 Stefan Dangl, München

M332 PD Dr. med. Andreas Ficklscherer, München

M848 Dr. Nicolas Gumpert, Orthopaedicum Frankfurt, Oeder Weg 2–4, 60318 Frankfurt

M849 Dr. Jürgen Specht, Orthopaedicum Frankfurt, Oeder Weg 2–4, 60318 Frankfurt

P463 Dr. med. Alexander Paulus, München

R234 H.-P. Bruch, O. Trentz: Berchtold Chirurgie, 6. Aufl. Elsevier GmbH, Urban & Fischer Verlag, München 2008

T520 Prof. Dr. med. K.-P. Günther, Universitätscentrum für Orthopädie und Unfallchirurgie, Dresden

T579 Dr. med. Ch. Becker-Graab, Klinikum der Universität München

T580 Dr. med. Eugen Mangel, Radiologie Starnberger See, Klinikum Starnberg

T581 Dr. med. P. Harrer, Klinikum Starnberg

T582 Dr. med. S. Güthoff, Klinikum der Universität München

T698 Prof. Dr. med. Stefan Rehart, AGAPLESION Markus-Krankenhaus, Klinik für Orthopädie und Unfallchirurgie, Wilhelm-Epstein-Str. 4, 60431 Frankfurt

Inhaltsverzeichnis

KAPITEL

1

Jörg-W. Oestmann und Lisa Link

Mündliche Prüfung: Fakten und Tipps

Im Folgenden finden Sie alle wichtigen Fakten rund um die Mündliche Prüfung. Der Text setzt sich zusammen aus Tipps von einem Prüfling und einem Prüfer.

1.1 Fakten zur Mündlichen Prüfung

Das dritte Staatsexamen bildet den krönenden Abschluss Ihres Studiums: ein Jahr praktische Erfahrung mit dem theoretischen Detailwissen, das man sich bereits für das IMPP im zweiten Staatsexamen aneignen musste, führt nun hin auf die finale Prüfung, in der man seine Kompetenz als zukünftiger Assistenzarzt unter Beweis stellen muss. Für die meisten zählt in der Vorbereitung einfach nur das Bestehen der Ärztlichen Prüfung. Und doch gelingt es vielen, hier ihre Gesamtnote zu verbessern. Das Lernen für diese Prüfung unterscheidet sich deutlich von allen anderen vorherhergehenden Prüfungen: Alles, was Sie nun lernen und üben, werden Sie auch in der Klinik benötigen. Nichts ist umsonst.

Die Prüfung wird an zwei aufeinanderfolgenden Tagen abgehalten und umfasst für jeden Prüfling 45 bis 60 Minuten. Am ersten Tag erfolgt die Prüfung als Patientenvorstellung (meist direkt am Krankenbett), anschließend werden klinisch-praktische Aufgaben (z. B. einzelne Organsysteme voruntersuchen) und patientenbezogene Fragen aus den vier Fächern sowie klinisch-theoretische Fragen und Fragen aus den Querschnittsbereichen gestellt.

PLUS

Anforderungen laut aktueller Approbationsordnung:

1. Diagnosegang inklusive Differenzialdiagnostik:
   - Anamneseerhebung
   - Klinische Untersuchung
   - Ärztliche Gesprächsführung
   - Interpretation von Laborergebnissen
2. Kenntnisse der Pathophysiologie
3. Therapieprinzipien
   - Indikationen zu konservativer oder operativer Therapie
   - Pharmaka und Regeln des Rezeptierens
   - Gesundheitsökonomische Aspekte
   - Koordinierung von Behandlungsabläufen
4. Prävention, Rehabilitation und Medizinethik

In Kürze zusammengefasst: Theoretisch können Sie alles geprüft werden, der durchschnittliche Ablauf orientiert sich aber am ersten Tag ganz klar an der Patientenvorstellung am Krankenbett. Der zweite Tag findet meist in einem Seminarraum statt.

1.2 Was bedeutet die Prüfung formal?

Die Zahlenwerte des Physikums, des zweiten und des dritten Staatsexamens werden addiert und die Summe durch drei geteilt. Die Gesamtnote wird bis auf die zweite Stelle hinter dem Komma errechnet.

1.3 Was bedeutet die Prüfung persönlich?

Während man sich auf die schriftlichen Examina mittels Altfragen des IMPP bestens vorbereiten kann, erwartet einen bei mündlichen Prüfungen immer zunächst ein großes schwarzes Loch. Wer wird der Prüfer sein; was verlangt er fachlich, formal, persönlich? Wie setzt sich die Prüfungsgruppe zusammen? Ist sie gut gemischt, hat man Sorgenkinder dabei oder muss man sich an Überfliegern messen lassen? Wie verhalte ich mich selbst in der Prüfung; bin ich souverän, ängstlich oder völlig blockiert?

Gleichzeitig ist das dritte Staatsexamen die letzte Möglichkeit, Einfluss auf die Note und damit den weiteren Karriereverlauf zu nehmen. Für viele Studenten wird erst im PJ wirklich klar, welche Ziele sie ansteuern möchten – sie haben nun die Gelegenheit, diesen auch ein Stück näher zu kommen. Wer eine Unikarriere anstrebt, hat naturgemäß ein großes Interesse an einer guten Abschlussnote; wer eine Stelle im Wahlfach sucht, möchte vielleicht die Chance auf ein Vorstellungsgespräch beim entsprechenden Prüfer erhöhen; und viele wollen nach sechs bis sieben Jahren Studium einfach eine gute Note als Beweis dafür, was sie geleistet haben. Es schadet sicher nicht, sich einmal mit den eigenen Ansprüchen auseinanderzusetzen und einen realistischen Blick walten zu lassen – oft lässt sich der große persönliche Druck dadurch reduzieren.

Darüber hinaus ist die Mündliche Prüfung der letzte Check vor dem Eintritt ins Berufsleben. Bei den allermeisten wird das Ergebnis gut ausfallen und sie können mit Stolz auf dieses Feedback von meist sehr erfahrenen und kompetenten Kollegen zurückblicken.

1.4 Die Prüfungsvorbereitung

Der Brief kommt

Die wirklich heiße Phase der Prüfungsvorbereitung beginnt mit Eintreffen des Briefes. Je nach Universität erfahren Sie etwa zehn Tage vor dem Prüfungstermin die Namen der Prüfer und – neben der Inneren Medizin, der Chirurgie und Ihrem Wahlfach – das zugeloste Fach. An den meisten Universitäten können Sie nun mithilfe der Fachschaft, von Onlineforen oder sonstigen Informationswegen auch die Namen Ihrer Mitprüflinge erfahren. Anschließend besorgen Sie sich umgehend die Protokolle Ihrer Prüfer bei Ihrer Fachschaft. Viele Fachschaften haben hierfür Onlineportale, über die auch die Bezahlung/Kaution abgewickelt wird; wer nach der Prüfung sein eigenes Protokoll abliefert, bekommt die Kaution wieder ausbezahlt. Dies sichert nachhaltig die Solidarität unter den Jahrgängen.

Prüferauswahl

Das jeweilige Landesprüfungsamt schreibt alle potenziellen Prüfer an, die daraufhin angeben, wann sie keine Zeit haben. Zu allen anderen Zeitpunkten können sie eingeteilt werden. Die Hochschullehrer sind zu den Prüfungen gesetzlich verpflichtet – es müssen also alle „ran“. Nur außergewöhnliche Belastungen (Dekan, ärztlicher Direktor etc.) werden als Begründung für eine generelle Befreiung akzeptiert. Üblicherweise wird vom Amt auch ein potenzieller Vertreter bestimmt. Kann der Prüfer oder sein Vertreter nicht erscheinen, ist das dem Landesprüfungsamt rechtzeitig mitzuteilen.

Die Zusammensetzung der Prüfungskommission wird nur durch die zu prüfenden Fächer bestimmt, nicht durch Personen. Es gibt also keine „eingespielten“ Kommissionen. In kleineren Fakultäten mag das gezwungenermaßen gelegentlich anders ein – etwa, wenn es nur sehr wenige Hochschullehrer für ein Fach gibt. In großen Fakultäten kann es vorkommen, dass sich die Prüfer kaum kennen.

Für beamtete Hochschullehrer sind die Prüfungen Teil ihrer Dienstpflichten. Die anderen Hochschullehrer erhalten eine geringe Kostenaufwandsentschädigung. Mit etwas Glück gibt es allerdings Getränke und Kekse während der Prüfungssitzung.

Die Gruppendynamik innerhalb der Prüfergruppe ist ebenfalls nicht unwichtig. Junge unerfahrene Prüfer stehen unter besonderem Stress und können aus der Rolle fallen – im Benehmen oder in der Auswahl ihrer Fälle. Ein erfahrener Vorsitzender wird dann eingreifen. Jedem Prüfer ist bewusst, dass die eigenen Fragen auch von den Kollegen mit Interesse angehört werden. Nicht selten lernen auch Prüfer selbst etwas über die anderen Prüfungsfächer hinzu.

Kontaktaufnahme mit den Prüfern

Sobald sich alle Prüflinge eingefunden und untereinander kommuniziert haben, sollte man Kontakt zu den Prüfern aufnehmen:

Die Mitglieder der Prüfungsgruppe besuchen den Prüfer auch gemeinsam zu einem Vorgespräch, nachdem Sie per Telefon geklärt haben, ob er das wünscht. Diese Nachfrage sollten Sie keinesfalls unterlassen. Nicht nur, um zu dokumentieren, dass Sie die üblichen Umgangsformen beherrschen, sondern im Wesentlichen, um Informationen über den Prüfer und verschlüsselte Informationen über den Prüfungsinhalt zu bekommen. Der Prüfer und sein Fach kommen in der Prüfung am besten heraus, wenn im entsprechenden Fach besonders viel gewusst wird. Dafür wird so mancher Informationsbrocken im Vorgespräch ausgeworfen. Die Frage „Welches Buch empfehlen Sie uns?" sollte in dem Vorgespräch nicht fehlen. „Welche Aspekte der Prüfung sind für Sie besonders wichtig?" darf ebenfalls gefragt werden, ohne dem Prüfer zu nahe zu treten. Mit etwas Glück werden dann die möglichen Schwerpunkte der Prüfung genannt. Bedauerlicherweise gibt es erstaunlich viele Studenten, die diese mehr oder weniger deutlichen Hinweise weder erkennen noch beherzigen. Wird dies in der Prüfung offenbar, kann mit Mitleid nicht gerechnet werden – der Prüfer wird mit Recht an der Praxistauglichkeit des Prüflings zweifeln.

Manche Prüfer legen auf das Vorgespräch keinen Wert oder meinen, die Zeit dafür nicht erübrigen zu können. Das ist ihnen überlassen. Derjenige, der das Gespräch erwartet, wird in einer Prüfung auf ihm unbekannte Studenten verschnupft reagieren.

Die Prüfungsgruppe

Es bleibt natürlich jedem selbst überlassen, ob er sich lieber allein oder in der Gruppe vorbereitet und ob es die Prüfungsgruppe sein muss oder lieber eine selbst gewählte Konstellation.

Die Vorteile der Vorbereitung in der Prüfungsgruppe liegen jedoch klar auf der Hand:

1. Man kennt sich und hat so im Idealfall ein paar sympathische Leidensgenossen als moralische Stütze im Rücken, wenn es losgeht.
2. Acht Augen sehen mehr als zwei: Sie werden überrascht sein, wie viele Schwerpunkte, Themen und/oder Tipps Sie gemeinsam in den Protokollen entdecken, die Ihnen allein überhaupt nicht aufgefallen wären. Meist hat auch jeder einen individuellen Wissensschwerpunkt, von dem die anderen profitieren können.
3. Sie trainieren Ihre Präsentation und Ausdrucksweise in einer realistischen Prüfungssimulation. Die wenigsten von uns beherrschen das wirklich zufriedenstellend – nutzen Sie diese Chance!

Als Prüfer wird man mit einer studentischen „Prüfungsgruppe" konfrontiert, über die man primär wenig oder gar nichts weiß. Trotzdem entwirft die Gruppe in kürzester Zeit ein Bild von sich, das Gefallen oder Nichtgefallen auslösen kann. Dem Idealbild einer Prüfungsgruppe in der Fantasie des Hochschullehrers entspricht wohl die mehr oder minder befreundete Notgemeinschaft, deren Mitglieder sich zumindest teilweise zusammen vorbereitet haben und einigermaßen harmonieren. Sie gehen freundlich miteinander um, grenzen keinen aus und erscheinen gemeinsam zur Prüfung. Sie haben in einem Korb eine Flasche Sekt und Gläser dabei, um direkt danach kurz zu feiern. Die Prüflinge stützen sich gegenseitig im Rahmen ihrer Möglichkeiten.

Die Vorbereitung

Je nachdem, wie viele Prüfungen der Dozent bereits bestritten hat, bekommen Sie mehr oder weniger Material von Ihren Vorgängern. Alte Hasen können schon mal einen dicken Stapel Protokolle im Archiv haben, junge Prüfer haben gegebenenfalls noch gar keine „Akte".

Lassen Sie sich nicht entmutigen: viele Protokolle benötigen auch viel Zeit zum Durcharbeiten – dafür bekommen Sie oft ein recht genaues Bild, welche Ansätze der Prüfer verfolgt.

Wenige oder gar keine Protokolle verheißen dagegen meist einen jüngeren Prüfer – diese können sich manchmal noch besser erinnern, was man als Student wissen sollte, und was schon zum Facharztkatalog gehört; trotzdem sind sie schwieriger einzuschätzen.

Je jünger die Prüfer sind, desto näher sind sie in der Regel der Forschung – und der eigenen Habilitation. Wer also besonders professionell vorgehen will, der sollte eine Literaturrecherche zu seinen Prüfern machen. Lesen Sie sich in die Thematik ein. Vielleicht ergibt sich die Möglichkeit, in der Prüfung einige Dinge aus diesem Bereich – extrem subtil und wie nebenbei – einzustreuen. Nicht nur wird der Prüfer über Ihr Wissen hocherfreut sein, er wird auch gegenüber seinen Kollegen im Gremium dokumentieren können, welche immense Relevanz sein Forschungsthema hat. Wenn die Fragen zum Thema zu speziell werden, bitten Sie freundlich um Verständnis dafür, nicht ganz in die Tiefe eingedrungen zu sein. Er wird Sie wahrscheinlich etwas behutsamer durch den Rest der Prüfung führen, um den guten Eindruck nicht zu ruinieren. Wenn Sie das Ganze zu plump machen, ist der Effekt natürlich dahin.

Ältere Prüfer mit längerer Erfahrung sowohl in der Klinik als auch im Prüfungsgeschehen bleiben gewöhnlich dicht an den klinisch relevanten Aspekten. Zu ihnen gibt es auch mehr Unterlagen bei den einschlägigen Stellen.

MERKE

Bedenken Sie bei aller Lektüre, dass die Verfasser der Protokolle diese häufig noch unter dem frischen Eindruck der Freude/Enttäuschung formulieren und damit oft wenig objektiv sind. Ein „fieses" Protokoll bedeutet noch lange nicht, dass der Prüfer wirklich bösartig ist!

Prinzipiell kann man sicher sagen, dass die wenigsten Prüfer ein Interesse daran haben, Studenten durchfallen zu lassen. Sie sehen einen eher bereits als zukünftigen Kollegen. Und genau diese Vision dürfte auch in die Bewertung mit einfließen: Wenn dieser Prüfling nächste Woche auf meiner Station anfängt, muss ich um meine Patienten fürchten, oder kann ich mich über diesen Glücksgriff freuen? Versuchen Sie also, Ihre Gedanken klinisch orientiert und strukturiert vorzubringen. **Der Eindruck als „Kollege" zählt.**

Inhaltliche Vorbereitung

Im Idealfall haben Sie nach dem Studium der Protokolle und dem persönlichen Eindruck aus dem Vorgespräch eine gute Vorstellung davon, welche Schwerpunkte Ihr Prüfer setzen wird. Beschränkt er sich auf Teilgebiete oder schließt er ganze Themenfelder aus, ist das natürlich schön – allerdings wird dann auch häufig mehr Detailwissen verlangt. Protokolle und mündliche Aussagen sind in keinem Fall verbindlich; um unangenehme Überraschungen parieren zu können, sollte neben der spezifischen Vorbereitung auf die vier Prüfer also auch noch etwas Platz für Basics aus den anderen Bereichen sein.

MERKE

Als Faustregel gilt: **Notfälle und Definitionen müssen sitzen.** Wer dem Unfallchirurgen nichts zur Appendizitis sagen kann oder sich vor dem Kardiologen mühsam Definition und Management des akuten Abdomens zusammenreimt, hat schnell schlechte Karten – da helfen auch Details zur dynamischen Hüftschraube oder den Antiarrhythmika nichts.

Natürlich hat jeder so seinen Fundus an Fragen und Lieblingsthemen. Je kleiner das Fach ist, desto begrenzter müssen logischerweise die Prüfungsthemen sein, wenn das Ausbildungsziel des Medizinstudiums der Allgemeinmediziner ist. Manche Kollegen haben genaue Vorstellungen, welche wesentlichen Aspekte ihres Faches jeder Allgemeinmediziner wissen und beherzigen sollte. Das können ganz wenige sein. Wenn die beherrscht werden, sind sie hochzufrieden.

Vorbereitung der Präsentation

Was wäre der Worst Case in der Prüfung? Definitiv ein Blackout, da kann auch ein netter Prüfer nichts daraus basteln. Aber auch den Faden zu verlieren oder wichtige Fakten zu vergessen, ist nicht unbedingt hilfreich. Ein anspruchsvoller Prüfer, der die Tiefen des Unwissens auslotet oder einen aus unbekannten Gründen auf dem Kieker hat, zählt sicher auch zu den Schreckensszenarios, die man sich vorher ausmalt.

Nüchtern betrachtet kommt es also auf **Konzentration und die Gunst des Prüfers** an. Beides kann man mit einfachen Mitteln erreichen: eine **klare Struktur.** Wer ein Thema strukturiert vortragen kann, vergisst nichts, wirkt souverän und kann gegebenenfalls manche Schwachstelle unauffällig umschiffen. Gleichzeitig geht man dem Prüfer nicht mit unzusammenhängenden Fakten auf die Nerven und vermeidet auch, Angriffsfläche durch fehlerhafte oder ungenaue Aussagen zu bieten.

Was zählt ist also die **Art und Weise, wie Sie sich präsentieren.** Arrogant, selbstsicher, schüchtern?

Ausschweifend, präzise, zu knapp? Schätzen Sie sich selbst ein und bitten Sie um ehrliches Feedback Ihrer Mitprüflinge. Und dann üben: allein, vor dem Spiegel, in der Lerngruppe – egal. Packen Sie die Themen, die potenziell drankommen, in ein Gerüst (z. B. Definition + knappe Ätiologie, Symptomatik, Diagnostik, Therapie) und halten Sie sie als kleine Kurzvorträge, bis Sie sich sicher fühlen.

MERKE

Am Ende sollten Sie in der Lage sein, präzise auf die Fragen Ihres Prüfers einzugehen, ohne starr im Korsett Ihres Schemas hängen zu bleiben. Bleiben Sie flexibel und lassen Sie sich nicht verunsichern: Wenn Sie auf eine Frage gar nicht antworten können, bitten Sie um Hilfestellung. Verlangt ihr Prüfer Schlagworte, fassen Sie sich kurz; stellt er eine offene Frage, nutzen Sie die Chance und präsentieren Sie Ihr Hintergrundwissen. Geben Sie im Zweifel auch einmal zu, etwas nicht zu wissen – das kommt oft besser an und ist geschickter als sich selbst um Kopf und Kragen und den Prüfer um seine Zeit und seine Nerven zu reden.

Spürt der Prüfer bei Ihnen in einem Gebiet große Schwächen, kann er entweder die „Schwäche weiter explorieren“ oder zu einem anderen Thema wechseln und Ihnen damit eine neue Chance geben. Diese Entscheidung ist für Sie von großer Relevanz, kleinste Faktoren können dabei den Ausschlag geben. Besser ist es in jedem Fall, ein sympathisches Bild von sich zu entwerfen.

Zum Abschluss ein kleiner Rat: Tauchen Sie in der Prüfungsvorbereitung so tief in das Fach ein, dass Sie die Faszination des Gebietes spüren und dem Prüfer vermitteln können. Dann sind Sie auf dem richtigen Kurs.

1.5 Die Prüfung

Je nach Universität und Prüfungsvorsitz erhalten Sie Ihren Patienten einige Tage bis wenige Stunden vor der Prüfung, manchmal bekommt man ihn auch erst direkt in der Prüfung. Regelhaft handelt es sich um Patienten, die der Prüfungsvorsitzende in seinem Bereich betreut. Gelegentlich sind die Patienten der Prüfung andere als die von Ihnen bereits untersuchten. Die Vorbereitungszeit beeinflusst dementsprechend das Niveau der Fragen: Wer sich einen ganzen Tag in die Diagnosen seines Patienten einlesen konnte, muss mehr liefern als der spontan befragte Prüfling.

Nach Anamnese und körperlicher Untersuchung geht es an die Akteneinsicht und schließlich an das Verfassen des Berichtes. Am ersten Tag wird die Prüfung maßgeblich von Ihrem Fall handeln, bereiten Sie sich also möglichst gut auf die Diagnosen Ihres Patienten vor, falls Sie die Möglichkeit dazu haben.

In **Anamnese und Untersuchung** sollten Sie gezielt alle vier Fachbereiche abfragen, um Ihren Prüfern schöne Stichworte liefern zu können. Vor allem im zugelosten Fach können Sie so die Chancen auf ein von Ihnen vorbereitetes Thema erhöhen und kaschieren damit die eventuell bestehenden Lücken. Ihr chirurgischer Patient hat eine Tochter mit Mammakarzinom und Ihr zugelostes Fach ist Gynäkologie? Sehr schön, das kommt gleich in die Familienanamnese.

Die **Patientenakte** hat der Prüfungsvorsitz normalerweise schon herausgesucht; je nachdem, in welchem Zustand sich diese befindet, ist sie mehr oder weniger hilfreich. Lassen Sie sich aber nicht verunsichern: Nicht Ihre Aktenkenntnis wird beurteilt, sondern vor allem Ihre Anamnese und Untersuchung. Bei Patienten, die Sie in der Prüfung zum ersten Mal sehen, gilt das natürlich ganz besonders. Sie sollten in diesen Fällen nicht versuchen, Aktenwissen vom Patienten zu erfragen, sondern sich auf Ihre originäre Anamnese und Untersuchung konzentrieren. Der Prüfer kann Ihnen natürlich ausgewählte Befunde der Akte zur Beurteilung vorlegen. Die Prüfer interessieren sich ausnahmsweise weniger für den Patienten und mehr für Ihre Fachkompetenz. Und sie haben jeweils nur 15 Minuten, um diese zu beurteilen.

Mit etwas Glück haben Sie noch genug Zeit, sich vor der Prüfung ein wenig mit Ihren Mitprüflingen abzusprechen. Da sich die Nebendiagnosen häufig überschneiden, können Sie z. B. deren Reihenfolge ändern und so die Chancen auf Ihr Lieblingsthema erhöhen. Es werden kaum alle vier etwas zum arteriellen Hypertonus oder der Appendektomie in der Vorgeschichte erzählen dürfen; wenn sich also auch noch ein Diabetes, eine Fettstoffwechselstörung oder eine Cholezystektomie findet, können Sie Ihre Patientenvorstellung im besten Fall entsprechend anpassen.

Den **Bericht** verfassen Sie, wie es der Prüfungsvorsitz im Vorfeld gewünscht hat. Haben Sie dazu keine Informationen, schreiben Sie einen normalen Arztbrief inklusive Anamnese, Diagnose, Prognose, Behandlungsplan und Epikrise. Dieser wird zu Beginn der Prüfung vom Prüfungsvorsitz entgegengenommen und unterzeichnet, er geht in die Note mit ein. Häufig ist er der Ausgangspunkt für die Prüfung des zweiten Tages.

Der erste Tag

Am Tag der Prüfung erscheinen Sie natürlich überpünktlich, seriös gekleidet und mit frisch gebügeltem Kittel. Auf Uhren verzichten Sie besser, Schmuck maximal dezent und nicht an den Händen. Lange Haare sollten Sie geschlossen tragen.

Die praktische Prüfung am Krankenbett am ersten Tag erfolgt im sauberen und gebügelten Kittel, bewaffnet mit Stethoskop, Reflexhammer, Spatel und Untersuchungstaschenlampe. Da man Ihre Hände bei der Untersuchung genau verfolgen wird, sollten Sie auch auf deren makelloses Aussehen achten. Der Kittel sollte bei der Untersuchung geschlossen sein. Etwaige Krawatten und Halsketten sind so zu tragen bzw. zu befestigen, dass sie nicht quer über den Patienten pendeln oder ihn gar berühren.

Wichtig:

- Keine Jeans, keine T-Shirts, keine Sportschuhe; keine sichtbaren Tattoos oder Piercings
- Keine aufdringlichen Parfums oder Gerüche
- Dafür: geputzte Schuhe, gepflegte Frisur, gepflegte Hände
- Für die Herren: gepflegte Rasur; Hose und Jackett, Krawatte (eher schlicht) muss nicht sein, Fliege und Einstecktuch bitte nicht
- Für die Damen: keine tiefen Ausschnitte, keine superkurzen Röcke, kein aufwendiges Make-up, eher kein Nagellack, kein extravaganter Schmuck

Während der Prüfung wandert meist die gesamte Gruppe von einem Patienten zum nächsten. Am ersten Tag werden die Studenten nacheinander eine Stunde am Stück bei Ihrem Patienten geprüft. Der jeweilige Prüfling beginnt mit seiner Fallvorstellung, anschließend muss er die Untersuchung eines Organs oder eine Funktionsprüfung vorführen und Fragen beantworten.

TIPP

Mit einer guten Präsentation haben Sie den größten Teil geschafft – diese sollten Sie also wirklich gut einstudieren. Auch Ihr Umgang mit dem Patienten wird in die Bewertung mit einfließen.

Im Allgemeinen wird der Prüfer während der Patientenvorstellung die Begrüßung des Patienten und die Bitte um Kooperation übernehmen. Trotzdem sollte der Prüfling den Patienten separat ansprechen und während der Vorstellung freundlichen und höflichen Kontakt mit ihm halten. Besonders der Umgang mit hilflosen Patienten ist eine Herausforderung. Im Gespräch mit dem Patienten sollte der Prüfling die Gesprächsführung behalten. Für manche Patienten ist die Prüfungssituation ein Augenblick allgemeiner Aufmerksamkeit, den sie weidlich ausnutzen. Ist der Redefluss eines Patienten nicht zu stoppen, wenden Sie einen Trick an, den mir ein alter Internist verraten hat: Schauen Sie dem Patienten bedeutungsvoll in die Augen und legen Sie ihm die Hand fest auf die Schulter: „Herr Schmidt …" Meist verstummt er dann und Sie können die strukturierte Befragung fortsetzen.

Die Untersuchung sollte einer eingeübten Systematik folgen und durch Erläuterungen begleitet werden. Die Prüfer sind in der Regel Praktiker und schätzen eine schnelle und zielgerichtete Untersuchung durchaus. Schritte, die bewusst ausgelassen werden, etwa um Zeit zu sparen oder weil offensichtlich das Problem nicht in dieser Richtung liegt, sollten verbal kurz angesprochen werden. Der Prüfer wird dann in der Regel einhaken, wenn die entsprechende Untersuchung doch relevant für die weitere Beurteilung ist oder er dem Prüfling auf die Finger schauen will. Eine schlechte klinische Untersuchung hinterlässt einen schlechten Eindruck, der kaum zu korrigieren ist.

Wichtig ist insbesondere Ihre Körpersprache, in der Anamneseerhebung und bei der körperlichen Untersuchung. Wenden Sie sich dem Patienten zu, wenn Sie mit ihm sprechen, blicken Sie ihm in die Augen und begleiten Sie seine Aussagen durch bestätigende Gesten. Bei der Untersuchung zeigen Sie keine Angst vor der normalen Körperberührung, arbeiten Sie nicht mit „spitzen Fingern". Üben Sie Ihre Perkussion und stellen Sie sicher, dass Sie beim Klopfen einen sonoren Ton erzeugen können.

Als Mitprüfling verhält man sich komplett passiv, freundlich und zurückhaltend.

Hier und für die ganze Prüfung gilt:

- Systematik ist superwichtig und muss den Prüfern demonstriert werden!
- Reden Sie, sonst redet der Prüfer!
- Schießen Sie nicht aus der Hüfte, selbst wenn die Diagnose für Sie offensichtlich ist.
- Fordern Sie keine weitergehende Diagnostik, bevor Sie Ihre Schlussfolgerungen aus Anamnese und Untersuchung gezogen haben.
- Die Gesamtzeit der Prüfung an einem Tag beträgt maximal 60 Minuten. Die Zeit sollten vor allem Sie füllen und nicht der Prüfer.

TIPP

Vergessen Sie nicht, sich vor und nach Betreten des Zimmers die Hände zu desinfizieren!

Der zweite Tag

Am zweiten Tag findet in der Regel kein Patientenkontakt statt. Nehmen Sie trotzdem für alle Fälle einen Kittel mit. Dieser Teil der Prüfung ist keine Freizeitbeschäftigung, aber auch kein festliches Abendessen. Die Kleidung sollte einem ernsthaften Geschäftstermin entsprechen, etwa einem Gespräch in der Bank, von dem Sie sich einen höheren Kredit versprechen und das Ihre Bonität klären soll. Sie wollen ja auch etwas von den Prüfern, nämlich eine gute Zensur. Die Prüfer wollen andererseits feststellen, ob Sie als Arzt tragbar sind. Dazu gehört untrennbar die äußere Erscheinung, sie ist ja auch für die Arzt-Patienten-Beziehung wichtig. Im Verlauf der Prüfung kann sich der Eindruck sicherlich vollkommen wandeln, aber nichts spricht dagegen, gleich von Anfang an als jemand zu erscheinen, der sich angemessen zu kleiden weiß. Zudem sollten Sie mit Ihrem eigenen Aussehen zufrieden sein, wenn Sie sich in die ungewisse Prüfungssituation begeben.

Der zweite Prüfungstag findet meist in einem Seminarraum statt und widmet sich mehr der Theorie. Prüfer und Prüflinge sitzen sich in der Regel an einem Tisch gegenüber und die Fragen werden abwechselnd gestellt, sodass jeder Prüfer und jeder Prüfling immer wieder Pausen hat.

Im Allgemeinen beträgt die Zeit pro Fach und Prüfungstag 15 Minuten, egal, ob „großes" oder „kleines" Fach. Das ist so knapp bemessen, dass der Prüfer die Zeit gut nutzen muss. Seine Kollegen werden sich währenddessen nur in Ausnahmefällen zu Wort melden. Die Gesamtzeit pro Prüfling darf 45 Minuten nicht unter- und 60 Minuten nicht überschreiten. Die Prüflinge werden abwechselnd geprüft, sodass Gelegenheit zur Erholung besteht. Das muss nicht immer der offensichtlichen Reihe nach gehen – es gilt also, konstant aufmerksam zu sein.

Für den Prüfer gilt das nur bedingt. Wenn die anderen ihre Fragen stellen, kann er sich entspannen. Auf die Toilette gehen oder sich mit offensichtlich prüfungsfremden Dingen beschäftigen darf er nicht. Auch Telefonate sind in der Prüfungszeit nicht möglich. Dafür muss die Prüfung unterbrochen werden. Wird ein Chirurg für einen Notfall aus der Prüfung gerufen, ist die gesamte Prüfung ungültig. Manchen Kollegen fällt es schwer, nachmittäglich durchgehend wach zu bleiben. Dabei gilt jedoch: Auch Prüfer mit geschlossenen Augen können hoch konzentriert sein!

TIPP

Am zweiten Tag wird nur in Einzelfällen auf den vorherigen Tag Bezug genommen – falls Sie aber am ersten Tag etwas nicht gewusst haben, schauen Sie es unbedingt abends noch einmal nach!

Viele Prüfer geben kleine Fallbeispiele, anhand derer man den gesamten Ablauf Symptome – Diagnostik – Therapie durchspielen kann, häufig steigt man mit einer Bildgebung ein.

Der Prüfer bereitet sich auch auf die Prüfung vor. Das mag sich darauf beschränken, einen Patienten auszuwählen, die Akte noch einmal zu studieren und/oder alte Notizen herauszukramen. Viele haben eine Sammlung typischer Befunde, auf die sie praktischerweise zurückgreifen – unabhängig vom Prüfungspatienten. Bei den Internisten ist das klassischerweise ein EKG, eine Elektrophorese oder ein Blutbild, bei den Anästhesisten vielleicht eine Blutgasanalyse, beim Neurologen ein EEG. Röntgenbilder im weitesten Sinne, also auch MRT und CT, sind beliebt bei Chirurgen, besonders bei Neurochirurgen. Es handelt sich in der Regel um klare, klassische Fälle. Das umso mehr, wenn die anderen Kommissionsmitglieder ebenfalls Fachwissen besitzen könnten. Nur ungern setzt sich ein Prüfer innerhalb der Sitzung oder bei der anschließenden Beratung Nachfragen seiner Kollegen aus.

Am Ende müssen alle Prüflinge den Raum verlassen und werden nach kurzer Beratungszeit zur Notenverkündung wieder hereingerufen.

Die Prüfer realisieren im Allgemeinen, welche Rolle die Prüfungszensur für Ihre beruflichen Pläne spielt. Leichtfertig werden schlechte Zensuren selten vergeben, eher ist das Gegenteil der Fall. Die Diskussion unter den Prüfern dreht sich am Anfang meist darum, ob irgendeiner nach oben oder nach unten aus der Gruppe herausragt. Dann wird die Note für das Mittelfeld bestimmt und die Ausreißer werden darum herum arrangiert. Bekommt ein Prüfling in einem Fach eine schlechtere Note als „ausreichend", so entscheiden allein die Prüfer und im Zweifelsfall der Prüfungsvorsitzende über die endgültige Note. Demnach kann ein Prüfling eine Prüfung bestehen, auch wenn er in einem Fach schlechter als „ausreichend" eingeschätzt wurde. Die Prüfer verstehen sich als Sachwalter der Patienteninteressen. Bei schlechten Prüfungen kommt in der abschließenden Notendiskussion häufig die Sprache darauf, ob dieser oder jener Prüfling als Arzt tragbar ist. Ob man sich ihm anvertrauen könnte, wenn man selbst Patient wäre: „Was mache ich, wenn der mich im Altersheim behandeln will?" Ist diese Phase erreicht, werden die Prüfer grausam.

Der Vorsitzende teilt dem Prüfling das Ergebnis der mündlich-praktischen Prüfung mit. Auf Wunsch des Prüflings muss das Ergebnis dabei begründet werden. Ist die Prüfung nicht bestanden, schlägt die Prüfungskommission dem Landesprüfungsamt vor, ob, wie lange und in welchem Fach oder welchen Fächern der Prüfling erneut an einer praktischen Ausbildung nach § 3 ÄAppO teilnehmen sollte. Die Zeit der Teilnahme beträgt mindestens vier, höchstens sechs Monate. Da die Kommission nie wieder in gleicher Sache tagt, werden Beschlüsse dieser Art sofort gefällt und dem Prüfling in der Regel direkt mitgeteilt. Diskussionen mit dem Vorsitzenden sind zu diesem Zeitpunkt sinnlos.

Die letzte Entscheidung über Art und Dauer der Nachausbildung trifft allerdings das Landesprüfungsamt selbst. In die Nachprüfung gehen die Zensuren der ersten Prüfung rechnerisch nicht ein. Es ist also wirklich eine neue Chance.

Ein Dank an die Prüfungskommission beeinflusst das Ergebnis zwar nicht mehr, ist aber trotzdem eine höfliche Geste, die Sie – genau wie den persönlichen Händedruck mit allen Prüfern – zum Abschied nicht vergessen sollten.

KAPITEL

2

Andreas Ficklscherer und Alexander C. Paulus

Diagnose und Differenzialdiagnose, wichtige Untersuchungsmethoden

Die Kunst des Arztes liegt in der korrekten Diagnosestellung. Nur mit der richtigen Diagnose werden Ihre Therapiebemühungen von Erfolg gekrönt sein. Dies mag sich sehr einfach und nahezu banal anhören. Dennoch werden Sie einen Großteil Ihrer demnächst beginnenden Weiterbildungszeit damit verbringen Anamnesen zu erheben, Patienten zu untersuchen, Laborbefunde, Röntgen-, Sono- und CT-Befunde richtig zu deuten – eben eine korrekte Diagnose zu stellen. Die ganzen spannenden Operationen wie die Versorgung einer Oberschenkelfraktur, eine Rotatorenmanschettennaht oder die Implantation einer Knieendoprothese werden Sie in aller Regel zunächst als „Haken-Halter" erleben. Das ist kein Beinbruch (um in der Sprache des Unfallchirurgen zu bleiben). Schulen Sie zunächst ihre diagnostischen Fähigkeiten! In Orthopädie und Unfallchirurgie lassen sich viele Diagnosen über eine gezielte Anamnese und eine ausführliche klinische Untersuchung stellen. Betrachten Sie Labor- und bildgebende Untersuchungen als Bestätigungsmöglichkeit ihrer durch Anamnese und Untersuchung gestellten Arbeits-/Verdachtsdiagnose. Hierbei gestaltet sich die Anamneseerhebung in Orthopädie und Unfallchirurgie teilweise grundlegend anders. Während Sie in einer orthopädischen Sprechstunde ausführlich und sehr detailliert den Patienten befragen und untersuchen können, haben Sie hierzu im Schockraum oft nicht die Gelegenheit und erfahren grundlegende Sachverhalte oft nur von dem transportierenden Notarzt oder einer Begleitperson. Eignen Sie sich deswegen eine grundlegende Struktur an und verfolgen Sie diese. So verlieren Sie auch in Stresssituationen (z. B. in der bevorstehenden Prüfung!) nicht den Faden. Sie müssen lernen, aus einer Anamnese oder einem Unfallhergang Differenzialdiagnosen abzuleiten und die bildgebende und laborchemische Diagnostik hierauf abzustimmen – und dies zielorientiert, insbesondere da ökonomische Aspekte in der Medizin zunehmend wichtiger werden.

Wie in sämtlichen klinischen Fächern der Medizin sollten Sie am Patienten und auch in der Prüfungssituation schematisch vorgehen, vom Allgemeinen zum Speziellen.

PLUS

Vergessen Sie bitte nicht: „Das Häufige ist häufig, das Seltene ist selten".

Sie werden in der Prüfungssituation mit Röntgenbildern oder MRT-Aufnahmen konfrontiert werden. Der Prüfer wird fragen: „Was sehen Sie auf den Bildern?" Auch wenn Sie sich sicher sind (und die Diagnose offensichtlich), ist es unklug die Diagnose frei heraus zu posaunen. Dann kommt bestenfalls ein „O. k., gut." Und der Prüfer legt Ihnen einen neuen Fall vor (den Sie unter Umständen nicht so einfach lösen können). Beschreiben Sie was Sie sehen. Welches Körperteil ist abgebildet, liegt ein Röntgen oder z. B. ein MRT in T2-Wichtung vor? Sind Zeichen einer Arthrose vorhanden, falls ja, dann zählen Sie diese auf. Ist ein Weichteilschatten im Sinne eines Hämatoms ersichtlich oder vielleicht eine Fraktur? Arbeiten Sie sich systematisch voran und legen Sie dann Ihre Verdachtsdiagnose vor. So geben Sie den Prüfern die Gelegenheit, sich ein Bild von Ihrem Vorgehen zu machen. Demonstrieren Sie, dass Sie analytisch arbeiten. Dies bringt Ihnen Punkte ein, auch wenn am Ende die Diagnose vielleicht nicht korrekt ist.

TIPP

Ihre Prüfer sind Ihnen in der Regel dankbar, wenn Sie (der Prüfling) reden und Ihnen nicht alles aus der Nase gezogen werden muss.

Wenn Sie sich sicher fühlen, dann platzieren Sie Differenzialdiagnosen, bildgebende Alternativen oder Therapieoptionen. **Bieten Sie dem Prüfer etwas an!** Vielleicht greift er oder sie Ihre angebotenen Begriffe auf und fragt nach. Aber Vorsicht!

PLUS

Begeben Sie sich nicht auf's Glatteis, indem Sie Begriffe nutzen, die Sie nicht erklären können oder die nicht in den pathophysiologischen Kontext passen.

Dieses Kapitel soll Ihnen helfen nach einer Anamnese eine körperliche Untersuchung durchzuführen, die Sie ebenso strukturiert vortragen können. Hierbei wurde nicht auf eine umfassende Darstellung möglichst vieler Untersuchungstechniken Wert gelegt. Ziel ist es nicht, dass Sie vier oder mehr Meniskuszeichen und auf dem Niveau eines fortgeschrittenen Assistenzarztes eine detaillierte Stabilitätsuntersuchung am Schultergelenk durchführen können. Vielmehr sollen Sie Ihren Prüfern eine grundlegende, korrekt ausgeführte Patientenuntersuchung demonstrieren können, ohne hierbei in Details zu versinken. Für viel mehr ist in den 15 Minuten, die Ihnen während der Prüfung zustehen, gar nicht möglich.

Lassen Sie sich nicht von einer Verdachtsdiagnose, die Sie am Ende der Anamneseerhebung sicherlich haben, in die Irre führen. Gerne ertappt man sich beispielsweise in der chirurgischen Notaufnahme dabei, wie man sich an die Übergabe des Rettungsdienstes klammert. Sie sind aber am Ende der Arzt und müssen sich objektiv ein eigenes Bild verschaffen. Gerade bei Extremitätenverletzungen **müssen** z. B. die angrenzenden Gelenke mit untersucht werden, um weitere, nicht so augenscheinliche, Verletzungen und Pathologien zu übersehen.

TIPP

Immer schematisch vorgehen:
1. Anamnese
2. Körperliche Untersuchung
3. Röntgen/Sonografie
4. Labor/EKG
5. Schnittbildgebung

MERKE

Legen Sie sich einen roten Faden, eine Struktur, zurecht an dem Sie strikt vorwärtsarbeiten: Dann übersehen Sie nichts. Untersuchen Sie am Schultergelenk z. B. zunächst die Beweglichkeit, dann die Rotatorenmanschette, die lange Bizepssehne, ob Zeichen eines Impingement-Syndroms vorliegen und beenden Sie die Untersuchung mit der Stabilitätsprüfung.

2.1 Anamnese

Auch für die orthopädisch-unfallchirurgische Untersuchung gelten die **Grundprinzipien der Anamneseerhebung.** Diese haben Sie in den letzten Jahre gelernt und müssen hier nicht nochmals im Detail aufgegriffen werden. Grundsätzlich geht es zunächst um die aktuelle Beschwerdesymptomatik. Warum ist der Patient im Krankenhaus? Fragen Sie bitte auch, wie der Patient ins Krankenhaus gekommen ist? Wurde der Aufenthalt geplant (elektiv) oder erfolgte die Vorstellung notfallmäßig mit dem Krankenwagen? Häufig sind erste Hinweise hierzu per „Blickdiagnose" zu erkennen (Verband am Bein, Gilchrist-Verband am Arm, Unterarmgehstützen o. Ä.). Der Arzt kann den Patienten (wenn möglich) bitten aufzustehen und sollte dann darauf achten, ob das Aufstehen Probleme bereitet, wie der Patient geht, wie flüssig er sich wieder setzen kann und ob sonstige Auffälligkeiten vorhanden sind (z. B. Schonhaltung, Entlastungshinken). Zu erfragen sind z. B.:

- Seit wann bestehen die Beschwerden?
- Wie haben die Beschwerden begonnen, wie sich weiterentwickelt?
- Gab es einen Unfall? Wenn ja, lassen Sie sich den Unfallhergang genau beschreiben.
- Wann (z. B. bei welchen Bewegungen) sind die Beschwerden besonders stark?
- Welche Position lindert die Beschwerden?

Die **aktuelle Symptomatik** muss detailliert erfragt werden. Falls ein Unfall/Trauma/Sturz die Ursache der Beschwerden ist, sollte der Arzt sehr genau den Unfallmechanismus erfragen: Hieraus lassen sich oft wertvolle Hinweise für die Diagnosestellung gewinnen.

In einem nächsten Schritt ist die **medizinische Vorgeschichte,** insbesondere die **Familienanamnese** (z. B. rheumatologische Erkrankung, Hüftdysplasie bei den Eltern vorhanden?) und die **Eigenanamnese** (z. B. stattgehabte Operationen, Psoriasis, Hüftanomalien als Neugeborenes?), wichtig. Auch sonstige Erkrankungen (z. B. neurologische oder internistische Krankheiten) dürfen nicht vergessen werden, da sie auch als Ursache für Beschwerden an Muskeln und Skelett infrage kommen. Beispiele sind:

- Eine infantile Zerebralparese geht meist mit Fehlstellungen (z. B. Skoliose, Fußfehlstellung, Kontrakturen) einher.
- Eine Spina bifida kann je nach Ausprägung mit Lähmungen oder z. B. Beugekontrakturen in den Hüft- und Kniegelenken einhergehen.
- Liegt eine Schuppenflechte vor, so kann diese als Psoriasisarthritis auch Gelenke befallen.

Grundsätzlich muss sich der Untersucher des Kausalitätsbedürfnisses des Patienten bewusst sein und darf sich hiervon nicht in die Irre führen lassen. Das bedeutet, dass Patienten häufig einen Zusammenhang zwischen einem Akutereignis und der Beschwerdesymptomatik herstellen möchten. Gerade bei degenerativen Erkrankungen (Koxarthrose oder Rotatorenmanschettenruptur) ist dies jedoch nicht (immer) möglich.

Stehen nicht nur einschränkende Beschwerden im Vordergrund, sondern auch Schmerzen, sind auch diese detailliert zu erfragen. Hier ist es u. a. wichtig zu erfahren, ob der Patient bereits Schmerzmittel (welche, in welcher Dosis?) in Selbstmedikation eingenommen hat. Um den Schweregrad bzw. die Intensität der Schmerzen einschätzen zu können, stehen standardisierte **Schmerzskalen** zur Verfügung, z. B. die visuelle Analogskala (VAS), bei der entsprechend der Schmerzintensität ein Smiley mit einem entsprechenden Gesichtsausdruck (von lachend bis weinend) ausgewählt werden kann. Das Ergebnis wird als Zahl dokumentiert: 1 (keine Schmerzen) bis 10 (stärkste vorstellbare Schmerzen).

MERKE

Viele Diagnosen lassen sich bereits allein durch die Schilderung der Beschwerdesymptomatik eingrenzen. Die folgende klinische Untersuchung kann dann fokussierter erfolgen. Beschreibt der Patient z. B. Schwierigkeiten beim Haarekämmen (aufgrund der Unfähigkeit den Arm zu abduzieren), muss an eine Rotatorenmanschettenruptur gedacht werden. Werden Schmerzen beim Aufstehen aus dem Sitzen in der Leiste geschildert, müssen Sie an eine Koxarthrose denken.

Am Ende der Anamneseerhebung müssen Sie wissen, seit wann, wo, in welcher Ausprägung die Beschwerden auftreten, wodurch sich diese provozieren lassen und wodurch eine Besserung der Symptome eintritt.

TIPP

Die Erhebung der Anamnese in der Prüfungssituation stellt in vielerlei Hinsicht eine Besonderheit dar. Nicht zuletzt, da Sie sich nicht nur um die orthopädisch-unfallchirurgischen Belange kümmern können. Natürlich haben Sie auch weitere Prüfungsfächer, die bedacht werden müssen. Es kann gut sein, dass Ihr Patient aktuell nicht orthopädisch oder unfallchirurgisch in Behandlung ist. Was dann? Fragen Sie nach Operationen (vielleicht wurde Ihr Patient bereits einmal am Meniskus operiert oder hat eine Hüftprothese bekommen) oder Unfällen (Radiusfraktur, Wirbelkörperbruch oder Kreuzbandriss). Ist eine rheumatologische Erkrankung bei ihm bekannt? Sollte wirklich nichts zu eruieren sein, dann fragen Sie nach Rückenschmerzen. Die hat nun wirklich jeder einmal gehabt. Eventuell liegen internistische Erkrankungen vor, welche eine Schnittfläche mit der Orthopädie haben (z. B. Hyperurikämie) oder haben können (z. B. Cortisoneinnahme bei Colitis ulcerosa).

2.2 Körperliche Untersuchung

Die **klinische Untersuchung** gliedert sich grundsätzlich in **Inspektion, Palpation, Dokumentation des Bewegungsausmaßes und Funktionstests.** Eine grob orientierende **neurologische Untersuchung** gehört zu einem Untersuchungsablauf ebenfalls dazu. Vergessen Sie nicht, dass im Seitenvergleich untersucht wird. Sprechen Sie dies in der Prüfung an – in der Regel wird der Prüfer jedoch darauf verzichten. Eine strukturierte Untersuchung ist den folgenden Kapiteln zu entnehmen.

TIPP

Überlegen Sie sich den Untersuchungsablauf und vermeiden Sie häufige Stellungswechsel des Patienten (z. B. erst alle Untersuchungen im Gehen und Stehen, im Sitzen, dann die Untersuchungen im Liegen).

MERKE

Vergessen Sie nicht, dass auch Ihr Umgang mit dem Patienten in die Bewertung mit einfließt. Desinfizieren Sie sich die Hände, stellen Sie sich vor und sprechen Sie den Patienten mit seinem Namen an. Erklären Sie ihm, was Sie machen werden und denken Sie bitte daran, dass auch der Patient aufgeregt sein kann!

Beachten Sie auch, dass die klinische Untersuchung der Extremitäten unter Umständen deutlich erschwert bzw. nicht möglich ist (z.B. sehr alter Mensch, Patient ist frisch operiert und/oder ein Verband oder Schienen erschweren den Ablauf). Für diesen Fall **erklären Sie die Untersuchung Schritt für Schritt.** Je mehr Sie reden und Wissen anbieten, desto weniger wird der Prüfer nachfragen.

CAVE

Die folgenden Untersuchungstechniken erheben keinen Anspruch auf Vollständigkeit. Darauf kommt es auch nicht an. Sie zeigen in der Prüfung, dass Sie eine orthopädische Untersuchung beherrschen und die hier dargestellten Techniken ausführen können. Dass es natürlich noch eine Vielzahl an anderen Untersuchungstechniken und Funktionstest gibt, wissen Sie. Diese lernen Sie dann in Ihrer Facharztausbildung!
Aus den Prüfungsprotokollen können Sie erfahren ob Ihr Prüfer einen Lieblingsbereich hat. Hier lohnt es sich, etwas mehr zu wissen und ggf. in einem „großen" Lehrbuch nachzulesen.

2.2.1 Wirbelsäule

Die Untersuchung der Wirbelsäule ist eines der **Kernelemente** der orthopädischen Untersuchung und sollte perfekt beherrscht werden.

Inspektion

Selbstredend erfolgt die Inspektion am entkleideten Patienten. Geachtet wird auf die Haltung des Kopfes, die Stellung des Schultergürtels (steht z.B. eine Seite tiefer/höher, hebt sich ein Schulterblatt ab?), die Form des Thorax (Kiel- oder Trichterbrust) und die Stellung des Beckens (Beckengeradstand, Ventralverkippung). Inspiziert man die Wirbelsäule von der Seite, sollte die physiologische Kyphose (HWS und LWS) und Lordose (BWS) vorhanden sein. Abweichend hiervon sollten Sie den **Rundrücken** (lang gezogene thorakale Kyphose), **Hohlrücken** (thorakale Kyphose und lumbale Lordose sind verstärkt) und **Flachrücken** (der physiologische Schwung der Wirbelsäule ist komplett aufgehoben) erkennen (➤ Abb. 2.1). Wir sprechen hier von Normvarianten, die nicht mit Beschwerden/ Schmerzen einhergehen müssen, und unterscheiden davon pathologische Deformierungen (z.B. pathologische Kyphosen bei Morbus Scheuermann, Morbus Bechterew oder infolge osteoporotischer Frakturen).

Bei der Betrachtung von hinten muss bei einer geraden Wirbelsäule eine Schnur oder eine fiktive Linie von C7 durch die Rima ani verlaufen (dann ist die **Wirbelsäule im Lot**). Beim aufrecht stehenden Patienten sollten die **Taillendreiecke** (➤ Abb. 2.2), d.h. die Fläche zwischen dem herabhängenden Armen und der Taille, seitengleich sein. Als sog. **Tannenbaumphänomen** bezeichnet man eine typische Hautfaltung am Rücken bei Patienten mit Wirbelsäulensinterung,

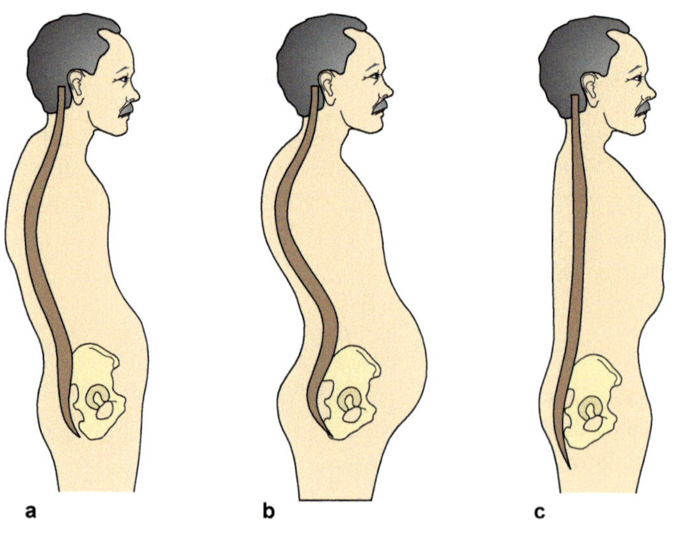

Abb. 2.1 a) Rundrücken. b) Hohlrücken. c) Flachrücken. [L106]

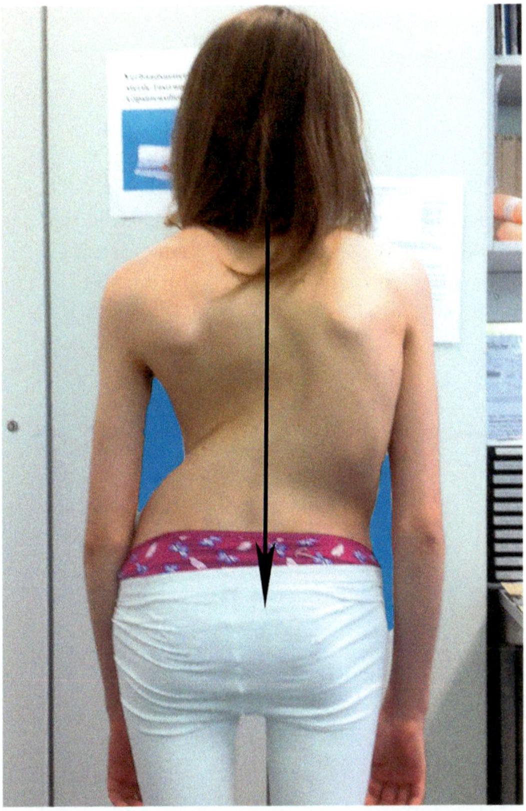

Abb. 2.2 Inspektion der Wirbelsäule von hinten. Die beiden Taillendreiecke sind blau hinterlegt und nicht seitengleich. Der Pfeil markiert das Lot von C7. Dieses fällt nicht in die Rima ani. [M332]

die durch Osteoporose bedingt ist. Betrachtet man den Patienten von hinten, währwend er sich nach vorn beugt, so tritt bei vorhandener Skoliose ein Rippenbuckel zum Vorschein **(Vorbeugetest ➤ Abb. 2.3).**

Palpation

Zunächst wird die paravertebrale Muskulatur auf ihren Tonus, Druckschmerzhaftigkeit und Hartspann untersucht. Entlang des N. ischiadicus können bei Irritation desselben (z. B. Bandscheibenprolaps) die sog. **Valleix-Druckpunkte** schmerzhaft getastet werden. Im Anschluss daran werden BWS und LWS auf Schmerzhaftigkeit abgeklopft. Danach können einzelne knöcherne Strukturen (Dornfortsätze, Querfortsätze, Iliosakralgelenk) auf ihre **Druckschmerzhaftigkeit** hin überprüft werden.

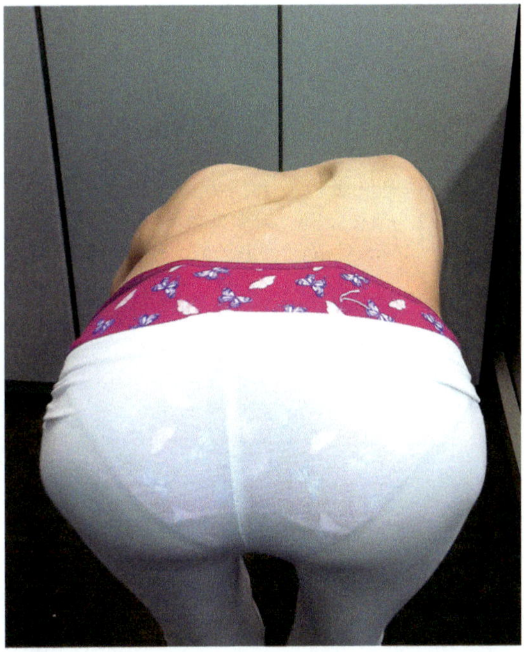

Abb. 2.3 Vorbeugetest. Auf der Seite der konvexen Verkrümmung tritt der sog. Rippenbuckel zum Vorschein. [M332]

Durch einen leichten Schlag an beide Nierenlager kann eine Pyelonephritis (DD zum akuten Rückenschmerz) ausgeschlossen werden.

MERKE

Zur Untersuchung der Wirbelsäule gehört immer eine grob orientierende neurologische Untersuchung. Sowohl die Muskeleigenreflexe als auch die Kennmuskeln lassen eine Höhendiagnostik zu. Aus diesem Grund – und weil dies eine typische Examensfrage ist – sollte man sich ➤ Tab. 2.1, ➤ Tab. 2.2 und ➤ Tab. 2.3 einprägen. Neben der Untersuchung der Motorik ist auch die Sensibilität ein wichtiger Hinweis auf evtl. vorliegende Läsionen der Spinalnerven. Dabei ist die sensible Versorgung der Haut in sog. Dermatomen organisiert; jedem Dermatom kann ein Spinalnerv zugeordnet werden (➤ Abb. 2.4)

Tab. 2.1 Muskeleigenreflexe und deren spinale Zuordnung

Reflex	Spinalnerv
Bizepssehnenreflex (BSR)	C5
Radiusperiostreflex (RPR)	C5/C6
Trizepssehnenreflex (TSR)	C7
Patellarsehnenreflex (PSR)	L3
Achillessehnenreflex (ASR)	S1/S2

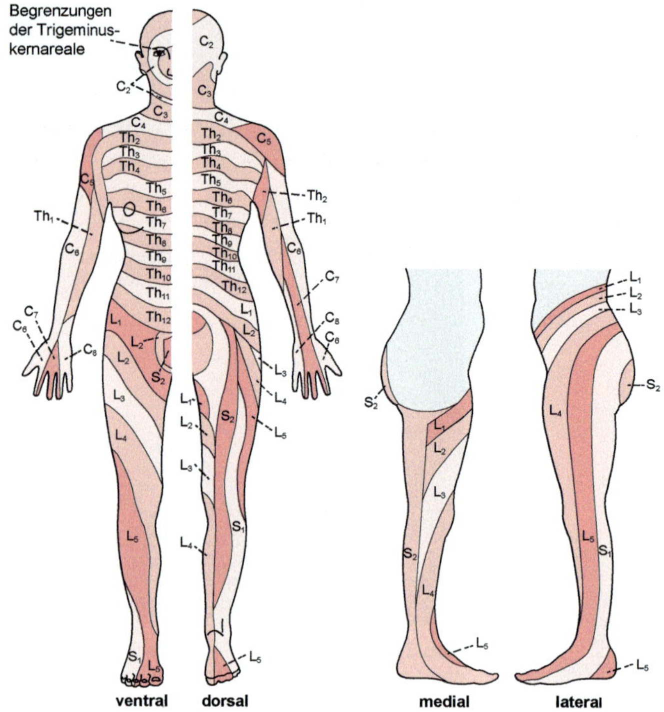

Abb. 2.4 Organisation der Hautsensibilität in Dermatomen. [L231]

Tab. 2.2 Kennmuskeln der oberen und unteren Extremität

M. deltoideus	C5
M. biceps brachii	C5/C6
M. brachioradialis	C6
M. triceps	C7/C8
M. iliopsoas (Hüftbeuger)	L2
M. quadriceps femoris (Kniestrecker)	L3
M. tibialis anterior (Fußheber)	L4
M. extensor halucis (Großzehenheber)	L5
M. gastrocnemius (Fußsenker)	S1

Tab. 2.3 Einteilung des Kraftgrads nach Janda. Bei den Kraftgraden 4/5 bis 1/5 spricht man von einer Parese. Kraftgrad 0/5 entspricht einer Plegie.

Definition des Kraftgrads	Kraftgrad
Normale Kraft	5/5
Bewegung gegen leichten Widerstand möglich	4/5
Bewegung gegen die Schwerkraft möglich	3/5
Bewegung unter Ausschaltung der Schwerkraft möglich (horizontale Bewegung)	2/5
Muskelkontraktion ohne Bewegung	1/5
Keine Muskelkontraktion	0/5

NOTFALLMANAGEMENT

Einer der wenigen orthopädischen Notfälle ist das akute Wurzelkompressionssyndrom. Liegt eine akute (frische) Muskelparese, eine Blasen- oder Mastdarmstörung oder eine Reithosenanästhesie vor, so ist dies eine Notfall-OP-Indikation und muss schnellstmöglich abgeklärt werden. Wenn ein MRT in der Kürze der Zeit nicht verfügbar ist, sollte ein CT angefordert werden. Im Anschluss daran ist die operative Revision zeitnah anzustreben (binnen Stunden).

Funktionstests

Selbstverständlich gehört zur Untersuchung der Wirbelsäule auch die Dokumentation des Bewegungsausmaßes.

- Mit dem **Finger-Boden-Abstand** (FBA) lässt sich die Gesamtbeweglichkeit der LWS und des Hüftgelenks dokumentieren. Der Patient beugt sich mit gestreckten Beinen nach vorn und versucht den Boden zu berühren; gemessen wird der Abstand von den Fingerspitzen zum Boden. Trotz eingeschränkter Beweglichkeit der LWS kann durch eine vermehrte Hüftbeugung ein unauffälliger FBA erzielt werden (Normwert 0–10 cm). Hingegen kann durch eine verkürzte ischiocrurale Muskulatur der FBA auffällig vergrößert sein, obwohl LWS und Hüfte ausreichend beweglich sind. Hier gilt es also, genau zu differenzieren.

- Das **Ott-Zeichen** (➤ Abb. 2.5) misst die Entfaltbarkeit der Brustwirbelsäule („Ott ist oben"). Hierzu steht der Untersucher hinter dem stehenden Patienten. Der Dornfortsatz C7 sowie ein Punkt A 30 cm kaudal davon werden markiert. Dann wird der Patient gebeten sich nach vorn zu beugen und mit den Fingern den Boden zu berühren. Sie legen nun erneut das Maßband an C7 und messen 30 cm nach kaudal. Als Zeichen der guten Beweglichkeit/Entfaltbarkeit sollte zwischen dem Punkt A und dem Maßbandende eine Strecke von 2–4 cm liegen.
- Analog hierzu beschreibt das **Schober-Zeichen** (➤ Abb. 2.5) die Beweglichkeit der LWS. Ausgehend von Dornfortsatz S1 wird ein Punkt A 10 cm kranial markiert und der Patient gebeten, sich nach vorn zu neigen. Das Maßband wird abermals angelegt und 10 cm kranial von S1 ein Punkt B markiert. Die Strecke zwischen Punkt A und B sollte 3–5 cm betragen.

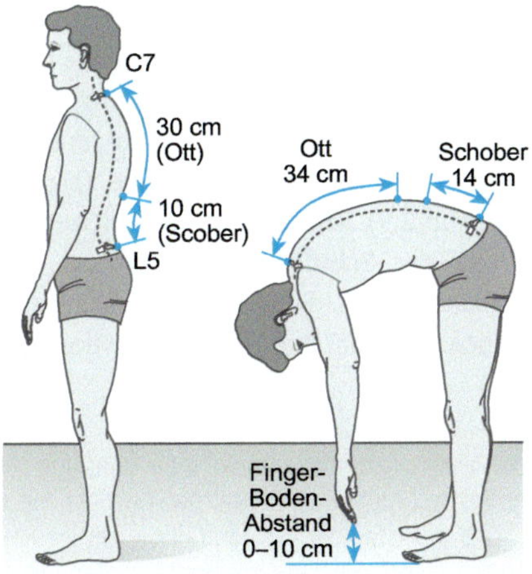

Abb. 2.5 Ott- und Schober-Test. [L106]

Nach der Untersuchung der Beweglichkeit wird die Wirbelsäule mit folgenden Tests genauer untersucht (➤ Tab. 2.4):

- **Vorlaufphänomen:** Der Untersucher kniet oder sitzt hinter dem stehenden Patient und legt seine Daumen auf beide Spinae iliacae posteriores superiores. Nun bittet er den Patient, sich nach vorn zu beugen. Im Normalfall sollten beide Daumen auf gleicher Höhe bleiben, steigt jedoch ein Daumen etwas höher, so spricht dies für eine Hypomobilität des betreffenden Iliosakralgelenks (ISG).
- **Psoas-Zeichen:** Der Patient liegt auf dem Rücken und hebt das gestreckte Bein aktiv von der Untersuchungsliege ab. Der Untersucher drückt ruckartig auf den distalen Oberschenkel, woraufhin der M. iliopsoas mit Zug an den Querfortsätzen der LWS reflektorisch angespannt wird. Schmerzen werden bei Affektion der LWS oder des Iliosakralgelenks (ISG) sowie bei anderen Pathologien im Verlauf des M. iliopsas (z. B. Abszess) angegeben.
- **Lasègue-Zeichen** (➤ Abb. 2.6)**:** Der Patient liegt auf dem Rücken, der Untersucher hebt ein gestrecktes Bein des Patienten langsam bis zu einer Beugung im Hüftgelenk um 90° an. Hierbei kommt es zu einer zur Dehnung des N. ischiadicus (L4–S2). Liegt im Verlauf dieses Nervs eine Pathologie vor, verspürt der Patient einen einschießenden, scharfen Schmerz. Dokumentiert wird dann, ab welchem Beugungsgrad der Schmerz eingesetzt hat, z. B. Lasègue positiv ab 40°. Bei einem positiven Lasègue-Zeichen senkt man das Bein wieder

Tab. 2.4 Körperliche Untersuchung der Wirbelsäule

Inspektion	• Physiologische BWS-Kyphose, LWS-Lordose • Wirbelsäule im Lot • Tailliendreiecke, Tannenbaumphänomen • Beckengeradstand
Palpation	• Muskeltonus • Knöcherne Strukturen (u. a. Proc. Spinosi, Iliosakralgelenke) • Valleix-Druckpunkte
Funktionstests	• Grob orientierende neurologische Untersuchung • Finger-Boden-Abstand, Ott-/Schober-Zeichen • Vorlaufphänomen • 3-Stufen-Hyperextensionstest • (umgekehrter) Lasègue-/Bragard-Test

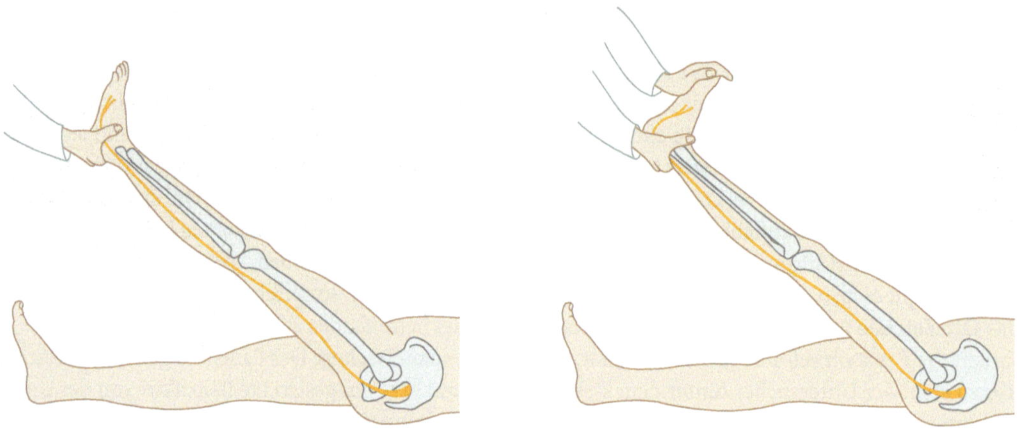

Abb. 2.6 Lasègue-Prüfung und Bragard-Zeichen. [L231]

auf ein schmerzfreies Niveau und führt dann eine Dorsalflexion im Fuß durch. Durch eine erneute Nervendehnung tritt der Schmerz erneut auf **(Bragard-Zeichen, ➤ Abb. 2.6).**
Sowohl beim Lasègue- als auch beim Bragard-Zeichen müssen die Schmerzen lumbal bzw. gluteal angegeben werden. Schmerzen im Bereich des dorsalen Oberschenkels und der Kniekehle hingegen rühren von einer Verkürzung der ischiocruralen Muskulatur.
- **Umgekehrtes Lasègue-Zeichen oder N.-femoralis-Dehnungstest.** Der Patient liegt auf dem Bauch oder in Seitenlage, das Kniegelenk wird angewinkelt, das Bein im Hüftgelenk überstreckt. Schmerzen im Bereich des ventralen Oberschenkels bis knapp oberhalb des Kniegelenks werden im Sinne einer Wurzelreizung von L3 bzw. L4 als positiv gewertet.
- Den 3-Stufen-Hyperextensions- oder **Menell-Test** finden Sie bei der Untersuchung des Hüftgelenks.

2.2.2 Schulter

Der Themenbereich Schultergelenk eignet sich ideal für die Prüfungssituation. Die Wahrscheinlichkeit, dass Sie oder einer Ihrer Mitprüflinge hierzu gefragt werden, ist sehr hoch! Neben Schmerzen stehen insbesondere Funktionseinbußen im Vordergrund. Gehen Sie darauf bei Ihrer Anamneseerhebung ein. Fragen Sie den Patienten, ob er auf einer Schulter nicht mehr schlafen konnte, ob das An- und Ausziehen problematisch war oder ob Beschwerden beim Haarekämmen auftreten.

Inspektion

Die Inspektion beginnt, indem der Patient seinen Oberkörper entblößt – sagen Sie das Ihrem Prüfer. Denn unter Umständen hat Ihr Patient am Krankenbett lediglich ein Patientenhemdchen an und mit diesem keine Beschwerden es auszuziehen. Am entkleideten Patienten achten Sie auf Rötungen, Schwellungen, vorhandene (Operations-)**Narben** oder offensichtliche Fehlstellungen (z. B. hoch stehende Klavikula, ➤ Abb. 2.7). Vorhandene **Muskelatrophien** (➤ Abb. 2.8) können bereits erste Hinweise auf die Diagnose geben, z. B. eine Atrophie des M. supraspinatus bei Rotatorenmanschettenruptur. Ein tief stehender Bauch des M. biceps brachii ist typisch für eine Ruptur der langen Bizepssehne (sog. Popeye Sign, ➤ Abb. 2.9). Zur Inspektion zählt auch die Beschreibung der **Schulterreliefs** und des Schulterstands (seitengleich, Tiefstand), der Schulterblätter, des Sternoklavikular- und Akromioklavikulargelenks.

TIPP

Fassen Sie sich kurz und vermeiden Sie unnötige Längen. Der Prüfer soll nicht das Gefühl haben, dass Sie versuchen Zeit zu schinden. Unauffällige Untersuchungsergebnisse fassen Sie kurz zusammenfassen. So haben Sie mehr Zeit für pathologische Befunde.

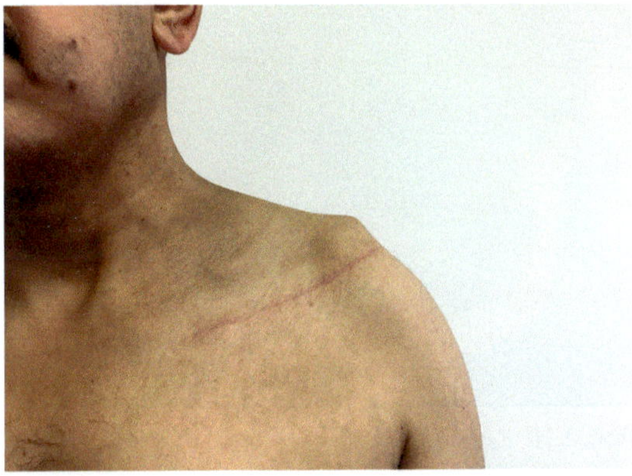

Abb. 2.7 Ansicht auf die linke Schulter. Im Rahmen einer Klavikulafraktur zog sich der Patient auch eine ACG-Sprengung zu. Die Klavikulafraktur wurde mit einer Plattenosteosynthese korrigiert, die ACG-Sprengung übersehen. Verblieben ist ein deutlicher Klavikulahochstand. [M332]

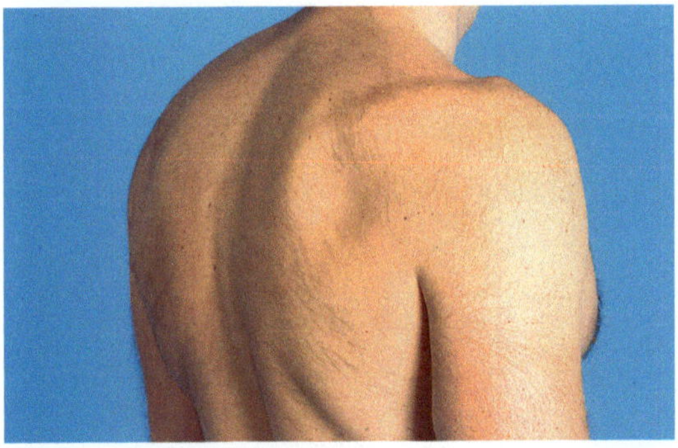

Abb. 2.8 Atrophie des Supraspinatus- und Infraspinatusmuskels in der Ansicht von dorsal. Beachte die deutliche Dellenbildung v. a. im Bereich des M. infraspinatus. [M332]

Palpation

Gerade an der Schulter lassen sich die knöchernen Vorsprünge und Sehnenansätze gut tasten. Stehen Sie hierzu, wenn möglich, hinter Ihrem Patienten und fangen Sie am **Sternoklavikulargelenk** (SC-Gelenk) an. Über die **Klavikula** kommen Sie zum **Akromioklavikulargelenk** (AC-Gelenk). Etwas kaudal und medial hiervon ist der **Proc. coracoideus,** an dem die kurze Bizepssehne ihren Ursprung hat, zu tasten. Tasten Sie das **Akromion,** die Spina scapulae sowie das **Tuberculum majus et minus.** Im Sulcus intertubercularis (zwischen den beiden Tubercula) verläuft die **lange Bizepssehne;** diese ist beim schlanken Patienten auch spürbar.

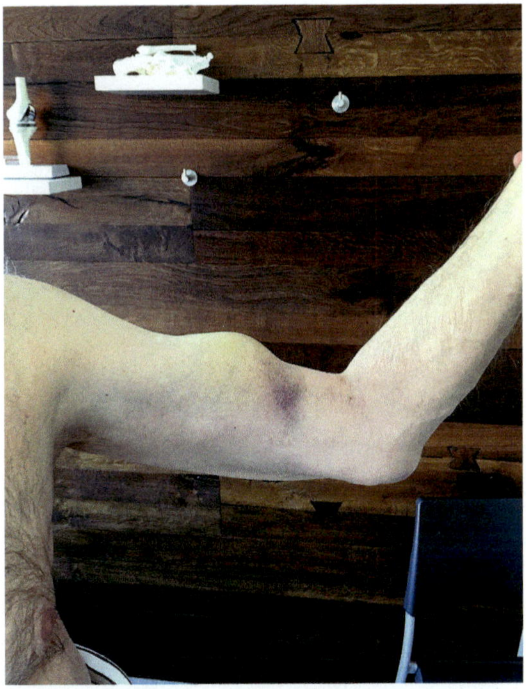

Abb. 2.9 Popeye Sign am linken Oberarm. Beachte das frische Hämatom sowie den tiefer stehenden Bauch des M. biceps brachii. [M332]

Funktionstests

Einen ersten Überblick über die Beweglichkeit des Schultergelenks erhalten Sie, wenn Sie den Patienten bitten den **Nacken- und Schürzengriff** durchzuführen. Beim Nackengriff soll der Patient beide Hände hinter den Hals führen (Abduktion und Außenrotation). Der Schürzengriff prüft Adduktion und Innenrotation, indem der Patient seine Hände wie beim Binden einer Schürze hinter den Rücken führt. Sagen Sie dem Prüfer, dass die **Beweglichkeitsprüfung** an der Schulter **immer aktiv und passiv** erfolgen sollte (➤ Tab. 2.5).

PLUS

Die Beschreibung der Beweglichkeit erfolgt auch an der Schulter nach der Neutral-Null-Methode und sollte immer in aktive und passive Beweglichkeit differenziert werden. So liegt beispielsweise bei einer Frozen Shoulder eine Einschränkung sowohl der aktiven als auch der passiven Beweglichkeit vor bei einer Rotatorenmanschettenläsion hingegen nur eine Einschränkung der aktiven Beweglichkeit.

2

Tab. 2.5 Körperliche Untersuchung der Schulter

Inspektion	• Schulterstand/-relief • Muskelatrophie (Mm. supraspinatus/ infraspinatus), Muskeltiefstand (Popeye Sign) • Narben
Palpation	• SC- und AC-Gelenk, Klavikula • Akromion, Proc. coracoideus • Tuberculum majus et minus, Sulcus intertubercularis mit langer Bizepssehne
Funktions-tests	• Globaltest: Nacken- und Schürzengriff • Rotatorenmanschette: – Drop Arm Sign – Jobe-Test – Hornblower-Zeichen – Lift-off-Test • Impingement-Zeichen – Painful Arc – Hawkins-Test • Instabilitätszeichen – Apprehension-Test – Sulcus Sign • Lange Bizepssehne – O'Brien-Test

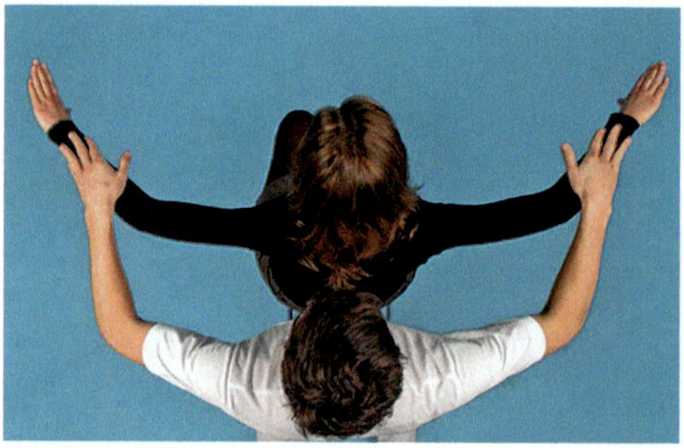

Abb. 2.10 Jobe-Test. [M332]

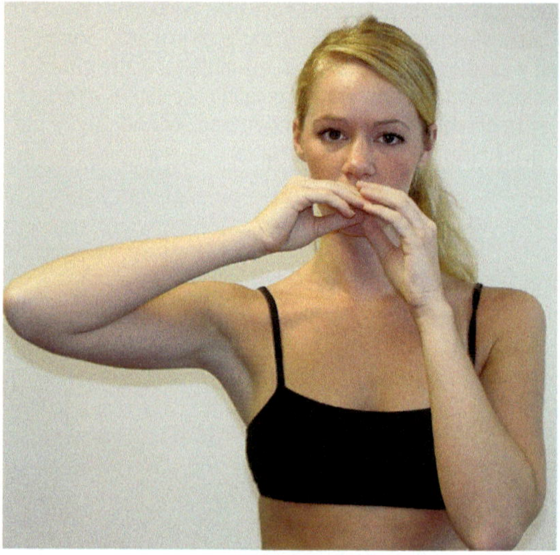

Abb. 2.11 Hornblower-Zeichen. [G712]

Prüfung der Rotatorenmanschette

Liegt eine Rotatorenmanschettenmassenruptur vor, so ist das **Drop Arm Sign** positiv. Der Test wird durchgeführt, indem Sie die Skapula der betroffenen Seite mit einer Hand fixieren und den Arm in 90°-Abduktion führen. Nun wird der Patient gebeten, den Arm in dieser Position gegen die Schwerkraft zu halten. Der Test wird als positiv gewertet, wenn der Arm spontan zurückfällt.

Supraspinatussehne

Der **Jobe-Test** (auch **Empty-Can-Test,** ➤ Abb. 2.10) ist der wohl bekannteste Test zur Überprüfung der Sehnenintegrität. Sie stehen hierbei hinter dem Patienten. Dieser hat beide Arme um 90° abduziert, um 30° antevertiert und die Unterarme um 45° proniert. Sie drücken nun beide Arme nach unten und überprüft die Kraft im Seitenvergleich. Schmerzen und ein Kraftdefizit sprechen für eine Supraspinatusläsion.

Infraspinatus- und Teres-minor-Sehne

Die Außenrotatoren können mit einer sehr hohen Sensitivität und Spezifität durch das **Hornblower-Zeichen** (➤ Abb. 2.11) überprüft werden. Der Patient wird gebeten, seine Hand an den Mund zu führen. Liegt eine Läsion der Sehnen des M. infraspinatus und M. teres minor vor, so weicht der Arm in die Innenrotation ab. Dies versucht der Patient zu kompensieren, indem der Ellenbogen höher angehoben wird als die Hand.

Subscapularissehne

Der wohl bekannteste Test zur Evaluation der Subscapularissehne ist der **Lift-off-Test** (➤ Abb. 2.12a). Sie bitten den Patienten hierfür, seine Handrücken auf sein Gesäß zu legen und die Handfläche dann

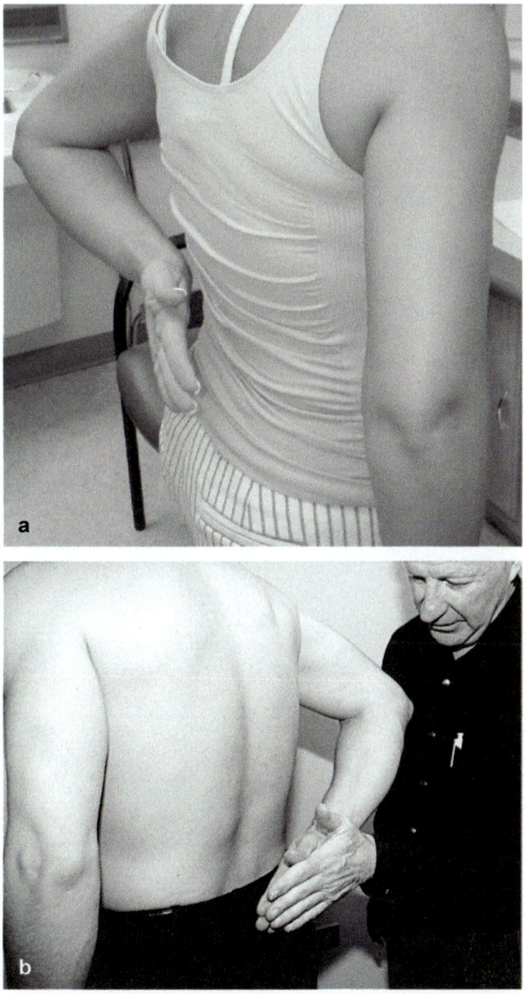

Abb. 2.12 Lift-off-Test. [F492-005]

vom Körper wegzudrücken. Dies kann auch gegen den Widerstand des Untersuchers erfolgen. Eine Seitendifferenz oder die komplette Unfähigkeit, den Arm wegzudrücken spricht für eine Läsion der Subscapularissehne (➤ Abb. 2.12b).

Impingement-Tests

Das Impingement-Syndrom ist ein Sammelbegriff für schmerzhafte Veränderungen im Subakromialraum und kommt vom Englischen „to impinge“, was so viel bedeutet wie „anprallen“ oder „einklemmen“. Mit den im Folgenden beschriebenen Tests lässt sich prüfen, ob ein Impingement-Syndrom vorliegt.

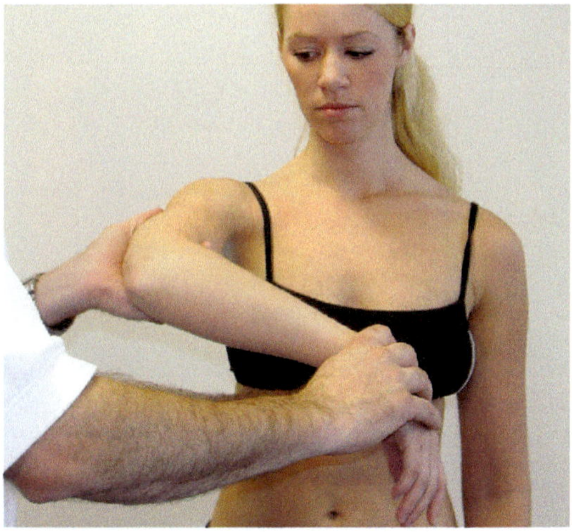

Abb. 2.13 Hawkins-Test. [G712]

- Den sog. **Painful Arc** machen Sie dem Patienten am einfachsten vor und stellen sich hierfür vor ihn. Aus der Neutral-Null-Stellung in Normalrotation (die Handflächen liegen dem Oberschenkel an) und mit gestrecktem Ellenbogen abduzieren Sie beide Arme und führen die Hände über dem Kopf zusammen. Schmerzen zwischen 60°- und 120°-Abduktion deuten auf ein subakromiales Impingement hin. Wird der Arm mehr als 120° abduziert, sollten normalerweise keine Schmerzen verspürt werden. Da es aber ab einer Abduktion von 120° zu einer Kompression des Akromioklavikulargelenks kommt, können Schmerzen über 120° für eine Akromioklavikulargelenkarthrose (ACG-Arthrose) sprechen. Vorsicht! Eine Kombination aus Painful Arc und ACG-Kompressionsschmerz kann vorliegen.
- Beim **Hawkins-Test** (➤ Abb. 2.13) stehen Sie wieder seitlich hinter Ihrem Patienten. Sie führen den Arm des Patienten in 90°-Anteversion. Der Ellenbogen ist hierbei um 90° angewinkelt und parallel zum Boden. Der Test ist positiv im Sinne einer subakromialen Enge, wenn bei Innenrotation Schmerzen auftreten.

Stabilitätsprüfung

Auch für die Stabilitätsprüfung steht grundsätzlich eine unübersichtliche Auswahl an Untersuchungstechniken zur Auswahl. Merken Sie sich nur diese zwei sehr einfachen.

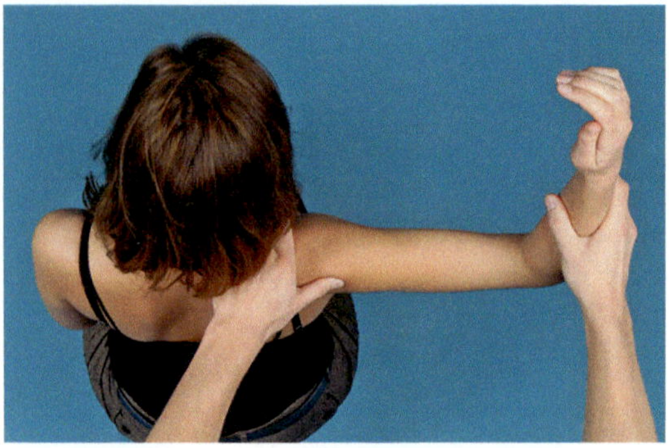

Abb. 2.14 Apprehension-Test. In diesem Fall führt der Untersucher den patientenarm in 90°-Abduktion und Außenrotation und drückt gleichzeitig mit dem Daumen der linken Hand den Humeruskopf sacht nach ventral. [M332]

- Beim **Apprehension-Test** (➤ Abb. 2.14) stehen Sie hinter dem Patienten und führen seinen Arm in 90°-Abduktion und Außenrotation. Ihr eigener Daumen der kontralateralen Hand liegt hierbei auf dem Humeruskopf des Patientenarms und drückt gleichzeitig den Humeruskopf nach ventral. Kommt es hierbei zu einer plötzlichen muskulären Anspannung oder einem Ausweichen des Patienten aus dieser Haltung, ist der Test positiv und spricht für eine vordere Instabilität.
- Das **Sulcus Sign** (➤ Abb. 2.15) zeigt sich im Falle einer kaudalen Instabilität, wenn Sie am herabhängenden Arm des Patienten ziehen und es zu einer Rinnenbildung unterhalb des Akromions kommt.

NOTFALLMANAGEMENT

Die Luxation eines Gelenks, z. B. des Schultergelenks, stellt einen orthopädischen Notfall dar und muss sofort behoben werden. Dennoch sollten Sie folgendes Vorgehen einhalten:

1. Kontrolle und Dokumentation der peripheren Durchblutung, Sensibilität und Motorik
2. Röntgenkontrolle (Luxationsrichtung, knöcherne Begleitverletzungen)
3. Aufklärung zur Reposition
4. Reposition (in Analgosedierung; z. B. mit Dormicum/Ketanest)
5. Immobilisation in Verband/Orthese (z. B. Gilchrist-Verband, Derotationsbandage)
6. Kontrolle und Dokumentation der peripheren Durchblutung, Sensibilität und Motorik
7. Röntgenkontrolle (Dokumentation des Repositionserfolgs)

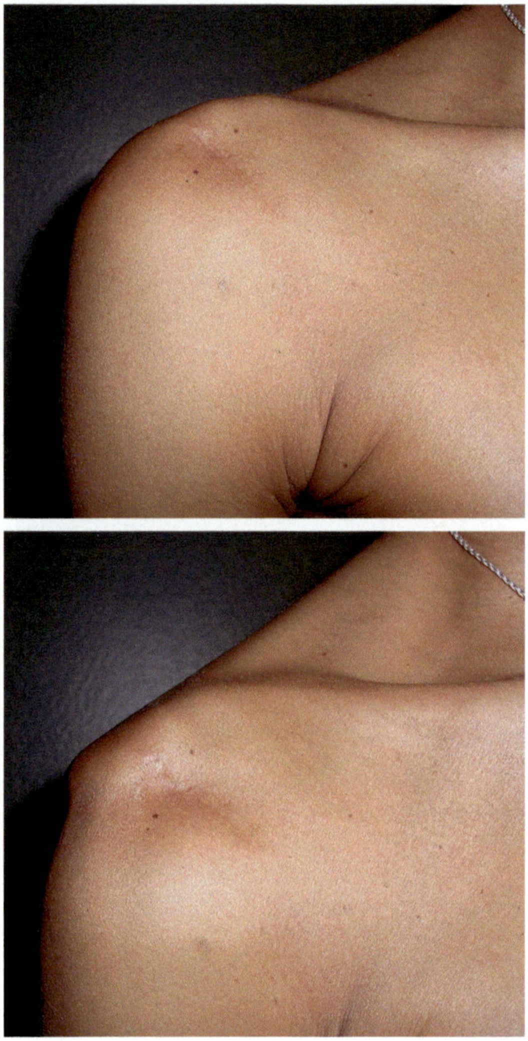

Abb. 2.15 Sulcus Sign: Die Rinnenbildung tritt bei kraniokaudaler Instabilität zum Vorschein, wenn der Untersucher am herabhängenden Arm zieht. [M332]

Prüfung der langen Bizepssehne

O'Brien-Test (➤ Abb. 2.16): Der Patient hält seinen ausgestreckten Arm 90° im Schultergelenk antevertiert, 10°–15° adduziert und in kompletter Innenrotation (Daumen nach unten). Der Untersucher drückt nun den Patientenarm gegen Widerstand nach unten. Anschließend dreht der Patient den Arm in Außenrotation (Handfläche nach oben) und muss den Arm erneut gegen Widerstand halten. Der Test ist positiv, wenn bei Innenrotation Schmerzen

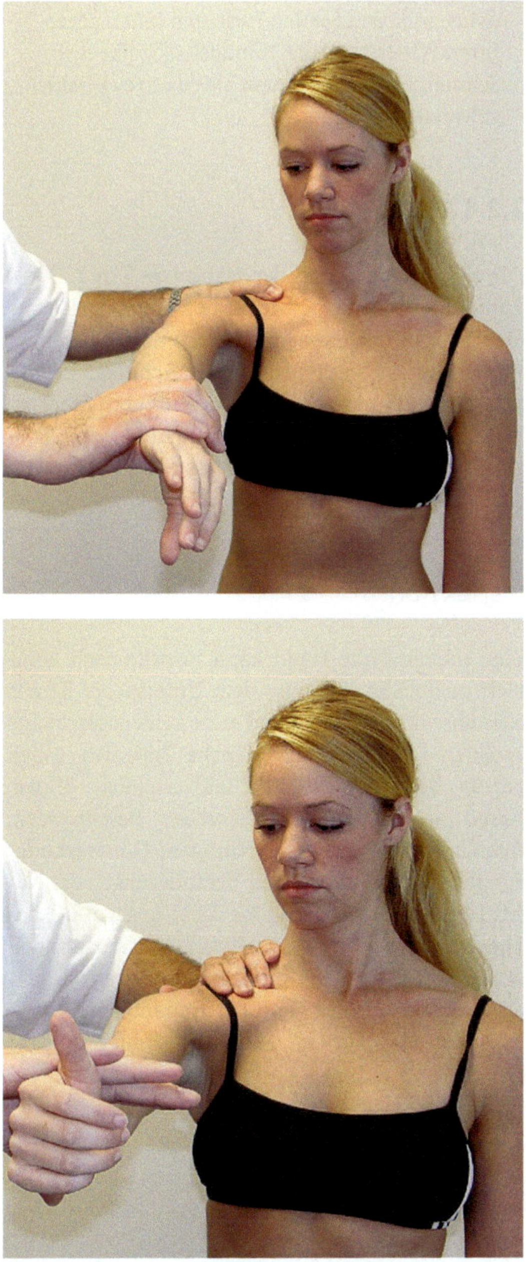

Abb. 2.16 O'Brien-Test. [G712]

auftreten, die bei der Außenrotation nicht oder deutlich geringer vorhanden sind.

2.2.3 Ellenbogen

Aus eigener Erfahrung lässt sich sagen, dass das Ellenbogengelenk weniger häufig abgefragt wird. Informieren Sie sich in Prüfungsprotokollen, ob Ihr spezieller Prüfer hierauf in vorausgegangenen Prüfungen eingegangen ist. Die Chancen, hierzu gefragt zu werden, sind eher gering.

Inspektion

Am entkleideten Patienten achtet man auf **Rötungen, Schwellungen,** vorhandene (Operations-)**Narben** oder offensichtliche **Fehlstellungen.** Achten Sie bitte auch auf Veränderungen im Sinne einer **Psoriasis** (5 % aller Psoriasispatienten erkranken an einer Psoriasisarthritis). Vorhandene **Muskelatrophien** können bereits erste Hinweise auf die Diagnose geben (z. B. Atrophie des M. deltoideus als Spätfolge einer Läsion des N. axillaris nach Schulterluxation). Ein tief stehender Bauch des M. biceps brachii ist typisch für eine Ruptur der langen Bizepssehne (sog. **Popeye Sign,** ➤ Abb. 2.9). Am Ellenbogengelenk wird die Achse im Seitenvergleich begutachtet. Physiologisch besteht bei Männern eine Valgusabweichung zwischen Ober- und Unterarm von bis zu 10°, bei Frauen von bis zu 20°.

Palpation

Die anatomischen Landmarken, die Sie palpieren müssen, sind der ulnare und radiale **Epikondylus,** die **Olekranonspitze** und der **Radiuskopf.** Während bei der sehr häufigen Epicondylitis humeri radialis („Tennisellenbogen") die Inspektion meist unauffällig ist, besteht ein charakteristischer Druckschmerz am lateralen Epikondylus. Sie prüfen die **Trizeps- und Bizepssehne** sowie den **Sulcus ulnaris** auf Schmerzhaftigkeit. Auch auf Hauttemperatur, Sensibilität und evtl. Prellmarken, Hämatome oder andere Hautveränderungen ist zu achten.

2

Funktionstests

Die Untersuchung der Bandstabilität erfolgt ähnlich wie am Kniegelenk durch einen Varus- und Valgus-Stress-Test (➤ Tab. 2.6).

- Zur Überprüfung des medialen Bandapparats umfassen Sie den Oberarm von lateral und führen den Unterarm in Abduktion **(Valgus-Stress-Test).** Der Test ist positiv (auffällig), wenn eine Instabilität (Aufklappbarkeit) vorliegt oder hierdurch Schmerzen auftreten.
- Um die Stabilität des lateralen Kollateralbandes zu prüfen, wird der Oberarm medial gefasst und der Unterarm in Adduktion geführt **(Varus-Stress-Test).** Der Test ist positiv, wenn eine Instabilität (Aufklappbarkeit) vorliegt oder hierdurch Schmerzen auftreten.
- Ob ein „Tennisellenbogen" vorliegt, überprüfen Sie mit dem **Cozen-Test.** Während Sie den Ellenbogen des Patienten stabilisieren und den lateralen Epikondylus palpieren, bitten Sie den Patienten seine Faust gegen Ihren Widerstand zu extendieren. Der Test ist als positiv zu werten, wenn Schmerzen nahe des Epikondylus auftreten. Alternativ können Sie den Patienten auch bitten am gestreckten Arm den Mittelfinger nach oben zu strecken. Drücken Sie diesen gegen den Wiederstand des Patienten nach unten. Verursacht dies Schmerzen am Epicondylus humeri radialis ist der Test positiv und deutet ebenfalls auf einen Tennisellenbogen hin.
- Analog zum Cozen-Test können Sie mit dem **umgekehrten Cozen-Test** auf eine Epicondylitis humeri ulnaris („Golferellenbogen") untersuchen. Hierfür palpieren Sie den ulnaren Epikondylus, während Sie den Patienten bitten gegen Ihren Widerstand das Handgelenk zu beugen. Schmerzen werden erneut als positives Zeichen gewertet.

Tab. 2.6 Körperliche Untersuchung des Ellenbogens

Inspektion	• Achsfehlstellung • Rötung, Schwellung, Narben, Psoriasisherde • Hoch stehender Bauch des M. biceps (bei dist. Bizepssehnenruptur)
Palpation	• Radialer und ulnarer Epikondylus, Olekranonspitze, Radiusköpfchen • Trizeps- und Bizepssehne • Sulcus ulnaris
Funktionstests	• Valgus-/Varus-Stress-Test • (umgekehrter) Cozen-Test

2.2.4 Hand

Für die Untersuchung der Hand (➤ Tab. 2.7) gilt grundsätzlich dasselbe wie für den Ellenbogen. Dass hier spezielle Untersuchungstechniken abgefragt werden, ist eher untypisch. Aber Achtung! Es gibt eine große **Schnittmenge mit der Inneren Medizin** (Trommelschlägelfinger, Hyperurikämie, Weißnägel, Palmarerythem u. Ä.), sodass Sie insbesondere auf die Inspektion der Hand achten sollten.

Inspektion

Eine schmerzhafte Hand kann inspektorisch komplett unauffällig sein oder dem Untersucher bereits alles über den Patienten und seine Leidensgeschichte erzählen (➤ Abb. 2.17). Manche Patienten haben bereits beim Entkleiden (Reißverschluss öffnen, Hemd aufknöpfen) offensichtliche Beschwerden. Achten Sie auf **Achsfehlstellungen, Hautveränderungen, Schwellungen** und Veränderungen der Nägel. Liegt eine Muskelatrophie vor? Die **Atrophie der Thenarmuskulatur** weist z. B. auf ein Karpaltunnelsyndrom (CTS) hin. Sind Operationsnarben vorhanden? Ein kurzer Schnitt an der Handhohlseite kann beispielsweise Hinweis auf eine vorausgegangene

Tab. 2.7 Körperliche Untersuchung der Hand

Inspektion	• Achsfehlstellungen, Beugekontrakturen • Erscheinungsbild der Haut (dünn nach mehrjähriger Kortisoneinnahme?) • Schwellungen, Rötung, Narben • Muskelatrophien (Thenarmuskulatur, kurze Handmuskulatur)
Palpation	• Gaenslen-Handgriff • Druckschmerzhafte Gelenke oder Handwurzelknochen • Knotige Veränderungen der Palmaraponeurose
Funktionstests	• Hoffmann-Tinel-Zeichen und Phalen-Test • Finkelstein-Test

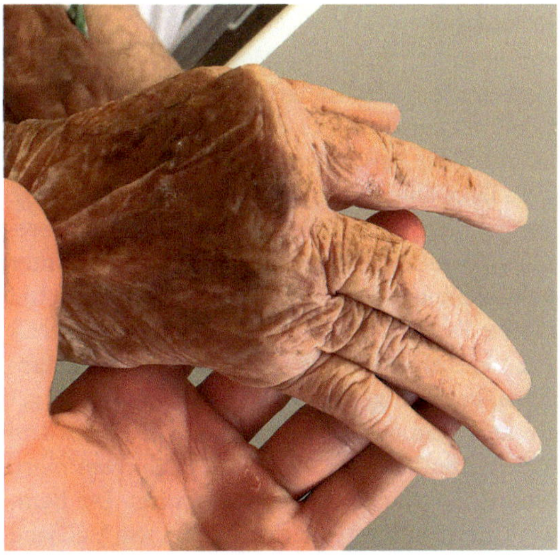

Abb. 2.17 Hand einer Patientin, die seit ca. 30 Jahren an chronischer Polyarthritis erkrankt ist. Beachten Sie die Ulnardeviation des Mittel-, Ring- und Kleinfingers, die chronische Schwellung der Metakarpophalangealgelenke (MCP) und die sehr dünne Haut bei langjähriger Kortisoneinnahme. [M332]

Karpaltunnelspaltung sein. Ist der **Faustschluss** problemlos möglich oder muss der Patient beim Öffnen der Hand einzelne Finger geradebiegen?

Palpation

Einen ersten Eindruck über Beweglichkeit und Kraft in Handgelenk und Hand erhalten Sie bereits beim Händedruck. Als **Gaenslen-Zeichen** wird ein unspezifischer Schmerz an den MCP-Gelenken bezeichnet, wenn der Untersucher diese mit seiner Hand kräftig zusammendrückt. Erstmals beschrieben wurde dieser Test für die chronische Polyarthritis. Knotige, derbe und strangartige Veränderungen der Hohlhand (Palmaraponeurose) lassen an einen **Morbus Dupuytren** denken. Tasten Sie die Handwurzelknochen, die Mittelhandknochen und die Knochen der Finger ab. Sind die Metakarpophalangealgelenke, die proximalen oder distalen Interphalangealgelenke schmerzhaft?

Funktionstests

Recht häufig klagen zumeist Patientinnen über Schmerzen im Bereich des Handgelenks in Begleitung von Sensibilitätsstörungen in den Fingern, was an ein Karpaltunnelsyndrom denken lassen sollte. Ursache ist eine Kompression des N. medianus durch das Lig. carpi.

- Mit dem **Hoffmann-Tinel-Zeichen** können Sie dieses evtl. aufdecken: Klopft man auf den N. medianus, berichten die Patienten über Kribbeln bzw. Missempfindungen im Bereich des von diesem Nerv versorgten Areals, also die Haut über der Handwurzel und dem Daumenballen sowie die Endglieder von Zeige- und Mittelfinger.
- Ein weiterer, sehr einfacher Test den Sie kennen sollten, ist der **Phalen-Test.** Hierfür beugen Sie die Hand des Patienten im Handgelenk und halten diese Position für etwa eine Minute. Der Test ist positiv und Hinweisend auf ein Karpaltunnelsyndrom, wenn der Patient Parästhesien im Versorgungsgebiet des N. medianus angibt.
- Den sog. **Finkelstein-Test** führen Sie durch, indem Sie Ihren Patienten bitten seine Faust zu schließen und hierbei den Daumen mit einzuschließen. Sie kippen nun die geschlossene Patientenfaust nach ulnar. Treten hierbei Schmerzen auf, so liegt vermutlich eine Tendovaginitis stenosans de Quervain vor.

TIPP

Selten werden in der mündlichen Prüfung mehr als die oben genannten Untersuchungstechniken zum Ellenbogen und zur Hand abgefragt. Ist jedoch aus den Ihnen vorliegenden Prüfungsprotokollen ersichtlich, dass Ihr Prüfer einen Faible für diese Region hat, so leihen Sie sich ein spezielles Untersuchungsbuch aus.

2.2.5 Hüfte

Neben Schulter- und Kniegelenk bietet sich auch das Hüftgelenk ideal als Thema für eine mündlich-praktische Prüfung an. Natürlich ist auch an der Hüfte das allgegenwärtige Leitsymptom „Schmerz“ zu nennen. Jedoch gehen Erkrankungen und Verletzungen gerade an diesem Gelenk häufig auch mit Fehlstellungen, Hinken und auffälligem Gangbild einher. Ein genauer „Blick“ lohnt sich also (➤ Tab. 2.8).

2

Tab. 2.8 Körperliche Untersuchung der Hüfte

Inspektion	• Gangbild (z. B. Duchenne-Hinken), einseitiges Hinken (z. B. Trendelenburg) • Lokalbefund (z. B. Atrophien, Schwellungen, Entzündungszeichen) • Stellung des Beins (z. B. verkürzt und außenrotiert) • Beinlänge grob orientierend
Palpation	• Leistendruckschmerz, Trochanterdruckschmerz • Tractus iliotibialis • Axialer Stauchungsschmerz • Beinlängendifferenz
Funktionstests	• Drehmann-Zeichen
	• Viererzeichen
	• Thomas-Handgriff
	• 3-Stufen-Hyperextensionstest
	• Trendelenburg-Zeichen

Inspektion

Wie jede andere körperliche Untersuchung beginnt die Untersuchung der Hüfte mit der Inspektion: **Wie geht der Patient** zum Untersuchungszimmer? **Benützt der Patient Hilfsmittel** oder stehen diese griffbereit an seinem Bett (Unterarmgehstützen, Gehstock). Ein aufwendig verzierter Gehstock ist weniger ein modisches Accessoire, sondern eher ein Hinweis auf eine vorliegende Erkrankung. Und denken Sie daran: Wird die Gehhilfe korrekt genutzt, liegt der Schaden auf der kontralateralen Seite. Bei Operationen an der Hüfte kann es zur Schädigung der kleinen Gluteen (Mm. glutaeus medius und minimus) kommen. Dies kann sich in einer lokalen **Atrophie,** dem **Trendelenburg-Zeichen** und dem **Duchenne-Hinken** äußern. Achten Sie auf einen Beckenschiefstand (Rima ani lotrecht? Crista iliaca auf einer Höhe?). Insbesondere wenn Ihr Prüfer ein Unfallchirurg ist sollten Sie erwähnen, dass Sie auf Verkürzung und Rotationsfehlstellungen achten (und somit bahnen Sie sich die Frage nach der medialen Schenkelhalsfraktur!).

MERKE

Die Untersuchung findet **immer** am entkleideten Patienten statt.

Palpation

Schmerzen aus dem Hüftgelenk projizieren sich klassischerweise in die Leiste, daher erfolgt die Palpation unterhalb des Leistenbandes in der Mitte zwischen Spina iliaca anterior superior und Symphyse. Infolge einer schmerzbedingten Fehlbelastung einer Hüfte resultierten nicht selten Schmerzen am **Trochanter major** derselben Seite. Auch der M. tensor fascia lata und die Fascia lata selbst können druckschmerzhaft sein. Einleuchtend dürfte sein, dass eine **axiale Stauchung** des Hüftgelenks (entweder liegend am gestreckten Bein oder über den „heel strike" aus dem Zehenspitzenstand im Stehen) zu Schmerzen führt, wenn eine Pathologie im Gelenk vorliegt. Die **Beinlänge** messen Sie am einfachsten mit einem Maßband von der Crista iliaca anterior superior bis zum Malleolus medialis des oberen Sprunggelenks. Eine **Beinlängendifferenz** können Sie ganz schnell nachweisen, indem Sie sich an das Ende der Untersuchungsliege stellen und mit Ihren Daumen jeweils den Unterrand des Innenknöchels des Patienten umgreifen.

Funktionstests

- Das **Drehmann-Zeichen** (➤ Abb. 2.18) ist typisch für eine Epiphysiolysis capitis femoris oder eine fortgeschrittene Koxarthrose und deckt die Unfähigkeit zur Innenrotation am betroffenen Gelenk auf. Bei Beugung im Hüftgelenk (aktiv oder passiv) kommt es zu einer Abduktion und Außenrotation der betroffenen Seite.
- Beim **Viererzeichen** handelt es sich um einen Komplexfunktionstest; getestet werden Beugung, Abduktion und Außenrotation. Hierfür liegt der Patient auf dem Rücken, und Sie legen den Fuß des zu prüfenden Beines auf das Knie der Gegenseite (Beine liegen in Form einer 4). Negativ (und somit unauffällig) ist der Test, wenn der Abstand des lateralen Femurkondylus zur Untersuchungsliege weniger als 20 cm beträgt. Ist der laterale Femurkondylus deutlich weiter von der Liege entfernt, ist der Test positiv (z. B. bei einem Morbus Perthes).
- Der **Thomas-Handgriff** (➤ Abb. 2.19) deckt Hüftbeugekontrakturen auf, die bei einer Koxarthrose recht frühzeitig vorhanden sind. Am stehenden Patienten ist die Hüftbeugekontraktur

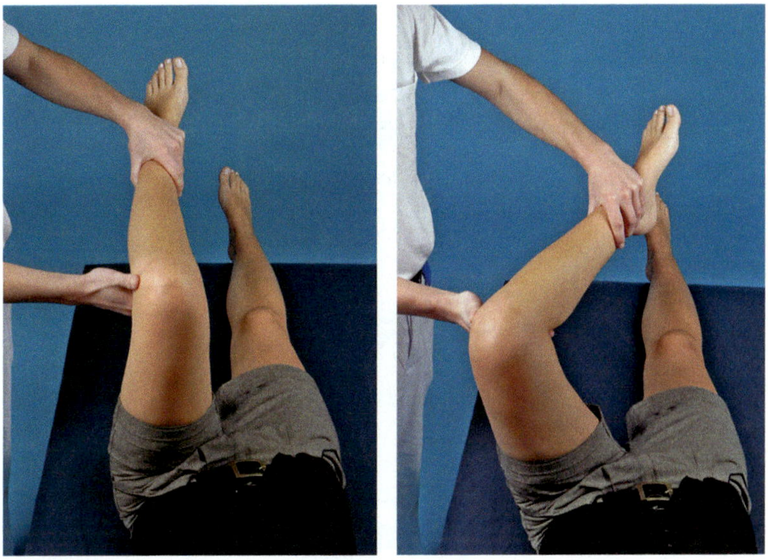

Abb. 2.18 Drehmann-Zeichen. [M332]

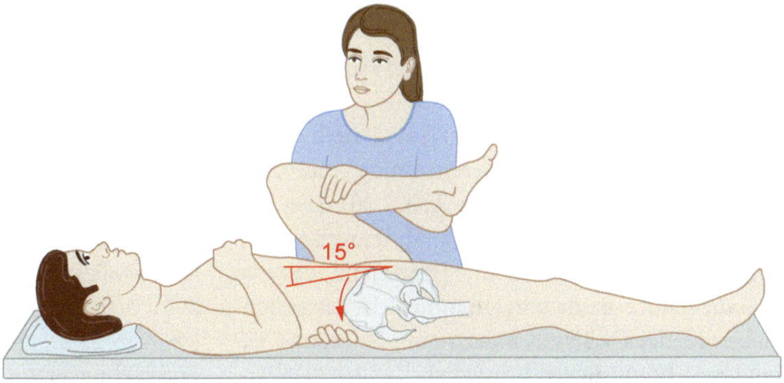

Abb. 2.19 Thomas-Handgriff. [L231]

nicht zu erkennen, da diese durch eine Hyperlordose und Beckenverkippung ausgeglichen werden kann. Der Patient befindet sich in Rückenlage. Sie stehen auf der Seite des gesunden Hüftgelenks. Ihre dem Patientenbein nähere Hand fasst das Kniegelenk. Mit Ihrer zweiten Hand greifen Sie unter die LWS des Patienten. Jetzt beugen Sie das Knie- und das Hüftgelenk auf der Untersucherseite. Mit zunehmender Beugung in der Hüfte gleicht sich die Hyperlordose aus. Dies ist spürbar unter der LWS. Liegt eine Hüftbeugekontraktur vor, so kommt es bei Ausgleich der Lordose zur Beugung in der Hüfte des kontralateralen Beins. Das Ausmaß der Kontraktur wird in dem Winkel zwischen Femurschaftachse und Unterlage beziffert.

PLUS

Eines der ersten Zeichen bei der Koxarthrose ist eine Einschränkung der Innenrotationsfähigkeit sowie eine Beugekontraktur.

NOTFALLMANAGEMENT

Die Epiphysiolysis capitis femoris acuta ist ein weiterer orthopädischer Notfall und muss als solcher erkannt und behandelt werden. Das bedeutet, dass bei der akuten Hüftkopflösung die notfallmäßige Reposition, Fixation und Hämatomentlastung erfolgen muss. Nachdem die ECF in bis zu 50 % der Fälle beidseitig auftritt, sollte in dieser Operation auch die Gegenseite fixiert werden um ein Abrutschen im Verlauf zu verhindern.

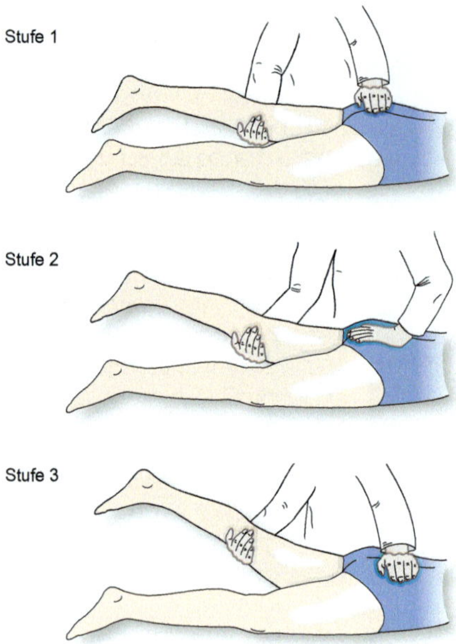

Abb. 2.20 3-Stufen-Hyperextensionstest. [L141]

Der **3-Stufen-Hyperextensionstest (auch Menell-Test)** eignet sich zur Differenzierung von Hüft-, ISG-, und LWS-Schmerzen (➤ Abb. 2.20). Der Patient liegt hierbei auf dem Bauch. Stufenweise wird nun eine Hyperextension im Hüftgelenk des zu untersuchenden Beins vorgenommen. In der ersten Stufe wird das Os Ileum fixiert, eine Bewegung ist somit nur im Hüftgelenk möglich. In der zweiten Stufe wird das Os Sacrum fixiert, eine Bewegung ist nun auch im ISG möglich. Zuletzt wird die flache Hand auf die LWS gelegt, um bei der dritten Stufe die Bewegung an der LWS zu spüren, ein „Fixieren" der LWS ist eher kontraproduktiv.

Das **Trendelenburg-Zeichen** kann z. B. bei einer angeborenen Hüftgelenksluxation, einem Morbus Perthes oder nach Operationen am Hüftgelenk nachweisbar sein. In allen Fällen liegt eine Insuffizienz der pelvitrochanteren Muskulatur vor. Im Einbeinstand kippt das Becken zur gesunden Gegenseite ab: Trendelenburg positiv (➤ Abb. 2.21).

MERKE

Bitte denken Sie dran: „Wenn es draußen wiehert, zuerst an ein Pferd und nicht an ein Zebra denken!" Am Hüftgelenk geht es in den allermeisten Fällen um Koxarthrose und hüftgelenknahe Frakturen.

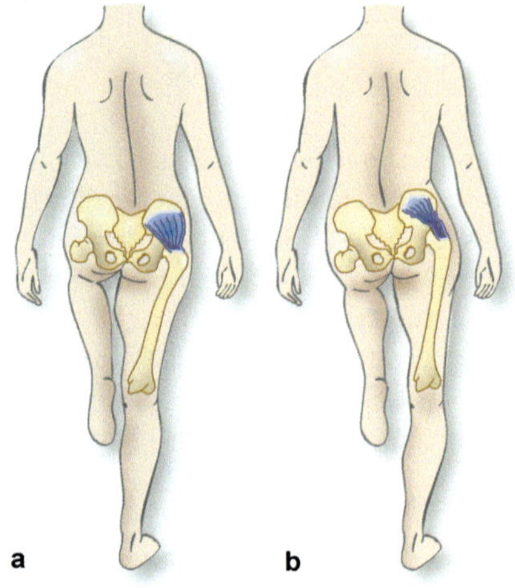

Abb. 2.21 Trendelenburg-Zeichen. a) Negatives und b) positives Trendelenburg-Zeichen. [L141]

2.2.6 Kniegelenk

Inspektion

Während Ihrer Prüfung liegen die Patienten in der Regel im Bett. Erwähnen Sie dennoch, dass zur Untersuchung das Gangbild gehört und das Sie darauf achten, ob Hilfsmittel benutzt werden (➤ Tab. 2.9). **Achsabweichungen** erkennen Sie durch einen vergrößerten Interkondylarabstand (Genu varum; O-Bein) bzw. einen vergrößerten Intermalleolarabstand (Genu valgum; X-Bein). Allerdings ist das nur ein Anhaltspunkt und man kann sich hier

Tab. 2.9 Körperliche Untersuchung der Kniegelenks

Inspektion	• Achsabweichung (Genu varum/valgum) • Rötung, Schwellung, Hämatom, Narben • Patella hoch/tief stehend, Lateralisation
Palpation	• Überwärmung • Tanzende Patella, Baker-Zyste, Apprehension-Test • Quadrizepssehne, Lig. patellae • Mediales und laterales Gelenkkompartiment
Funktionstests	• Varus-/Valgusstress-Test • Vordere und hintere Schublade • Steinmann-I- und -II-Zeichen • Payr-Zeichen

gerade bei einem vergrößerten Weichteilmantel auch gut verschätzen. Sind **OP-Narben** vorhanden? Bei älteren Menschen kann eine gerade OP-Narbe über dem medialen Kompartiment für eine stattgehabte Meniskusoperation oder unikondylären Oberflächenersatz sprechen. Kleinere Schnitte über dem Pes anserinus und den Soft Spots neben dem Lig. Patellae können Zeichen einer VKB-Ersatzoperation sein. Besonders bei ausgeprägten Ergüssen kann eine deutliche **Schwellung** des Recessus suprapatellaris auffallen. Ist darüber hinaus das Gelenk auch noch gerötet (und überwärmt), muss an eine Infektion gedacht werden (natürlich hat der Patient, den Sie vorstellen, keinen akuten Gelenkinfekt – lassen Sie Ihr Wissen aber regelmäßig einfließen). Betrachten Sie die Patella. Steht diese im Seitenvergleich höher, tiefer oder ist sie vielleicht lateralisiert?

NOTFALLMANAGEMENT

Das akut entzündete Gelenk ist, unter der Annahme eines bakteriellen Infekts (Gelenkempyem), bis zum Beweis des Gegenteils ein orthopädischer Notfall und muss sofort abgeklärt werden. Natürlich erfolgt zunächst die Blutentnahme (BB, CRP, BSG). Parallel hierzu sollte jedoch bereits die Gelenkpunktion **unter streng sterilen Bedingungen** durchgeführt werden. Normale, unauffällige Synovialflüssigkeit ist klar und bernsteinfarben. Ein trübes, rahmiges Punktat ist pathologisch. In der Regel werden Sie im Nachtdienst keine mikrobiologische Untersuchung bekommen. Geben Sie deshalb etwas Punktatflüssigkeit in ein EDTA-Röhrchen und schicken sie es mit der Bitte der Zellzahlbestimmung ins Labor. Eine Zellzahl von > 50.000 Zellen/µl ist praktisch beweisend für das Vorliegen einer septischen Arthritis. In diesem Fall muss das Gelenk schnellstmöglich arthroskopisch gespült werden. Die Erstgabe einer Antibiose erfolgt bitte erst nach Sicherung des Punktats.

PLUS

Für alle, die varus und valgus immer wieder verwechseln (➤ Abb. 2.22): Bei einer Varus-Fehlstellung ist der Außenwinkel (bezieht sich auf den Winkel lateral des Gelenks) größer als der Innenwinkel, bei einer Valgus-Fehlstellung kleiner. „O – warum passt da der Hund durch?" (Genu varum; O-Bein).

Palpation

Legen Sie als Erstes Ihre Hand auf beide Kniegelenke. So können Sie im Seitenvergleich feststellen, ob eine **Überwärmung** vorliegt. Am zu untersuchenden Gelenk streichen Sie mit einer Hand den oberen Recessus aus. Mit dem Zeigefinger der anderen Hand wird die Patella getastet und auf die Trochlea femoris gepresst. Wenn ein intraartikulärer Erguss vorhanden ist, federt die Kniescheibe weich zurück, sie „tanzt" **(tanzende Patella,** ➤ Abb. 2.23**).** Unter Umständen kann in der Kniekehle eine **Baker-Zyste** (➤ Abb. 2.24) getastet werden.

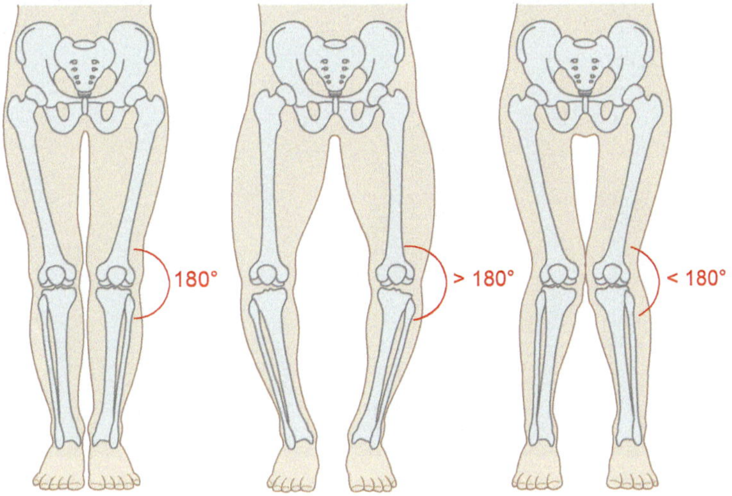

Abb. 2.22 Ist der Außenwinkel, bezogen auf den Winkel lateral des Gelenks, größer als der Innenwinkel, so liegt eine Varus-Fehlstellung vor. Ist es andersherum, spricht man von einer Valgus-Fehlstellung. [M332]

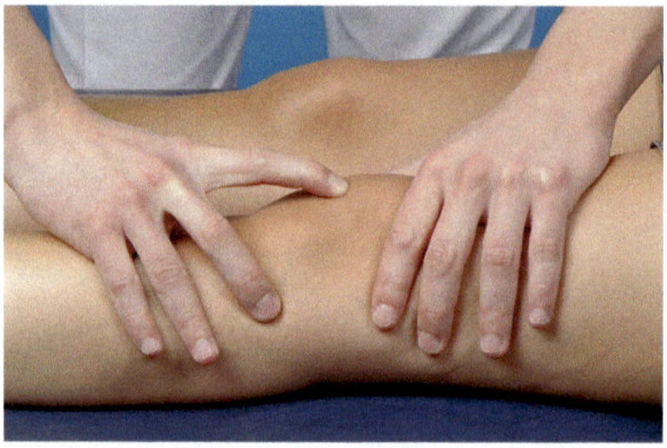

Abb. 2.23 Tanzende Patella. [M332]

PLUS

Baker-Zyste: Ursprünglich bezeichnete man so die Poplitealzyste des Rheumatikers. Sie entspricht einer Aussackung der Gelenkkapsel zwischen dem M. semimembranosus und dem medialen Kopf des M. gastrocnemius bei chronischer intraartikulärer Druckerhöhung (Ergussbildung).

Als Nächstes palpieren Sie die Quadrizepssehne, das Lig. patellae und die Tuberositas tibiae auf Schmerzhaftigkeit. Auch das mediale und laterale Kompartiment werden palpiert. Die Mobilität der Patella evaluieren Sie, indem Sie diese mit beiden Daumen und Zeigefingern umfassen und nach medial bzw. lateral führen. Ist die Führung sehr straff (z. B. nach Operationen), kann das zu retropatellaren Schmerzen führen. Das **Zohlen-Zeichen** überprüfen Sie, indem Sie c-förmig mit Daumen und Zeigefinger einer Hand die Patella distalisieren und fixieren und den Patienten bitten, den Quadrizepsmuskel anzuspannen. Hierbei gleitet die Kniescheibe unter Ihrer Hand nach proximal und wird dabei gegen die Trochlea femoris gepresst. Verursacht dies Schmerzen, so ist der Test positiv und hinweisend auf einen retropatellaren Knorpelschaden.

Ähnlich wie bei der Schulter gibt es auch am Kniegelenk einen **Apprehension-Test.** Hierzu wird die Patella lateralisiert und ggf. das Knie gebeugt. Ist es zuvor bereits einmal zu einer Patellaluxation gekommen, so wird der Patient dieses Manöver vermutlich nicht tolerieren und reflexartig den M. quadriceps anspannen. Hierdurch kommt es zu einer Rezentrierung der Patella (Apprehension-Test positiv).

Funktionstests

- Innen- und Außenband (Lig. collaterale mediale/laterale) werden über den **Varus- bzw. Valgus-Stress-Test** (➤ Abb. 2.25) untersucht. Der Patient befindet sich in Rückenlage, der Untersucher umfasst mit beiden Händen den proximalen Unterschenkel und klemmt diesen zusätzlich mit seinem Unterarm auf Taillenhöhe ein. Nun kann

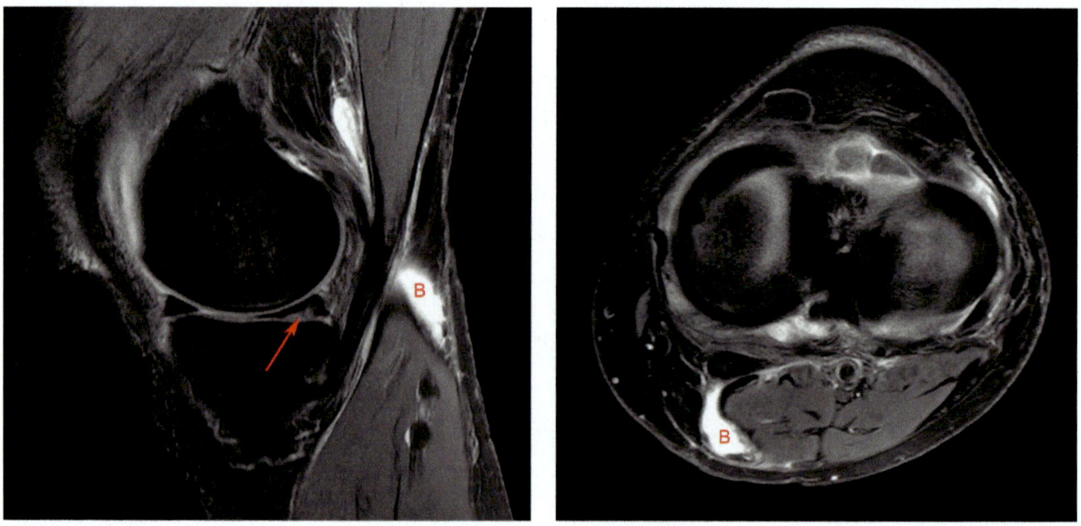

Abb. 2.24 Baker-Zyste bei degenerativer Innenmeniskushinterhornläsion. Das rote B markiert die Zyste, die sich zwischen den Mm. semimembranosus und gastrocnemius hindurchdrückt. Der rote Pfeil markiert die Innenmeniskushinterhornläsion. [M332]

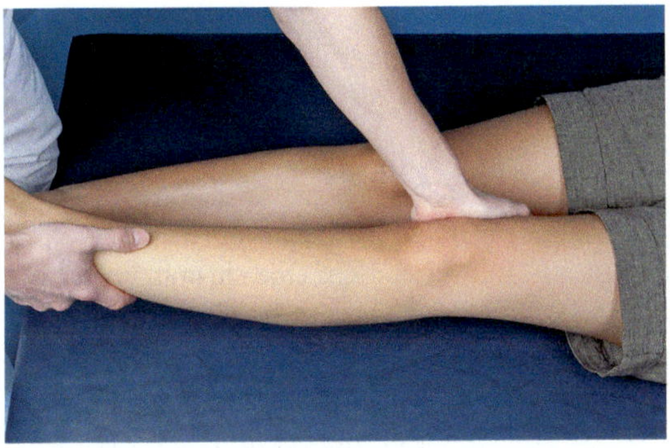

Abb. 2.25 Varus-Stress-Test. [M332]

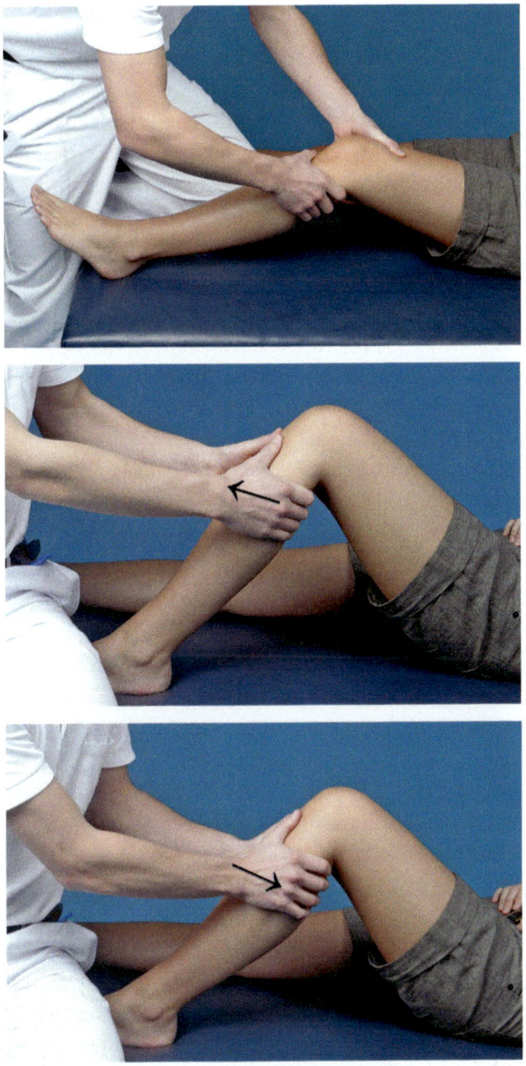

Abb. 2.26 Vordere und hintere Schublade. [M332]

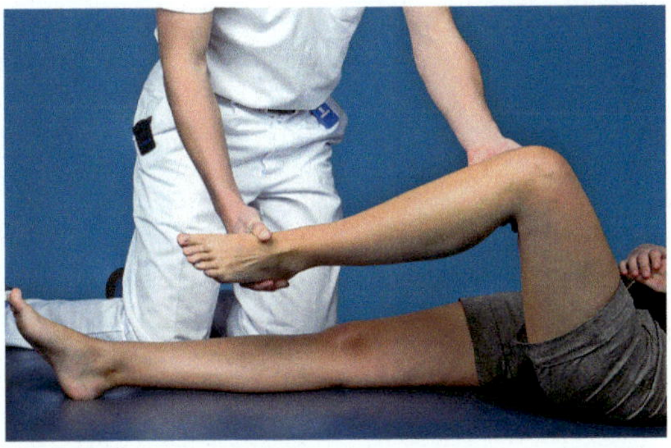

Abb. 2.27 Steinmann-I-Zeichen. [M332]

ein Varus- (Adduktion) oder Valgus-Stress (Abduktion) ausgeübt werden. Alternativ kann der Untersucher den distalen Unterschenkel fassen und mit der freien Hand von medial oder lateral am Oberschenkel Druck ausüben.

- Das vordere und hintere Kreuzband werden mit dem **Schubladentest** überprüft. Der Patient liegt auf der Untersuchungsliege und winkelt das Bein 90° ab. Der Untersucher sitzt auf dem Vorfuß und fixiert somit den Unterschenkel des Patienten. Nun wird der Tibiakopf mit beiden Händen umfasst, wobei die beiden Daumenendglieder die Femurkondylen palpieren können, und dieser nach ventral gezogen **(vordere Schublade)** bzw. nach dorsal gedrückt **(hintere Schublade,** ➢ Abb. 2.26) wird.
- Innen- und Außenmeniskus werden mit dem Steinmann I und II sowie dem Payr-Zeichen getestet. Für das **Steinmann-I-Zeichen** (➢ Abb. 2.27) liegt der Patient auf dem Rücken, das Bein wird im Hüft- und Kniegelenk um 90° gebeugt. Dann rotiert der Untersucher den Unterschenkel des Patienten ruckartig nach innen und palpiert dabei den äußeren Gelenkspalt. Dies führt bei einer Außenmeniskusläsion zu Schmerzen am lateralen Gelenkspalt. Umgekehrt weisen Schmerzen am medialen Gelenksspalt bei Außenrotation auf eine Verletzung des Innenmeniskus hin. Verlagert sich der beim Steinmann I provozierte Schmerz unter zunehmender Kniegelenkbeugung nach dorsal (also in Richtung Kniekehle), so ist das **Steinmann-II-Zeichen** positiv.
- Das **Payr-Zeichen** ist ein sensibler Test zum Aufdecken von Innenmeniskushinterhornläsionen.

Hierbei sitzt der Patient im Schneidersitz, während der Untersucher das gebeugte Knie etwas in Richtung Liege drückt. Schmerzen am medialen Gelenkspalt weisen auf eine Innenmeniskushinterhornläsion hin. Alternativ können Sie diesen Test auch beim liegenden Patienten durchführen, indem Sie den Fuß des zu untersuchenden Beins auf das kontralaterale Kniegelenk legen (ähnlich dem Viererzeichen).

2.2.7 Sprunggelenk und Fuß

Inspektion

Die Inspektion des Unterschenkels und des Fußes erfolgt zunächst am stehenden Patienten von vorn, seitlich und von hinten (➤ Tab. 2.10). Natürlich müssen auch die Fußsohle (z. B. vermehrte **Beschwielung** unter den Metatarsaleköpfchen II–IV bei Spreizfuß) sowie die Schuhsohle (gleichmäßige Abnutzung?) inspiziert werden. Das Fersenbein steht physiologisch senkrecht zur Achillessehne. Ein Valgus von bis zu 6° ist jedoch normal. Darüber hinaus spricht man von einem **Knickfuß** (Calcaneus valgus). Als **Senkfuß** bezeichnet man die Abflachung des Längsgewölbes. Ist dieses komplett aufgehoben, spricht man von einem Pes planus **(Plattfuß).** Durch eine Abflachung des Quergewölbes kommt es zu einem **Spreizfuß.** Weitere Formabweichungen in der Frontalebene (Pes adductus/abductus) oder Rotationsfehlstellungen (Pes supinatus/pronatus) können ebenfalls beschrieben werden.

Tab. 2.10 Körperliche Untersuchung des Sprunggelenks und Fußes

Inspektion	• Fußstellung • Auftreibung der Achillessehne • Beschwielung
Palpation	• Knöcherne Vorsprünge, Gaenslen-Handgriff • Achillessehne, Tibialis posterior und Peronealsehnen • Aa. dorsalis pedis und tibialis posterior
Funktionstests	• Schubladentest • Squeeze-Test • Thompson-Test • Seitenbandinstabilität?

MERKE

Keine dieser Deformitäten muss mit Beschwerden einhergehen. Sie werden lediglich nach ihrem Erscheinungsbild beschrieben.

Eine spindelförmige **Auftreibung der Achillessehne** ist z. B. hinweisend auf eine chronische Entzündung des Paratendineums (z. B. chronische Überlastungsreaktion, Stoffwechselstörung) oder kann Ausdruck einer Sehnendegeneration sein.

Palpation

Fangen Sie mit der Palpation proximal an und arbeiten sich nach distal vor. Sie tasten die **knöchernen Vorsprünge** (z. B. proximale Fibula, Außen- und Innenknöchel, Fußwurzelknochen, Basis Metatarsale V) und die ligamentären Strukturen (Achillessehne, Tibialis posterior und Peronealsehnen). Beim **Gaenslen-Handgriff** oder -Zeichen komprimiert der Untersucher die Zehengrundgelenke seitlich (➤ Kap. 2.2.4). Ursprünglich für chronische Entzündungen (chronische Polyarthritis) beschrieben, ist der Test positiv, wenn Schmerzen auftreten. Denken Sie bitte daran, auch die Fußpulse zu tasten:

Die A. dorsalis pedis tasten Sie am Fußrücken lateral der Sehne des M. extensor hallucis longus. Die A. tibialis posterior finden Sie zwischen medialem Malleolus und Achillessehne.

Funktionstests

Die Stabilität im oberen Sprunggelenk wird immer im Seitenvergleich überprüft. Hierzu stehen mehrere Tests zur Auswahl. Der Patient sitzt aufrecht am Liegenende, der Unterschenkel hängt frei herab. Sie umfassen die distale Tibia sprunggelenknah mit der einen, den Mittelfuß mit der anderen Hand. Durch eine aufklappende Bewegung nach medial (Lig. deltoideum) und lateral (Ligg. fibulotalare anterius, posterius und fibulocalcaneare) werden nun die Bänder **im Seitenvergleich** untersucht.

- Für den **Schubladen- oder Talusvorschubtest** wird das Kniegelenk ca. 60° flektiert. Der distale Unterschenkel wird fixiert und mit der anderen Hand der Kalkaneus gefasst und die Verschieblichkeit beider Gelenkkomponenten in sagittaler Richtung geprüft. Liegt eine Insuffizienz des Lig. fibulotalare anterius vor, so zeigt sich dies in einem vermehrten Talusvorschub.

- Der **Squeeze-Test** dient der Überprüfung der Syndesmose. Eine Kompression der Tibia und der Fibula im mittleren Drittel provoziert Schmerzen am ventralen oberen Sprunggelenk bei einer Syndesmosenverletzung.
- Der **Thompson-Test** überprüft die Integrität der Achillessehne. Hierfür befindet sich der Patient in Bauchlage, beide Füße ragen über das Liegenende hinaus. Nun drücken Sie den Muskelbauch des Gastrocnemius zusammen. Bei intakter Achillessehne kommt es zu einer Plantarflexion.

MERKE

Bei Achillessehnenruptur: Aufgrund der erhaltenen Sehnen des M. tibialis posterior, des M. fibularis und der langen Flexoren kann eine aktive Plantarflexion auch gegen geringen Widerstand erfolgen. Ein Zehenspitzenstand ist jedoch nicht möglich.

2.3 Laboruntersuchungen

Alles, was Sie hier wissen müssen, ist ihnen bereits aus der inneren Medizin bekannt. Also keine Panik! Den Unfallchirurgen interessieren vor allem Laborparameter, mit denen er schnell einen lebensbedrohlichen Zustand des Patienten erkennen kann. Wichtige **Notfallparameter** umfassen Hämoglobin (Hb; Blutverlust?), das evtl. zu erwartende Blutungsrisiko, also Quick, INR, PTT und die Thrombozytenzahl, sowie die Blutsättigung (Blutgasanalyse). Natürlich bestimmen Sie auch die wichtigsten Elektrolyte (Na^+, K^+) und erwähnen Sie, dass Sie eine Blutgruppenbestimmung gleich mit veranlassen. Den Orthopäden interessieren zusätzlich meistens **Entzündungsparameter.** Denken Sie bitte hier zunächst an die Blutkörperchensenkungsgeschwindigkeit (BSG). Diese ist kostengünstig, sofort und auch ohne Labor verfügbar. Das C-reaktive Protein (CRP) gehört ebenso zu einer Blutuntersuchung. Beide Parameter sind auch als Verlaufsparameter bei entzündlichen Prozessen heranzuziehen und geben Auskunft über die Effektivität der begonnenen Therapie. Denken Sie beim CRP bitte daran, dass es in den ersten ca. 3–4 Tagen nach einer Operation ansteigt und erst danach wieder abfällt. Ein erhöhtes CRP am 4. postoperativen Tag ist demnach als normal zu werten. Anhaltend hohe Entzündungsparameter müssen jedoch an einen postoperativen Infekt denken lassen. An **Kreatinin** immer denken, wenn NSAR gegeben werden sollen. Des Weiteren können den Orthopäden Parameter der **Rheumaserologie** interessieren. Hier denken Sie bitte an: CCP-Antikörper, Rheumafaktor, das HLA-Antigen B27 und antinukleäre Faktoren. Während die Osteoporose keine spezifischen Veränderungen im Blut hervorruft, können bei **systemischen Knochenerkrankungen** folgende Parameter verändert sein: alkalische Phosphatase, Kalzium, Phosphor u. a.

2.4 Bildgebende Untersuchungsmethoden

Die bildgebende Diagnostik hat sich in den letzten Jahren derart grandios weiterentwickelt, dass die Versuchung naheliegt, möglichst früh in der Diagnoseentwicklung ein hochauflösendes, bildgebendes Verfahren zurate zu ziehen. Getreu dem Motto „mal seh'n was wir finden“. Dies ist natürlich keine gute ärztliche Herangehensweise. Eben diese hochauflösenden Bilder zeigen nicht selten unspezifische Veränderungen aus denen **Sie** als Arzt unter Umständen eine Diagnose formulieren. Nur durch die Zusammenschau von Anamnese, klinischer Untersuchung, ggf. Labordiagnostik und Bildgebung kann eine Aussage zu einer Erkrankung gemacht und somit die Diagnose gestellt werden.

Selbstverständlich wird es in Ihrer zukünftigen klinischen Routine öfter vorkommen, dass Sie Ihre Patienten zuerst zum Röntgen schicken, um Sie erst im Anschluss daran zu untersuchen. Das kann durchaus auch für den Patienten von Vorteil sein und erleichtert oft die Abläufe im Krankenhaus – sollte jedoch die Ausnahme sein. Überlegen Sie sich aber bitte immer, bevor Sie den Überweisungszettel oder die Röntgenanforderung ausfüllen, was Sie an Untersuchungsergebnis erwarten bzw. welche Ver-

2

dachtsdiagnose durch diese Untersuchung bestätigt werden soll.

In diesem Abschnitt möchten wir Ihnen nochmals die wichtigsten bildgebenden Verfahren aus Sicht des Orthopäden und Unfallchirurgen vorstellen und zeigen, wann sie i. d. R. angewandt werden. Auch hier haben wir uns auf diejenigen Verfahren beschränkt, welche in einer Prüfungssituation am häufigsten abgefragt werden. Natürlich steht die Fragestellung an die Bildgebung bei der Auswahl derselben im Vordergrund. Trotzdem wird zunächst abgewogen wie leicht die Untersuchung verfügbar (Sono vs. Röntgen vs. MRT) bzw. wie strahlenintensiv die Maßnahme ist (Röntgen vs. CT). Sollten Sie also in Ihrer Prüfung gefragt werden: „Welche Bildgebung schlagen Sie vor?", dann erklären Sie Ihren Prüfern, welche Optionen sinnvoll sind und aus welchem Grund Sie sich für ein spezifisches Verfahren entscheiden. Somit haben Sie Zeit gewonnen und demonstriert, dass Sie Verständnis für die Materie haben.

FALLBEISPIEL

Ein 27-jähriger Patient kommt mit dem Rettungsdienst zu Ihnen in die Notaufnahme und berichtet, auf einer Eisplatte ausgerutscht zu sein. Schmerzen werden im Unterschenkel angegeben. Dieser macht eine merkwürdige Biegung nach medial.

- Ein Röntgenbild in zwei Ebenen mit Einschluss des Knie- und Sprunggelenks erscheint als primäre Bildgebung ausreichend.

Ein 27-jähriger Patient kommt mit dem Rettungsdienst, intubiert und beatmet, zu Ihnen in die Notaufnahme. Der übergebende Notarzt berichtet, dass der Patient vom Motorrad gestürzt ist. Die Geschwindigkeit ist unklar. Der Unterschenkel macht eine merkwürdige Biegung nach medial.

- In diesem Fall ist eher eine Traumaspirale (Computertomografie) indiziert, um ggf. vorhandene Begleitverletzungen nicht zu übersehen. In der Regel wird diese vorab durch eine FAST-Sonografie (Focused Assessment with Sonography for Trauma; freie Flüssigkeit im Bauchraum/Perikarderguss?) im Rahmen der ABCDE-Regel ergänzt.

Viel häufiger wird es während Ihrer Prüfung jedoch vorkommen, dass Ihnen Röntgen-, MRT- oder CT-bilder vorgelegt werden. Manchmal machen Prüfer dies in Zusammenhang mit einem klinischen Fall oder einfach nur so, nach dem Motto: „Was sehen Sie auf diesem Bild?" Bedenken Sie, niemand möchte ihnen etwas Böses, aber bitte begeben Sie sich nicht auf's Glatteis, indem Sie den vielleicht offensichtlichen Befund herausposaunen. Beschreiben Sie die Abbildung und beenden Sie Ihre Antwort mit einer möglichen Diagnose (➤ Abb. 2.28 und ➤ Abb. 2.29).

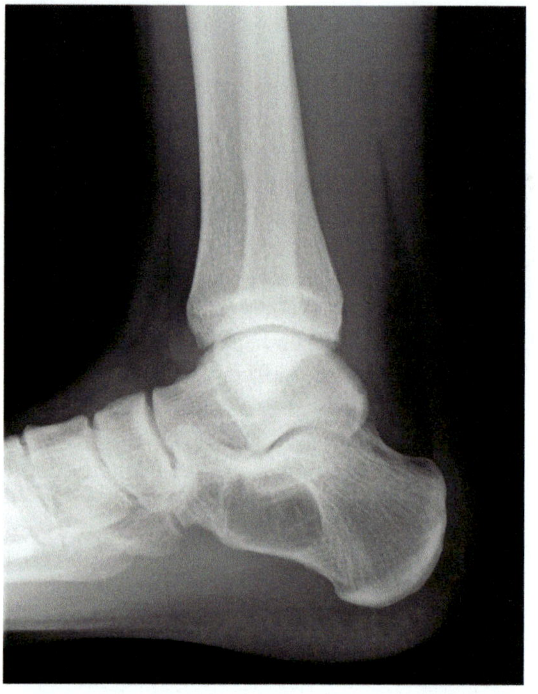

Abb. 2.28 Röntgenbild. „Zu sehen ist ein Nativröntgenbild des distalen Unterschenkels mit Fuß in seitlicher Projektion. Hinweise auf eine frische Verletzung, wie z. B. eine Fraktur, sind nicht ersichtlich. Auffallend ist eine zystische Läsion im Bereich des Kalkaneus. Diese kann z. B. einer juvenilen Knochenzyste entsprechen. Als weiterführende Bildgebung schlage ich ein MRT vor." [M332]

2.4.1 Sonografie

Eine Ultraschalluntersuchung ist nahezu immer möglich. Entsprechende Geräte werden fächerübergreifend verwendet und sind in Notaufnahmen, Ambulanzen, auf Station oder in der Praxis vorhanden. Die Untersuchung ist demzufolge **günstig, schnell verfügbar** und in der Hand des Erfahrenen eine sinnvolle Ergänzung der klinischen Untersuchung. Bei der Ultraschalldiagnostik kommen i. d. R.

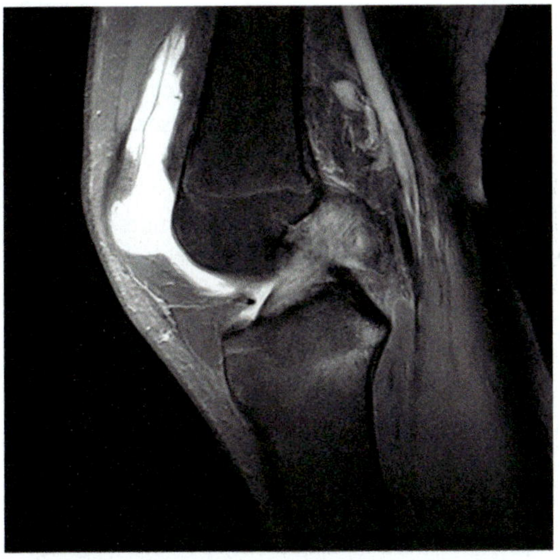

Abb. 2.29 MRT-Bild. „Wir sehen ein MRT-Bild eines Kniegelenks in seitlicher Projektion. Aufgrund der großen Flüssigkeitsansammlung im Recessus suprapatellaris, welche hier hell dargestellt ist, kann von einer T2-Wichtung ausgegangen werden. Ob es sich hierbei um Blut oder einen andersartigen Erguss handelt, kann ich auf diesem Bild nicht erkennen. Sollte es Blut sein, so würde ich einen Spiegel nach Sedimentation der festen Blutbestandteile erwarten. Während das hintere Kreuzband echoarm (und durchgängig) dargestellt ist, ist das vordere Kreuzband nicht sicher abgrenzbar. Meine Verdachtsdiagnose ist eine frische vordere Kreuzbandruptur." [M332]

Frequenzen zwischen 2 und 20 MHz zur Anwendung und liegen somit oberhalb des menschlichen Hörspektrums. Negative Auswirkungen dieses Verfahrens sind nicht bekannt. Vereinfacht gesagt funktioniert das Ultraschallgerät, indem am Handstück (dem Linear oder Sektorschallkopf) Piezokristalle durch das Anlegen einer Stromspannung in Schwingung versetzt werden und Schallwellen aussenden. Aufgrund der unterschiedlichen Leitfähigkeit der Organe in Abhängigkeit von ihrem Wasseranteil werden diese Schallwellen an Grenzflächen fortgeleitet, gestreut oder reflektiert. Abhängig von der **akustischen Impedanz (= Widerstand)** erfolgt dies in unterschiedlichem Maße. Die zurücklaufenden Schallwellen werden von einem Empfänger detektiert und als zweidimensionales Bild wiedergegeben (sog. B-Bild). In der Orthopädie erfolgt die Sonografie vielfach zur Beurteilung oberflächlich liegender **Weichteilhämatome,** oberflächlich liegender **Sehnen** (Achillessehne, Quadrizepssehne, Lig. patellae) oder **intraartikulärer Flüssigkeitsansammlungen.** Ein großer Vorteil der Ultraschalldiagnostik gegenüber anderen Verfahren besteht in der Durchführung einer dynamischen Untersuchung, was sie für die Beurteilung von Gelenken besonders wertvoll macht. Am Beispiel der Sonografie der Rotatorenmanschette (> Abb. 2.30) können sehr gut die Vorteile einer **dynamischen Untersuchung** dargelegt werden. Wenn von der Ultraschalldiagnostik

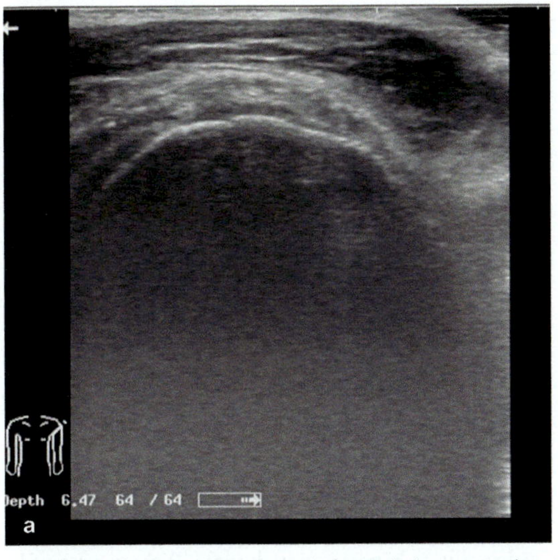

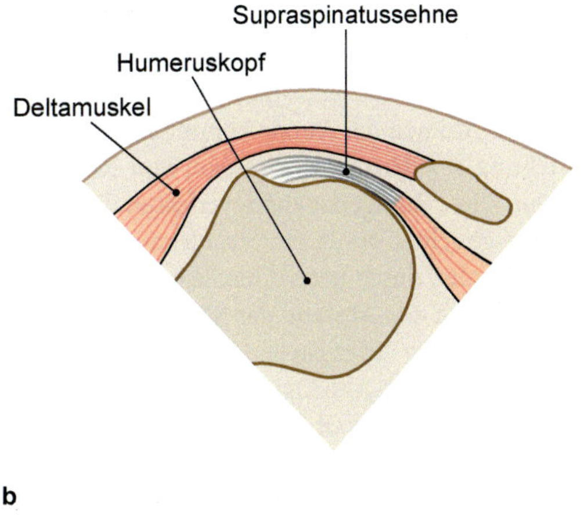

Abb. 2.30 a) Ultraschallbild einer linken Schulter mit intakter Supraspinatussehne. Diese umfasst den Humeruskopf, wie ein Reifen eine Felge umschließt. b) Schematische Darstellung. [M332/L231]

in der Orthopädie die Rede ist, kann auch immer die Sonografie der **Säuglingshüfte** angesprochen werden.

Für die Unfallchirurgie spielt die Sonografie gerade in der Schockraumdiagnostik eine wichtige Rolle. Ein standardisierter Untersuchungsalgorithmus mit dem Akronym FAST **(Focused Assessment with Sonography for Trauma)** ermöglicht es schnell, freie intraabdominelle und intrathorakale Flüssigkeit (Perikard) zu erkennen.

PLUS

Wenn Sie von einem Unfallchirurgen geprüft werden, sollten Sie diese vier Schnitte wissen:

1. Rechtsseitiger Flankenschnitt:
   - Morison-Pouch: freie Flüssigkeit zwischen Leber und Niere?
   - Recessus diaphragmaticus dexter: Hämatothorax?
2. Linksseitiger Flankenschnitt:
   - Koller-Pouch: freie Flüssigkeit zwischen Milz und Niere?
   - Recessus diaphragmaticus sinister: Hämatothorax?
3. Suprapubischer Längs- und Querschnitt:
   - Douglas-Raum: freie Flüssigkeit zwischen Blase/Uterus und Rektum?
4. Oberbauch Querschnitt nach kranial:
   - Perikarderguss?

2.4.2 Röntgen

Röntgenstrahlen entstehen, wenn an eine Glühkathode eine Hochspannung angelegt wird, Elektronen von dieser zur Anode wandern, auf diese auftreffen und dadurch abgebremst werden. Aufgrund der Wechselwirkung der Elektronen mit den Wolfram-/Molybdän-Atomen der Anode kommt es neben der Entstehung von Hitze zur Emission von Röntgenquanten. Diese Röntgenquanten verlassen die Röntgenröhre gerichtet durch ein Strahlenaustrittsfenster und werden durch unterschiedliche Blenden gebündelt. Durch den Abstand der Röntgenröhre zum Objekt kann der darzustellende Körperabschnitt eingegrenzt werden. Abhängig von der strukturellen Zusammensetzung des Objekts werden die Röntgenstrahlen unterschiedlich stark absorbiert. Der Anteil der Strahlung, der nicht absorbiert wird, trifft auf die Röntgenkassette (oder einen Detektor). Strukturen mit einer hohen Dichte und somit starker Absorption der Röntgenstrahlen (z. B. Knochen, Metallimplantate) führen zu einer geringen Schwärzung und werden hell dargestellt. Weniger dichte Strukturen (wie z. B. Lunge und Muskulatur) lassen mehr Röntgenstrahlen durch. Dies hat eine stärkere Schwärzung zur Folge.

Röntgenstrahlen sind ionisierend und somit aufgrund ihrer energiereichen Wechselwirkung biologisch relevant. Aus diesem Grund ist in Deutschland die **Fachkunde im Strahlenschutz** Voraussetzung, um Röntgenstrahlen anwenden bzw. anordnen zu dürfen. Allerdings darf ein Arzt, der die Fachkunde nicht besitzt, unter Aufsicht eines fachkundigen Arztes die Röntgenstrahlen anwenden oder anordnen.

PLUS

Eine gute Aufnahme erkennt man am orthograd getroffenen, scharf abgebildeten Objekt, mit einer überlagerungsfreien Darstellung des Gelenkspalts und der vollständigen Erfassung aller relevanten Strukturen. Zudem muss immer eine Seitenbezeichnung mit angegeben werden.

Röntgenbilder sind sog. **Summationsaufnahmen** aller sich überlagernden Strukturen. Somit stellen sie einen Skelettabschnitt lediglich zweidimensional dar. Um einen dreidimensionalen Eindruck zu erhalten ist bei Standardaufnahmen stets eine zweite Ebene erforderlich. Diese zweite Ebene steht senkrecht zum ersten Strahlengang (➤ Abb. 2.31).

MERKE

„Eine Ebene ist keine Ebene!"

PLUS

Wird Ihnen in der Prüfung lediglich ein Röntgenbild (in einer Projektion) vorgelegt, ist es absolut in Ordnung (und zeigt Ihren Sachverstand), wenn Sie nach einer zweiten Ebene fragen!

Die Standardaufnahmen in zwei Ebenen können durch ergänzende (Spezial-)Aufnahmen bei bestimmten Fragestellungen vervollständigt werden.

Wenn Sie Klassifikationen kennen, ist das super! Leider gibt es hiervon viel zu viele. Bitte merken Sie

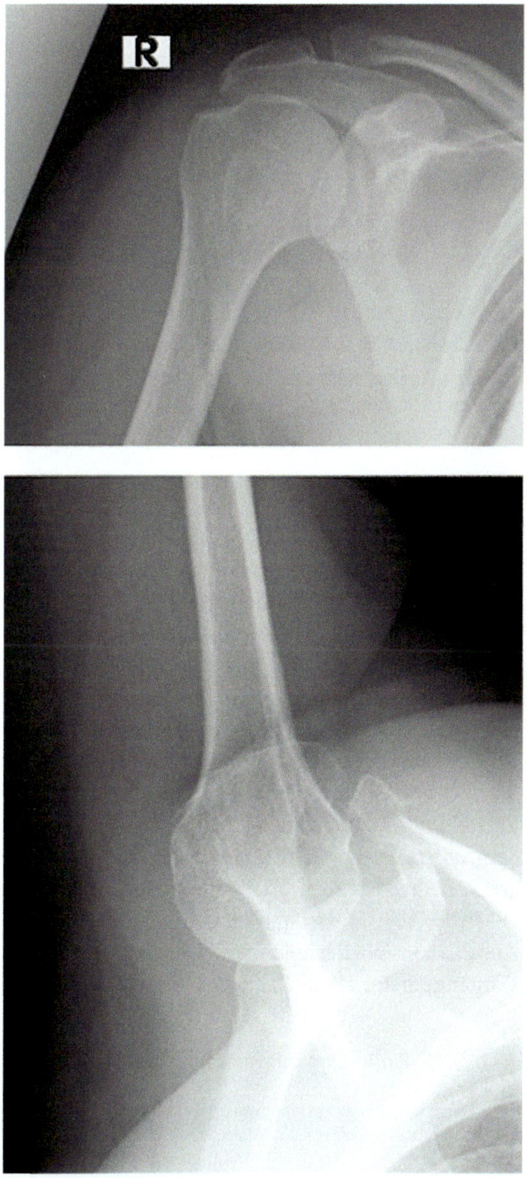

Abb. 2.31 Hier wird deutlich, wie wichtig die zweite Ebene ist. Die hier vorhandene laterale Klavikulafraktur wird erst auf der zweiten Ebene ersichtlich. [M332]

sich aber diese vier **radiologischen Zeichen der Arthrose:**

- Gelenkspaltverschmälerung,
- Subchondrale Sklerosierung,
- Geröllzystenbildung, und
- Osteophytäre Anbauten

sowie die **radiologische Klassifikation nach Kellgren-Lawrence** (➤ Tab. 2.11):

Tab. 2.11 Radiologische Klassifikation der Arthrose nach Kellgren-Lawrence

Grad	Morphologie
0	Gelenkspalt normal weit
1	Geringe Verschmälerung des Gelenkspalts, geringe subchondrale Sklerosierung
2	Geringe Verschmälerung des Gelenkspalts, Osteophyten vorhanden
3	Gelenkspaltverschmälerung, ausgeprägte Osteophytenbildung, Unregelmäßigkeiten der Gelenkfläche
4	Kein Gelenkspalt vorhanden, Destruktion der Gelenkpartner, Fehlstellung

2.4.3 Computertomografie

Vereinfacht dargestellt ist die Computertomografie auch nur ein auf Röntgenstrahlen basierendes Schnittbildverfahren. Röntgenröhre und Detektoren sind jedoch so angeordnet, dass sie sich bei gleichbleibendem Abstand um den Patienten drehen und eine Vielzahl an Einzelprojektionen anfertigen können. Der Computer verarbeitet den entstandenen Datensatz, sodass hieraus Schnittbilder aller drei Hauptebenen berechnet werden können. Diese werden in Graustufen dargestellt. Aufgrund der, im Vergleich zur einfachen Röntgenaufnahme, deutlich **höheren Strahlenexposition** (ein CT des Schädels entspricht mit einer effektiven Dosis von 2 mSv in etwa der durchschnittlichen Strahlenjahresexposition in Deutschland), muss die Indikation einer CT-Untersuchung klinisch eindeutig begründet werden.

Bei erwachsenen Patienten nach Hochrasanz- oder Polytrauma sollte eine Ganzkörpercomputertomografie (Schädel bis Unterschenkel) zur schnellen und sicheren Identifikation von potenziell lebensbedrohlichen Organverletzungen durchgeführt werden **(„Traumaspirale")**. Auch Schädel-Hirn-Traumata mit der entsprechenden neurologischen Symptomatik sollten zum Ausschluss einer intrakraniellen Blutung oder Fraktur zügig computertomografisch untersucht werden. Relative Indikationen für eine Computertomografie sind neben röntgenologisch zweifelhaften auch komplexe Frakturen zur Therapieplanung (➤ Abb. 2.32).

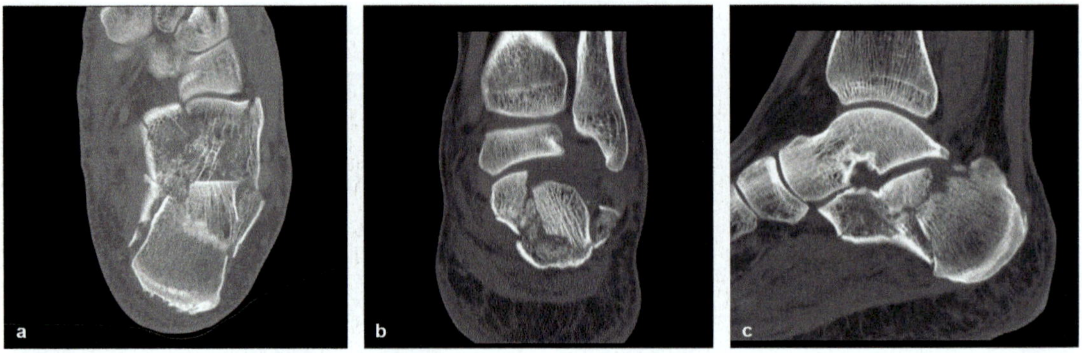

Abb. 2.32 Computertomografie einer komplexen Kalkaneusfraktur. a) Sagittale Darstellung des Kalkaneus mit v-förmiger Frakturlinie. b) Ersichtlich ist die Mehrfragmentfraktur mit Beteiligung der Gelenkfläche hin zum Os naviculare. c) Aus dieser Ansicht wird ersichtlich, dass auch die Gelenkfläche zum unteren Sprunggelenk betroffen ist. [M332]

2.4.4 Magnetresonanztomografie

Das Zustandekommen eines MRT-Bildes ist eine wahre Meisterleistung und soll hier ganz kurz Erwähnung finden. Wenn Sie nicht zufällig auch noch Radiologie als Prüfungsfach haben, werden Sie den folgenden Text lediglich lesen, aber nicht verstehen müssen.

Durch Anlage eines äußeren, im Vergleich zur Erde sehr starken Magnetfelds werden alle im Körper vorkommenden positiv geladenen Wasserstoffionen (Protonen), die aufgrund ihrer Ladung kleinen elektrischen Dipolen entsprechen, entlang der z-Achse ausgerichtet. Die z-Achse entspricht in den meisten MR-Geräten der Längsachse des Körpers. Eine besondere Eigenschaft von Elementarteilchen ist ihr Drehmoment, das ihnen eine immerwährende Rotation um ihre Längsachse verleiht (Kernspin). Die Frequenz der Rotation ändert sich proportional zum äußeren Magnetfeld und ist konstant. Durch Einstrahlung eines Hochfrequenzimpulses über eine Sendeantenne, die im Gerät verbaut ist, werden die Protonen um einen 90°-Winkel in die Transversalebene ausgelenkt und fangen an, in gleicher Phase zu präzessieren wie kleine Kreisel durch die Erdanziehungskraft. Nach Abschalten des Impulses richten sich die Vektoren der Protonen wieder entlang des Hauptmagnetfelds aus und geraten durch gegenseitige Wechselwirkung außer Phase, d. h. sie drehen in unterschiedlichen Winkeln zueinander (Dephasierung). Beide Effekte geschehen in verschiedenen Geweben unterschiedlich schnell. Das dabei durch Empfangsantennen (Spulen) aufgenommene Signal (Echo), das einem Spektrum von Frequenzen entspricht, wird mittels mathematischem Algorithmus analysiert. Hierbei werden die unterschiedlichen Signalintensitäten der Protonen verschiedener Gewebe in entsprechende Graustufen codiert (hohe Signalintensität = hell, geringe Signalintensität = dunkel) und auf einer Matrix einzelnen Pixeln zugeordnet. Grundsätzlich gibt es drei verschiedene Einstellungsmöglichkeiten der Messparameter, die dem entstehenden Bild unterschiedliche Wichtungen verleihen (> Tab. 2.12 und > Abb. 2.33).

Mittels sog. Messsequenzen, die eine bestimmte Anzahl von Wiederholungen der oben genannten Vorgänge beinhalten, kann das Untersuchungsob-

Tab. 2.12 Einstellungsmöglichkeiten der Messparameter eines MRT

Wichtung	Signalintensität
T1-gewichtete Aufnahme	Flüssigkeiten*, Muskeln, Bänder und Sehnen erscheinen dunkel, Fett und Kontrastmittel hell, kalkhaltige Strukturen schwarz
T2-gewichtete Aufnahme	Flüssigkeiten* und Fett erscheinen hell, Muskeln, Bänder und Sehnen dunkel, kalkhaltige Strukturen schwarz
Protonendichtegewichtete Aufnahme	Flüssigkeiten* erscheinen hell, gute Darstellungsmöglichkeit von Knorpel

* mit Ausnahme von Blutungen, die sich je nach ihrem Alter in ihrem Signalverhalten ändern

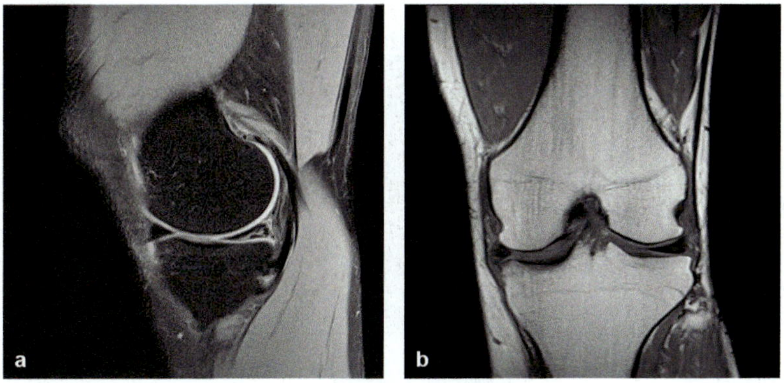

Abb. 2.33 Frische Innenmeniskushinterhornläsion: a) Auf der protonengewichteten Sequenz lässt sich neben dem Horizontalriss des Innenmeniskushinterhorns auch der femorale Knorpel sehr gut erkennen. b) In der T1-Wichtung ist der Knorpel nicht sehr gut abgrenzbar, Fett erscheint hell, die Oberschenkelmuskulatur hingegen dunkel. [M332]

jekt in einer zuvor festgelegten Raumrichtung (koronar, sagittal oder transversal) in Form von Schnittbildern mit einer bestimmten Wichtung wiedergegeben werden. Zusätzlich können durch Einstrahlen eines Sättigungsimpulses oder durch Frequenzselektion bestimmte Gewebe wie z. B. Fett unterdrückt werden (STIR- oder SPAIR-Sequenzen), um pathologische Vorgänge (z. B. Entzündungsprozess mit Ödem) hervorzuheben.

Wichtig für den anfordernden Arzt ist, dass vor der Untersuchung festgelegt werden muss, welche Schnittebenen durchgeführt werden sollen und in welcher Wichtung diese gewünscht werden (➤ Abb. 2.33). Denn anders als bei der Computertomografie wird kein 3-D-Datenersatz erhoben, der im Anschluss an die Untersuchung beliebig bearbeitet werden kann.

MERKE

Eselsbrücke zum MRT: H_2O (Wasser) ist in T2-Wichtungen *H*ell dargestellt.

2.4.5 Knochendichtemessung

Die Knochendichte wird aus der Abschwächung der Röntgenstrahlung durch die Knochenmatrix berechnet. Im klinischen Alltag kommen zwei Verfahren zur Anwendung: die Dual Energy X-Ray Absorptiometry (DEXA oder DXA) bzw. die quantitative Computertomografie. Lediglich die DXA ist das durch die WHO und den Dachverband Osteologie anerkannte Verfahren zur Diagnosestellung Osteoporose. In der Regel erfolgt die Messung an den Lendenwirbelkörpern 1–4 sowie am proximalen Femur standardisiert im a. p. Strahlengang. Der ermittelte Wert, die Bone Mass Density (BMD), wird in mg/cm^2 angegeben und mit dem Durchschnittswert einer gleichaltrigen Gruppe (sog. Z-Wert) oder einer Gruppe junger gesunder Erwachsener (T-Wert) korreliert. Der WHO zufolge spricht man von einer Osteoporose, wenn der T-Wert ≤ 2,5 ist (➤ Tab. 2.13 und ➤ Abb. 2.34).

Tab. 2.13 Standardabweichungen vom T-Wert

T-Wert Knochendichte	Bezeichnung
T-Wert > −1,0	Knochengesund
T-Wert ≤ −1,0 und > −2,5	Osteopenie
T-Wert ≤ −2,5	Osteoporose

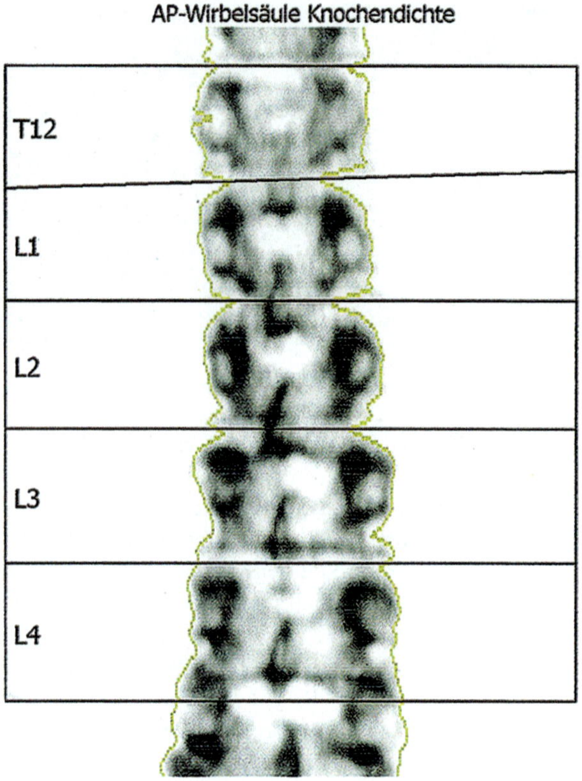

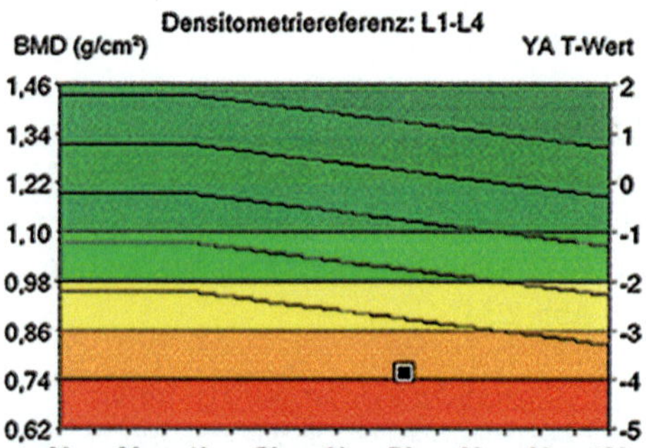

Bereich	BMD [1] (g/cm²)	Junge Erw. [2] (%)	T-Wert	Altersvergl. [3] (%)	Z-Wert
L1	0,706	61	-3,8	66	-3,0
L2	0,808	65	-3,6	70	-2,8
L3	0,782	63	-3,8	68	-3,1
L4	0,737	59	-4,2	64	-3,4
L1-L2	0,759	63	-3,7	69	-2,9
L1-L3	0,768	63	-3,7	69	-2,9
L1-L4	0,758	62	-3,8	67	-3,1
L2-L3	0,794	64	-3,7	69	-3,0
L2-L4	0,772	62	-3,9	67	-3,1
L3-L4	0,758	61	-4,0	66	-3,3

Abb. 2.34 Ergebnis einer osteodensitometrischen Messung mittels DXA. Das Diagramm stellt eine Referenztafel für Frauen dar. Sie zeigt auf der linken Skala die BMD, die einem T-Wert der rechten Skala entspricht. Die mittlere Knochendichte Gesunder zwischen dem 20. und 40. Lebensjahr entspricht einem T-Wert von 0. Unterhalb eines T-Werts von –2,5 ist nach WHO-Definition eine Osteoporose anzunehmen (rotes Feld). Mit zunehmendem Alter sinkt die physiologische Knochendichte – sie ist mit einfacher Standardabweichung eingezeichnet (100. Lebensjahr mittlerer T-Wert –2,5). Die Abnahme der Knochendichte beträgt ab dem 40. Lebensjahr im Mittel etwa 1 % pro Jahr, zwischen dem 45. und 65. Lebensjahr ist der Knochenmasseverlust stärker, in den späteren Jahren weniger stark. [M332]

KAPITEL

3

Alexander C. Paulus und Andreas Ficklscherer

Die wichtigsten Leitsymptome

3.1 Benutzerhinweise

Das Leitsymptom schlechthin in der Orthopädie und Unfallchirurgie ist der Schmerz. Dieses Symptom ist es, welches die Patienten schließlich zum (Fach-)Arzt führt. Wegweisend auf dem Weg zur Verdachtsdiagnose und einer weiteren Diagnostik ist vor allem die **Lokalisation** des Leitsymptoms. Anamnese, körperliche Untersuchung, Verdachtsdiagnose, allgemeine und spezielle Diagnostik bis hin zur spezifischen Therapie richten sich letztlich meist nach dem ursprünglich schmerzhaften Körperteil. Daher soll im Folgenden die Lokalisation des Schmerzes die differenzialdiagnostische Gedankenkette anstoßen, so wie Sie es von einem klassischen Leitsymptom wie z. B. Gewichtsverlust aus der Inneren Medizin kennen. Auch an dieser Stelle sollte darauf hingewiesen sein, dass mit den im Folgenden abgehandelten Themen kein Anspruch auf Vollständigkeit erhoben wird, hier sollten lediglich die „relevantesten" Themengebiete genannt werden.

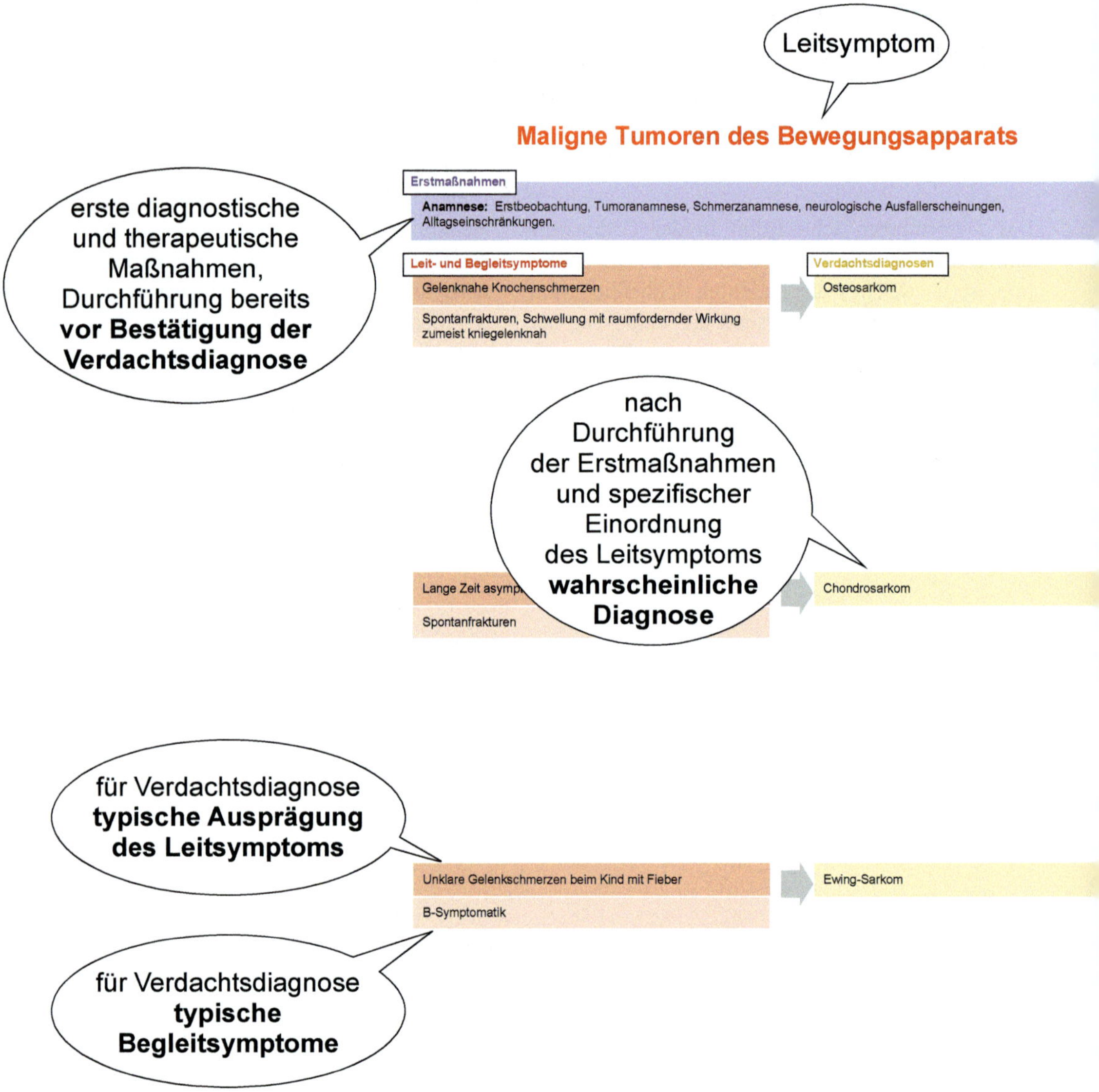
Leitsymptom
Maligne Tumoren des Bewegungsapparats
Erstmaßnahmen
Anamnese: Erstbeobachtung, Tumoranamnese, Schmerzanamnese, neurologische Ausfallerscheinungen, Alltagseinschränkungen.
erste diagnostische und therapeutische Maßnahmen, Durchführung bereits **vor Bestätigung der Verdachtsdiagnose**
Leit- und Begleitsymptome
Verdachtsdiagnosen
Gelenknahe Knochenschmerzen
Spontanfrakturen, Schwellung mit raumfordernder Wirkung zumeist kniegelenknah
Osteosarkom
nach Durchführung der Erstmaßnahmen und spezifischer Einordnung des Leitsymptoms **wahrscheinliche Diagnose**
Spontanfrakturen
Chondrosarkom
für Verdachtsdiagnose **typische Ausprägung des Leitsymptoms**
Unklare Gelenkschmerzen beim Kind mit Fieber
B-Symptomatik
Ewing-Sarkom
für Verdachtsdiagnose **typische Begleitsymptome**

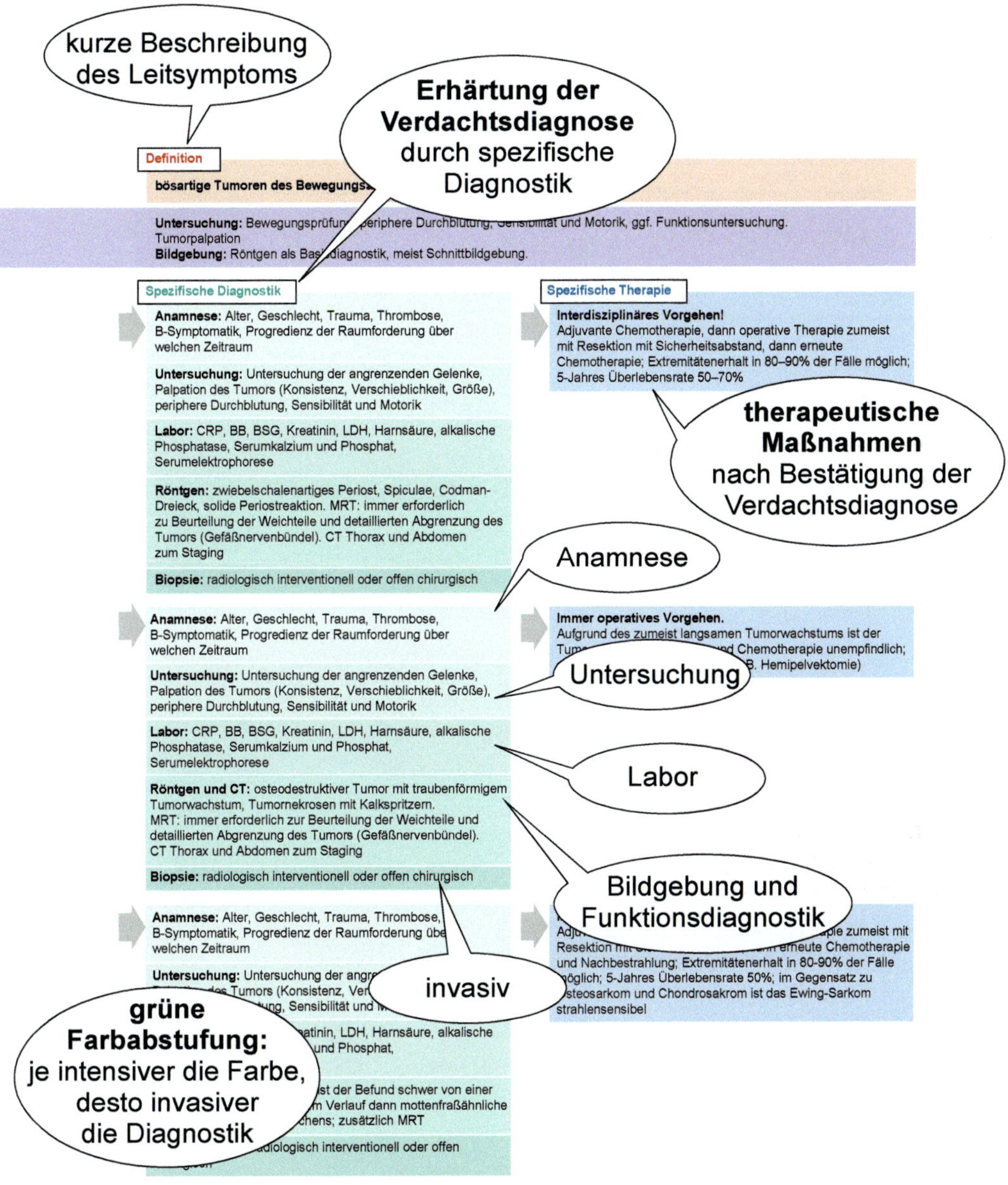
kurze Beschreibung des Leitsymptoms
Definition
bösartige Tumoren des Bewegungs
Erhärtung der Verdachtsdiagnose durch spezifische Diagnostik
Untersuchung: Bewegungsprüfun eriphere Durchblutung, Sensibilität und Motorik, ggf. Funktionsuntersuchung. Tumorpalpation
Bildgebung: Röntgen als Bas diagnostik, meist Schnittbildgebung.
Spezifische Diagnostik
Anamnese: Alter, Geschlecht, Trauma, Thrombose, B-Symptomatik, Progredienz der Raumforderung über welchen Zeitraum
Untersuchung: Untersuchung der angrenzenden Gelenke, Palpation des Tumors (Konsistenz, Verschieblichkeit, Größe), periphere Durchblutung, Sensibilität und Motorik
Labor: CRP, BB, BSG, Kreatinin, LDH, Harnsäure, alkalische Phosphatase, Serumkalzium und Phosphat, Serumelektrophorese
Röntgen: zwiebelschalenartiges Periost, Spiculae, Codman-Dreieck, solide Periostreaktion. MRT: immer erforderlich zu Beurteilung der Weichteile und detaillierten Abgrenzung des Tumors (Gefäßnervenbündel). CT Thorax und Abdomen zum Staging
Biopsie: radiologisch interventionell oder offen chirurgisch
Spezifische Therapie
Interdisziplinäres Vorgehen!
Adjuvante Chemotherapie, dann operative Therapie zumeist mit Resektion mit Sicherheitsabstand, dann erneute Chemotherapie; Extremitätenerhalt in 80–90% der Fälle möglich; 5-Jahres Überlebensrate 50–70%
therapeutische Maßnahmen nach Bestätigung der Verdachtsdiagnose
Anamnese
Anamnese: Alter, Geschlecht, Trauma, Thrombose, B-Symptomatik, Progredienz der Raumforderung über welchen Zeitraum
Immer operatives Vorgehen.
Aufgrund des zumeist langsamen Tumorwachstums ist der Chemotherapie unempfindlich; B. Hemipelvektomie)
Untersuchung
Untersuchung: Untersuchung der angrenzenden Gelenke, Palpation des Tumors (Konsistenz, Verschieblichkeit, Größe), periphere Durchblutung, Sensibilität und Motorik
Labor
Labor: CRP, BB, BSG, Kreatinin, LDH, Harnsäure, alkalische Phosphatase, Serumkalzium und Phosphat, Serumelektrophorese
Röntgen und CT: osteodestruktiver Tumor mit traubenförmigem Tumorwachstum, Tumornekrosen mit Kalkspritzern. MRT: immer erforderlich zur Beurteilung der Weichteile und detaillierten Abgrenzung des Tumors (Gefäßnervenbündel). CT Thorax und Abdomen zum Staging
Biopsie: radiologisch interventionell oder offen chirurgisch
Bildgebung und Funktionsdiagnostik
Anamnese: Alter, Geschlecht, Trauma, Thrombose, B-Symptomatik, Progredienz der Raumforderung üb welchen Zeitraum
pie zumeist mit Resektion erneute Chemotherapie und Nachbestrahlung; Extremitätenerhalt in 80-90% der Fälle möglich; 5-Jahres Überlebensrate 50%; im Gegensatz zu steosarkom und Chondrosakrom ist das Ewing-Sarkom strahlensensibel
Untersuchung: Untersuchung der angr Tumors (Konsistenz, Ver ng, Sensibilität und
invasiv
atinin, LDH, Harnsäure, alkalische und Phosphat,
st der Befund schwer von einer m Verlauf dann mottenfraßähnliche chens; zusätzlich MRT
diologisch interventionell oder offen
grüne Farbabstufung: je intensiver die Farbe, desto invasiver die Diagnostik

3.2 Allgemeine Symptome und Befunde

3.2.1 Schulterschmerz

Erstmaßnahmen

Anamnese: akute oder chronische Ursache, Traumamechanismus, Schmerzanamnese, rezdivierende Symptomatik, neurologische Ausfallerscheinungen, Alltagseinschränkungen.

Leit- und Begleitsymptome	Verdachtsdiagnosen
Trauma mit plötzlichem Schmerz, Bewegungseinschränkung Fehlstellung	Schulterluxation
Trauma mit plötzlichem Schmerz, Bewegungseinschränkung Fehlstellung	Proximale Humerusfraktur
Bewegungsabhängiger Schulterschmerz, v.a. bei Abduktion Schwäche bei Abduktion, Nachtschmerzen	Impingement-Syndrom, degenerative Ruptur Rotatorenmanschette
Schleichender Beginn mit Schmerzen, dann zunehmende Schultersteife	Frozen Shoulder
Schleichender Beginn mit Schulterschmerzen Bewegungseinschränkung schleichend	Omarthrose

Definition

traumatische Verletzung oder degenerative Erkrankung der Schulter

Untersuchung: Bewegungsprüfung, periphere Durchblutung, Sensibilität und Motorik, ggf. Funktionsuntersuchung.
Bildgebung: Sonografie und Röntgen als Basisdiagnostik

Spezifische Diagnostik	Spezifische Therapie
Anamnese: Distorsionstrauma, direktes Trauma, habituelle Luxation **Untersuchung Schulter:** Tastbare Delle, Fehlstellung, Krepitation, Beweglichkeit, offene Verletzung, Druckschmerzen, angrenzende Gelenke, pDMS **Sonografie:** Gelenkerguss, Läsion der Rotatorenmanschette. **Röntgen:** ggf. Nachweis eines knöchernen Impingementsyndroms. MRT ist Bildgebung der Wahl bei V.a. RM-Ruptur.	**Konservativ:** Analgesie, Reposition, Ruhigstellung, Krankengymnastik. **Operativ:** ggf. offene Reposition
Anamnese: Schmerzanamnese, Alltagseinschränkungen, Nachtschmerzen **Untersuchung Schulter:** Fehlstellung, Krepitation, Beweglichkeit, offene Verletzung, Druckschmerzen, angrenzende Gelenke, pDMS **Röntgen:** Schulter in 2 Ebenen, ggf. CT bei komplexen (Luxations-)Frakturen	**Konservativ:** Analgesie, Ruhigstellung, Krankengymnastik, ggf. Osteosynthese (Platte, Nagel, ...), ggf. endoprothetische Versorgung u.a. bei Headsplit-Frakturen
Anamnese: Trauma, Nachtschmerzen, Einschränkung im Alltag **Funktionsuntersuchung Schulter:** Bewegungsprüfung, Test nach Neer, Hawkins, Starter, Jobe, AR/IR ggf. Widerstand, Lift-off -Test **Sonografie:** Gelenkerguss, Läsion der Rotatorenmanschette. **Röntgen:** ggf. Nachweis eines knöchernen Impingementsyndroms. MRT ist Bildgebung der Wahl bei V.a. RM-Ruptur.	**Konservativ:** NSAR, Krankengymnastik zur Kräftigung der RM, Infiltration subakromial (LA + Kortikosteroid). **Operativ:** Naht der RM arthroskopisch/offen
Anamnese: Alter, Geschlecht, internistische Begleiterkrankungen (Diabetes mellitus), Voroperationen, Trauma **Funktionsuntersuchung Schulter:** Bewegungsprüfung, Test nach Neer, Hawkins, Starter, Jobe, AR/IR gg. Widerstand, Lift-off Test **Sonografie:** Gelenkerguss. Röntgen meist unauffällig. **MRT:** Kapselverdickung mit Synovialitis.	**Konservativ:** NSAR, Krankengymnastik zur Funktionverbesserung, Infiltration glenohumeral (LA + Steroid). **Operativ:** Arthroskopie mit Kapselrelease und Arthrolyse
Anamnese: Schmerzanamnese, Alltagseinschränkungen, Nachtschmerzen **Funktionsuntersuchung Schulter:** Bewegungsprüfung, Test nach Neer, Hawkins, Starter, Jobe, AR/IR gegen Widerstand, Lift-off Test **Bildgebung:** Röntgen der Schulter in 2 Ebenen: Radiologische Arthrosezeichen. **MRT:** Beurteilung der Rotatorenmanschette (Defektarthropathie)	**Konservativ:** NSAR, Krankengymnastik zum Funktionserhalt, Infiltration glenohumeral (LA + Steroid). **Operativ:** endoprothetische Versorgung (anatomisch vs. invers)

3

3.2.2 Hand- und Armschmerzen

Erstmaßnahmen

Anamnese: akute oder chronische Ursache, Traumamechanismus, Schmerzanamnese, rezdivierende Symptomatik, neurologische Ausfallerscheinungen, Alltagseinschränkungen.

Leit- und Begleitsymptome	Verdachtsdiagnosen
Trauma mit plötzlichem Schmerz, Bewegungseinschränkung Fehlstellung	Distale Radiusfraktur
Einschlafen der Hand, Hypästehsie DI-DIII Brachialgia paraesthetica nocturna	Karpaltunnelsyndrom (CTS)
Schmerzhaftigkeit an den Epikondylen des Ellbogens nach Sport oder ungewohnter Tätigkeit Einschränkung beim Tragen schwerer Gegenstände durch Ellbogenschmerz	Epicondylitis humeri radialis/ulnaris
Schmerzhafte Bewegungseinschränkung des kindlichen Ellbogens Unterarm in Pronationsstellung	Radiusköpfchensubluxation (auch Chassaignac-Lähmung oder Pronatio dolorosa)

Definition

akute Traumafolge mit Verletzung der Hand oder atraumatisch erworbene Erkrankung

Untersuchung: Bewegungsprüfung, periphere Durchblutung, Sensibilität und Motorik, ggf. Funktionsuntersuchung.
Bildgebung: Röntgen als Basisdiagnostik

Spezifische Diagnostik

Anamnese: Sturzmechanismus (dorsal/palmar flektierte Hand)

Untersuchung: Fehlstellung, Krepitation, Beweglichkeit, offene Verletzung, Druckschmerzen, angrenzende Gelenke, pDMS

Röntgen: Handgelenk und ggf. angrenzende Gelenke (Galeazzi-/Monteggia-Fraktur).
CT: Bei Komplexfrakturen, Beteiligung Gelenkfläche.
MRT: ggf. ergänzend bei V.a. ligamentäre Begleitverletzungen

Spezifische Therapie

Primär: Analgesie, ggf. **Reposition.**
Konservativ: bei achsgerechter Stellung ohne Instabilitätszeichen: **Retention** im UA-Gips für 6 Wo.
Operativ: Osteosynthese (Fixateur externe, K-Draht Spickung, **volare**/dorsale **Plattenosteosynthese**)

Anamnese: Traumata, rheumatoide Erkrankungen mit Sehnenbeteiligung, raumfordernde Prozesse

Untersuchung: Atrophie des Daumenballens, Tinel-Hoffmann-Zeichen

Bildgebung: Nach Trauma oder bei Raumforderung, wahlweise CT/MRT, meist nicht erforderlich bei unklärer Ätiologie

Messung der Nervenleitgeschwindigkeit

Konservativ: Ruhigstellung, Antiphlogistika, lokale Injektion von Kortikosteroiden.
Therapie der Wahl: offene oder endoskopische **Spaltung des Retinaculum flexorum**

Anamnese: Sportanamnese, Berufsanamnese, häufige Tätigkeiten mit Armbeteiligung

Untersuchung: Druckschmerzen/Berührungsschmerzen über Epikondylen, Widerstandtests der Unterarmstrecker/-beuger

Röntgen: unauffällig

Domäne der konservativen Therapie: Ruhigstellung, Schonung, NSAR, lokale Injektion von Kortikosteroiden, **Elektrotherapie, Stoßwellentherapie, Iontophorese,** Quermassagen, Bandagen.
Bei Sportlern: **Trainingsberatung.**
Beruf: ggf. ergonomische Beratung.
Ultima Ratio: partielle Ablösung der Muskulatur am Epicondylus (OP nach Hohmann), Denervierung (OP nach Wilhelm)

Anamnese meist ausreichend zur Diagnosefindung: abrupter Zug am Arm des Kindes nach oben

Untersuchung: typisches Bild: der Arm wird nicht mehr bewegt und in Pronation gehalten

Bildgebung: bei typischer Anamnese nicht erforderlich+C16

Primär: Beruhigung des Kindes und der Eltern; dann schnelle gleichzeitige Supination und Streckung im Ellenbogengelenk; keine Ruhigstellung erfoderlich

3.2.3 Hüftschmerzen

Erstmaßnahmen

Erstmaßnahmen: Anamnese: akute oder chronische Ursache, Traumamechanismus, Schmerzanamnese, rezdivierende Symptomatik, neurologische Ausfallerscheinungen, Alltagseinschränkungen.

Leit- und Begleitsymptome	Verdachtsdiagnosen
Schmerzen in Leiste Funktionseinschränkung	Koxarthrose
Akuter Schmerz proximaler Oberschenkel/Leiste nach Sturz Bein verkürzt und außenrotiert	Proximale Femurfraktur
Hüftschnappen Schmerzen an lateralem proximalem Oberschenkel	Coxa saltans
Leistenschmerzen ohne Trauma > 6 Wo. Ggf. Oberschenkel- und Knieschmerzen	Femurkopfnekrose

Definition

akute Traumafolge oder atraumatisch erworbene Erkrankung

Untersuchung: Bewegungsprüfung, periphere Durchblutung, Sensibilität und Motorik, ggf. Funktionsuntersuchung.
Bildgebung: Röntgen als Basisdiagnostik

Spezifische Diagnostik	Spezifische Therapie
Anamnese: Schmerzcharakter, schmerzfreie Gehstecke, Einschränkung im Alltag **Untersuchung:** Druckschmerzen Leiste und Trochanter major, Stauchungsschmerz, Bewegungsumfang, Rotationsschmerz, Drehmann-Zeichen, Trendelenburg-Zeichen **Labor:** Kreatinin, BB, CRP, Gerinnung **Röntgen:** Beckenübersicht und Hüfte axial, radiologische Arthrosezeichen; ggf. MRT ergänzend Infiltrationsdiagnostik mit Lokalanästhetikum	**Konservativ:** NSAR, Krankengymnastik, Infiltration mit Steroiden. **Operativ:** endoprothetische Versorgung (Hüfttotalendoprothese [TEP] zementfrei, teilzementiert oder vollzementiert)
Anamnese: Sturzmechanismus, weitere Verletzungsfolgen, Osteoporose Untersuchung im Rahmen der zulässigen Schmerzen: Druckschmerzen Leiste und Trochanter major, Stauchungsschmerz, Bewegungsumfang, Rotationsschmerz **Labor:** präoperativ: Kreatinin, BB, CRP, Gerinnung **Röntgen:** Beckenübersicht (Cave: Beckenringfrakturen) und Hüfte axial, ggf. CT	**Allgemeine Maßnahmen:** Ruhigstellung, Analgesie. **Konservativ:** nur eingestauchte mediale Schenkelhalsfrakturen (SHF) Typ Garden I. **Operativ: kopferhaltend:** Hohlschraubenosteosynthese bei med. SHF, dynamische Hüftschraube bei lat. SHF, intramedulläre Nagelosteosynthese (z.B. Gammanagel) bei pertrochantären Frakturen. **Gelenkersatz: insb. bei med. SHF:** Duokopfprothese oder TEP bei älteren Patienten)
Anamnese: Trauma, zeitl. Verlauf, Schmerzen, Geräuschentwicklung **Untersuchung:** Beim Gehen/ Bewegen ist ein (hörbares) Schnappen der Fascia lata über dem Trochanter major sichtbar und palpabel	**Konservativ:** NSAR, manuelle Therapie, Elektrotherapie, Infiltrationstherapie **Operativ:** Spalten der Fascia lata und Bursektomie der Bursa trochanterica
Anamnese: Alter, Alkohol, Steroid- und Zytostatikatherapie **Untersuchung:** Druckschmerzen Leiste und Trochanter major, Stauchungsschmerz, Bewegungsumfang, Rotationsschmerz, Drehmann-Zeichen, Trendelenburg-Zeichen **Röntgen:** Basisdiagnostik. Ab ARCO Stadium II-IV MRT immer ergänzend von beiden Seiten; CT zur Differenzierung zwischen ARCO II und III **Biopsie:** weitestgehend obsolet	**Konservativ:** Medikamente allein und physikalische Maßnahmen können Progress nicht aufhalten; daher immer **operativ:** Stadium I-II: Retrograde Anbohrung (Core Decompression), Stadium III-IV: Gelenkersatz. Umstellungsosteotomien, Knochentransplantationen nur im Sonderfall

3

3.2.4 Knieschmerzen

Erstmaßnahmen

Anamnese: Akute oder chronische Ursache, Traumamechanismus, Schmerzanamnese, rezidivierende Symptomatik, neurologische Ausfallerscheinungen, Alltagseinschränkungen.

Leit- und Begleitsymptome	Verdachtsdiagnosen
Fehlstellung der Patella Posttraumatischer Knieschmerz, Bewegungseinschränkung	Patellaluxation
Einschießender Knieschmerz Gelenkblockierung	Akuter Meniskusriss
Belastungsabhängige Knieschmerzen Streck- und Beugeverlust, Achsabweichung	Gonarthrose
Belastungsabhängige Knieschmerzen Gelenkblockierung	Osteochondrosis dissecans
Akuter Knieschmerz mit Instabilität Gelenkerguss	VKB Ruptur

Definition

traumatische und atraumatische Krankheitsbilder des Kniegelenks

Untersuchung: Bewegungsprüfung, periphere Durchblutung, Sensibilität und Motorik, ggf. Funktionsuntersuchung.
Bildgebung: Röntgen als Basisdiagnostik. Ggf. Punktion bei Gelenkerguss

Spezifische Diagnostik	Spezifische Therapie
Anamnese: Trauma, spontane Luxation, Rezidiv **Untersuchung:** Insepektion und Palpation, Beinachse, Instabilität **Sonografie:** insb. beim Kleinkind. **Röntgen:** Patella-défilé-Aufnahme. **MRT:** Beurteilung Knorpel und Ligamente **Punktion:** Reizerguss vs. Hämarthros bei traumatischer Luxation; eher therapeutischer Aspekt	**Primär:** Analgesie, Reposition. **Konservativ:** Erstluxation ohne knöchernen Ausriss bei traumatischer Luxation in Hartrahmenorthese mit limiterter Beugung. **Operativ:** bei habitueller/rezidivierender Luxation: Achskorrektur, weichteilzügelnde Operation, Tuberositasversatz
Anamnese: Unfallmechanismus (Rotation), Unfallzeitpunkt **Untersuchung:** Erguss, Bewegungsprüfung, Meniskuszeichen (u.a. Steinmann I/II, Mc Murray, Apley-Grinding, Payr, Böhler), Stabilitätsprüfung Kollateralbänder und VKB (Cave: Unhappy Triad) **Röntgen:** bei frischen Rissen unauffällig; MRT ist Diagnostikum der Wahl **Punktion:** seröser Erguss; diagnostische Arthroskopie	**Primär:** Analgesie, bei Gelenkblockierung Versuch der Meniskusreposition. Konservativ: bei asymptomatischem Verlauf. **Operativ:** Naht bei Ruptur basisnah (bei jungen Patienten immer Nahtversuch), sonst Meniskusteilresektion; totale Meniskektomie vermeiden wegen Ausbildung einer sekundären Gonarthrose
Anamnese: Zeitverlauf, schmerzfreie Gehstrecke, Einschränkung im Alltag, Analgetikaeinnahme, Vorerkrankungen am Gelenk **Untersuchung:** Erguss, Beinachse; Bewegungsprüfung, Stabilitätsprüfung des Kapsel-Band-Apparats, Meniskuszeichen, Kreuzbandtests **Röntgen:** Knie in 2 Ebenen mit Patella tangential und Beinachsaufnahme, radiologische Arthrosezeichen; ggf. ergäzend MRT, falls Röntgen nicht aussagekräftig Diagnostische Infiltration	**Konservativ:** NSAR, Krankengymnastik, physikalische Maßnahmen, Steroidinfiltration. **Operativ:** bei einseitiger Arthrose Umstellungsosteotomie oder unikondyläre Schlittenprothese; bei Pangonarthrose bikondylärer Oberflächenersatz, bei Instabilität des Gelenks mit Kopplung
Anamnese: Alter, Sport, Trauma, Instabilität, Ergussbildung **Untersuchung:** Erguss, Beinachse; Bewegungsprüfung, Stabilitätsprüfung des Kapsel- Band-Apparats, Meniskuszeichen, Kreuzbandtests **Röntgen:** Kniegelenk in 2 Ebenen, Beurteilungskriterien: Lokalisation (typisch: laterale Begrenzung des medialen Femurkondylus) und Größe des OD-Herdes, Stadium der Erkrankung, ggf. Tunnelaufnahme n. Frick; in frühen Stadien: MRT	**Konservativ:** nicht ausreichend validiert, Belastungsreduktion. **Operativ:** Anbohrung (anterograd, retrograd), Spongiosaplastik, Dissekatrefixation, Osteosynthese mit metallischen Implantaten oder Dissekatentfernung, Pridie-Bohrung, Knorpel-Knochen-Transplantatation
Anamnese: Traumazeitpunkt und Mechanismus; Vorerkrankungen, Ergussbildung, Gangunsicherheit **Untersuchung:** Erguss, Beinachse; Bewegungsprüfung, Stabilitätsprüfung des Kapsel- Band-Apparats, Meniskuszeichen, Kreuzbandtests Bildgebung: Röntgen Knie in 2 Ebenen: knöcherner Ausriss; MRT ist Bildgebung der Wahl Punktion: blutig, ggf. mit Fettaugen	**Konservativ:** physikalische Therapie, Gewichtsreduktion, NSAR, Orthesenversorgung. **Operativ:** VKB-Plastik mit autologem Bandersatz (Semitendinosus- und Gracilissehne, Patellarsehne), Osteosynthese bei knöchernem Ausriss

3.2.5 Fußschmerzen

Erstmaßnahmen

Anamnese: akute oder chronische Ursache, Traumamechanismus, Schmerzanamnese, rezdivierende Symptomatik, neurologische Ausfallerscheinungen, Alltagseinschränkungen.

Leit- und Begleitsymptome		Verdachtsdiagnosen
Schmerzen nach Supinationstrauma Schwellung und Instabilität	→	Sprunggelenkfraktur
Lateralisierung der Großzehe Schmerzen Vorfuß, Schuhkonflikt	→	Hallux valgus bei Spreizfußdeformität
Verlust Fußlängsgewölbe Fußschmerzen	→	Plattfuß
Kongenitale Fußdeformität Verschmächtigte Wadenmuskulatur beim Neugeborenen	→	Frozen Shoulder
Rückenschmerz Unterarm in Pronationsstellung	→	Achillessehnenruptur

Definition

traumatische Verletzung oder angeborene/erworbene Erkrankung des Fußes

Untersuchung: Bewegungsprüfung, periphere Durchblutung, Sensibilität und Motorik, ggf. Funktionsuntersuchung.
Bildgebung: Sonografie und Röntgen als Basisdiagnostik

Spezifische Diagnostik	Spezifische Therapie
Anamnese: Traumamechanismus und -zeitpunkt, Schmerzen an angrenzenden Gelenken Fuß und Knie **Untersuchung:** Traumamechanismus und -zeitpunkt, Schmerzen an angrenzenden Gelenken Fuß und KnieTraumamechanismus und -zeitpunkt, Schmerzen an angrenzenden Gelenken Fuß und Knie **Röntgen:** OSG in 2 Ebenen, ggf. mit Knie a.-p. (Maisonneuve-Fraktur) , Fuß in 2 Ebenen. Sonografie zur Beurteilung Syndesmose und Bandapparat; MRT ergänzend.	**Konservativ:** (Weber-A-Fraktur, isolierte laterale Bandläsion): NSAR, Taping, phyikalische Maßnahmen, OSG-Orthese, Sportverbot. Operativ (Weber-B- und -C-Fraktur, Syndesmosenriss, hochgradige Instabilität mit Luxation): Fixateur externe, Osteosynthese mit Syndesmosenrekonstruktion, Bandrekonstruktion
Anamnese: Schmerzen, Schuhkonflikt, zeitlicher Verlauf mit Progredienz, kosmetischer Aspekt **Untersuchung:** Inspektion Fußgewölbe, Mehrbeschwielung Vorfuß, Metatarsalgie, Hallux valgus: reponierbar vs. rigide, Krallenzehen **Röntgen:** Fuß in 2 Ebenen stehend: Intermetatarsalewinkel zwischen MT I und II, Hallux-valgus-Winkel	**Konservativ:** Konservativ: Beratung, Einlagenversorgung, mit retrokapitaler Pelottierung, Hallux-valgus-Nachtschiene. **Operativ:** basisnahe oder distale Umstellungsosteotomie MT I, weichteiliges Release, OP nach Hohmann und Weil, Resektionsarthroplastik
Anamnese: Schmerzen, Schuhkonflikt, zeitlicher Verlauf mit Progredienz, kosmetischer Aspekt, sonstige Komorbiditäten (Trauma, neurologische und knöcherne Erkrankungen) **Untersuchung:** Inspektion (Senkfuß, Knickfuß mit Rückfußvalgus), mediale Mehrbeschwielung, Mehrabnutzung der medialen Schuhsohle, Rigidität des Rückfußvalgus im Zehenspitzenstand **Röntgen:** Fuß in 2 Ebenen stehend: talometatarsaler Winkel (TMT)	**Konservativ:** Beratung, Einlagenversorgung (fersenumfassend mit Supinationskeil und medialem Fersenkeil). **Operativ:** Schrauben-Arthrorise beim Kind, USG-Arthrodese
Anamnese: Diagnose bei Geburt **Untersuchung:** Deformitäten: pes equinovarus, excavatus et adductus (Spitzfuß, Supinationsstellung des Fersenbeins, Hohlfuß, Sichelfuß) **Röntgen:** seitliches Fußskelett beim Neugeborenen: durch Fersenhochstand kommt es zu Parallelstellung von Talus und Kalkaneus	**Frühzeitige Therapie:** ab Tag der Geburt redressierende Gipstherapie bis Ende des 3. Lebensmonats. Die verbleibende Fehlstellung (Spitzfuß) wird dann operativ korrigiert: perkutane Achillotomie, z-förmige Achillessehneverlängerung
Anamnese: Schmerzdauer, -qualität, -lokalisation, -verstärkung, tumoröse/infektiöse Vorerkrankungen **Untersuchung:** tastbare Delle proximal des Achillessehnenansatzes, keine (verminderte) aktive Plantarflexion, Thompson-Test positiv **Bildgebung:** Sonografie: lässt auch dynamische Untersuchung zu (Annäherung der Sehnenenden), ggf. ergänzend MRT	**Konservativ:** Konservativ (wenn Sehnenstümpfe im Sonogramm annäherbar): Entlastung im Spitzfußgips/Achillopedstiefel für 6 Wo. **Operativ:** perkutane Nähte, ggf. offene Achillessehnennaht mit anschließender Ruhigstellung

3.2.6 HWS-Schmerzen

Erstmaßnahmen

Anamnese: akute oder chronische Ursache, Traumamechanismus, Schmerzanamnese, neurologische Ausfallerscheinungen, Alltagseinschränkungen.

Leit- und Begleitsymptome		Verdachtsdiagnosen
Pathologische Kopfneigung und Kopfrotation	→	Muskulärer Schiefhals
Kurzhals Bewegungseinschränkung der HWS	→	Klippel-Feil-Syndrom
Ausstrahlende Schmerzen, sensible und motorische Ausfallerscheinungen Gangunsicherheit	→	Bandscheibenvorfall/Spinalkanalstenose
Posttraumatische Nackenschmerzen Schluckbeschwerden, neurologische Ausfälle	→	Densfraktur
Nackenschmerzen Schulterschmerzen	→	Degeneration an der HWS

Definition

traumatische und atraumatische Erkrankungen der HWS

Untersuchung: Bewegungsprüfung, Sensibilität und Motorik. Bildgebung: Röntgen als Basisdiagnostik

Spezifische Diagnostik	Spezifische Therapie
Anamnese: Zeitpunkt der ersten Feststellung, Dynamik der Erkrankung **Untersuchung:** Inspektion: Kopfneigung zur erkrankten Seite, Kopfrotation zur Gegenseite; Palpation des verkürzten M. sterno-cleidomastoideus, Bewegungsprüfung HWS **Röntgen:** Ausschluss Klippel-Feil-Syndrom, sonst klinische Diagnose **Punktion:** radiologisch interventionell oder offen chirurgisch	**Primär:** Ausschluss otogene und okuläre Ursachen. **Konservativ:** bei Schräglagedeformität reicht gegensinnige Lagerung des Säuglings aus; sonst frühzeitige physiotherapeutische Behandlung. **Operativ:** spätestens am Ende des 1. Lj. offene Tenotomie des M. sternocleidomastoideus
Anamnese: tiefer Haaransatz im Nacken, kurzer, flügelartiger Halsansatz oder Kurzhals, Bewegungseinschränkung der HWS **Untersuchung:** tiefer Haaransatz im Nacken, kurzer, flügelartiger Halsansatz oder Kurzhals, Bewegungseinschränkung der HWS; begleitende Skoliose **Röntgen:** Blockwirbelbildungen an den Halswirbelkörpern oft schwierig in der Röntgeneinstellung, MRT der HWS angeraten zur Beurteilung Myelonkompression/Nervenwurzelkompression.	**Konservativ:** Therapie bei geringer Ausprägung der Fehlbildungen oft nicht notwendig; betroffene Kinder können ein weitgehend normales Leben führen; auch im Erwachsenenalter reichen oft konservative Maßnahmen aus; eine Skoliose kann behandlungs-bedürftig werden
Anamnese: Trauma, zeitl. Verlauf Neurologie, Gangstörung, Kontinenz **Untersuchung:** Bewegungsprüfung, Dermatome, Kennmuskeln (Armhebung, Ellenbeugung, -streckung, Fingerspreizer), MER **Bildgebung:** Röntgen: keine adäquate Aussage; MRT ist Bildgebung der Wahl Messung EMG/NLG	**Konservativ:** Therapie der Wahl bei Fehlen von neurologischen Defiziten: Analgesie, Krankengymnastik, Wärmetherapie, Kortikosteroide. Operativ: offene Ausräumung des Bandscheiben-fachs und interkorporelle Fusion
Anamnese: Traumamechanismus: Hyperextensionstraumata, Hyperflexionstraumata; Schmerzverlauf (direkt nach Trauma?), neurologische Auffälligkeiten **Untersuchung:** Palpation, vorsichtige Bewegungsprüfung, neurologische Untersuchung **Röntgen:** HWS in 2 Ebenen mit Denszielaufnahme; ergänzend CT oder MRT (zur Mitbeurteilung von discoligamentären Verletzungen); Einteilung nach Anderson-D´Alonso	**Typ-I-Frakturen:** Fusionsoperation **Typ-II-Frakturen:** ventrale Verschraubung nach Böhler oder durch eine Osteosynthese C1/C2 mit oder ohne Fusion, wobei sich ein ventraler (vorderer) Zugang bei jungen Menschen mit guter Knochenqualität anbietet **Typ-III-Frakturen** werden überwiegend konservativ im Halo-Fixateur therapiert
Anamnese: Schmerzdauer, -qualität, -lokalisation, -verstärkung, tumoröse/infektiöse Vorerkrankungen **Untersuchung:** Klopf- und Druckdolenzen, segmentale Bewegungs-prüfung, Untersuchung Schulter, da sich Schulternackenmyogelosen häufig auf die Schulter projizieren **Labor:** Blutbild, CRP, BKS **Bildgebung:** Röntgen der HWS in 2 Ebenen, CT, MRT Messung EMG/NLG	**Konservativ: akut:** Analgesie, Wärmetherapie, Muskelrelaxanzien, physikalische Therapie. Chronisch: Schmerztherapie nach WHO, physikalische Maßnahmen, Akupunktur. **Operativ:** strenge Indikationsstellung, nur bei entsprechender Klinik

3

3.2.7 BWS- und LWS-Schmerzen

Erstmaßnahmen

Anamnese: akute oder chronische Ursache, Traumamechanismus, Schmerzanamnese, rezdivierende Symptomatik, neurologische Ausfallerscheinungen, Alltagseinschränkungen.

Leit- und Begleitsymptome		Verdachtsdiagnosen
Rückenschmerzen Appetitosigkeit, Müdigkeit, Nachtschweiß, Gewichtsverlust	→	Spondylodiszitis
Rückenschmerzen akut und chronisch, Hyperkyphosierung thorakal Verlust an Körperhöhe	→	Osteoporose (mit Fraktur)
Ausstrahlende Schmerzen, sensible und motorische Ausfallerscheinungen Cauda-Equina-Syndrom, Claudicatio spinalis	→	Bandscheibenvorfall/Spinalkanalstenose
Rumpfdeformität, Rippenbuckel, Lendenwulst, Schulterhochstand Schräglagesyndrom (Säugling), kardiopulmonale Kapazitätseinschränkung	→	Skoliose
Rückenschmerz Unterarm in Pronationsstellung	→	Degeneration an der unteren Lendenwirbelsäule

Definition

Erkrankungen aus dem entzündlichen, traumatischen und degenerativen Formenkreis

Untersuchung: Bewegungsprüfung, Sensibilität und Motorik.
Bildgebung: Röntgen als Basisdiagnostik

Spezifische Diagnostik	Spezifische Therapie
Anamnese: Symptomerfragung, Infektanamnese, Sozialanamnese inkl. Reisen **Untersuchung:** kyphotische Fehlhaltung, Klopfschmerzhaftigkeit, Neurologie **Labor:** CRP, BB, BSG, Tuberkulin-Test, Blutkultur **Röntgen:** Bandscheibenfachverschmälerung mit Osteodestruktion; MRT: Abszessformation und lokales Ausmaß des Infekts **Punktion:** radiologisch interventionell oder offen chirurgisch	**Primär:** Ruhigstellung, Antibiose nach Antibiogramm; lange Therapie bei TBC. **Konservativ: Koresett** ohne Abszess und geringer Osteodestruktion (keine Instabilität). **Operativ:** Drainage, Abszessausräumung, dorsale Instrumentierung mit Bandscheiben-/Wirbelkörperersatz
Anamnese: Ernährung, Bewegung, Sonnenexposition, Nikotin, Familienanamnese **Untersuchung:** Tannenbaumphänomen, Klopfschmerzen, sagittale Dysbalance, Hyperkyphose (komp. Hyperlordose) **Labor:** Parathormon, alkalische Phosphatase, Serumkalzium und -phosphat, Vitamin D **Röntgen:** Rahmenstruktur der Wirbel, Keil- und Fischwirbel; Knochendichtemessung: DEXA oder QCT	**Allgemeine Maßnahmen:** Ruhigstellung (Korsett o.Ä.). **Medikamentös:** Analgesie, Vitamin D, Bisphosphonate, Teriparatid. **Physikalische Maßnahmen:** Krankengymnastik, Ergotherapie. **Operativ:** Osteotomien, Arthrodesen, Gelenkersatz, Sehnenrekonstruktionen
Anamnese: Trauma, zeitl. Verlauf Neurologie, Gangstörung, Kontinenz **Untersuchung:** Lasegue, Bragard, Dermatome, Kennmuskeln (Hackengang, Zehenspitzengang), MER, ggf. DRU **Bildgebung: Röntgen:** keine adäquate Aussage, MRT ist Bildgebung der Wahl Messung EMG/NLG	**Konservativ: Therapie der Wahl bei Fehlen von neurologischen Defiziten:** Analgesie, Krankengymnastik, Kortikosteroide. **Operativ:** offene oder endoskopische Nukleotomie, bei Spinalkanalstenose Dekompression des Segements ggf. mit (Hemi-)Laminektomie
Anamnese: Alter, Pubertät/Menarche, Erstbeobachtungszeitpunkt, Progredienz **Untersuchung:** Gewicht, Größe, Vorbeugetest, Beckenschiefstand **Röntgen:** Ganzwirbelsäulenaufnahme, Bestimmung Scheitelwirbel und Neutralwirbel, Winkelmessung n. Cobb. Beckenübersicht: Skelettreife nach Risser	Abhängig von Alter, Progression und Ausmaß der Deformität: **Bis 20° n. Cobb:** Krankengymnastik. **20-50° n. Cobb:** Krankengymnastik und Korsett. **Ab 50° n. Cobb:** Operative Therapie mit Skoliosekorrektur und Spondylodese
Anamnese: Schmerzdauer, -qualität, -lokalisation, -verstärkung, tumoröse/infektiöse Vorerkrankungen **Untersuchung:** Klopf- und Druckdolenzen, segmentale Bewegungsprüfung, Becken- und Hüftuntersuchung **Labor:** Blutbild, CRP, BKS **Bildgebung:** Röntgen der LWS in 2 Ebenen, CT, MRT Messung EMG/NLG	**Konservativ:** physikalische Therapie, Gewichtsreduktion, NSAR, Miederversorgung. **Operativ:** strenge Indikationsstellung, nur bei entsprechender Klinik und nachweislicher, therapierbarer Instabilität

3.2.8 WS-Deformität

Erstmaßnahmen

Anamnese: akute oder chronische Ursache, Traumamechanismus, Schmerzanamnese, neurologische Ausfallerscheinungen, Alltagseinschränkungen.

Leit- und Begleitsymptome	Verdachtsdiagnosen
Schmerzloser Hohlrundrücken Schmerzen im Bereich der Brust- und Lendenwirbelsäule	Morbus Scheuermann
Nächtliche Kreuzschmerzen Ankylose der Iliosakralgelenke und der Wirbelsäule in Kyphose	Morbus Bechterew
Rumpfdeformität, Rippenbuckel, Lendenwulst, Schulterhochstand Schräglagesyndrom (Säugling), kardiopulmonale Kapazitätseinschränkung	Skoliose
Hohlkreuz Ggf. Lumbalgie	Spondylolisthesis/Spondylolyse

Definition

Krankheiten unterschiedlicher Genese, die zu Deformitäten der Wirbelsäule führen

Untersuchung: Bewegungsprüfung, Sensibilität und Motorik.
Bildgebung: Röntgen als Basisdiagnostik

Spezifische Diagnostik	Spezifische Therapie
Anamnese: mechanische Beanspruchung (Turnsport), konstitutionelle Haltung, Dynamik der Deformität **Untersuchung:** selten Schmerzen, auffallende Hyperkyphosierung der BWS und Entlordosierung der LWS (lumbaler Flachrücken) **Röntgen:** Ganzwirbelsäulenaufnahme in 2 Ebenen: Bemessung der Kyphose und Lordose n. Cobb; Wachstumsstörung an Deck- und Grundplatten; im MRT mit Schmorl-Knoten (Bandscheibenhernierungen)	**Konservativ:** Haltungsturnen, Krankengymnastik, Haltungsschulung; bei Kyphose > 50° n. Cobb Koresettversorgung. **Operativ:** selten, nur bei hochgradigen Deformitäten; bei Restwachstum reicht dorsale Instrumentierung aus, im Erwachsenenalter muss häufig eine ventro-dorsale Korrektur erfolgen
Anamnese: Schmerzen (nachts inbesondere wegen initialer Sakroiliitis), Bewegungseinschränkung **Untersuchung:** Druckschmerzen über ISG bds., BWS-Hyperkyphose, Entfaltung BWS und LWS reduziert (Zeichen nach Ott und Schober) sagittale Dysbalance, Thoraxatemexkursion **Labor:** BB, CRP, BSG, Nachweis des HLA-B27 Allels im HLA-B Gen [in 90-95 % der Fälle positiv], Rheumafaktor [negativ], antinukleäre Antikörper (ANA) [negativ] **Röntgen:** BWS/LWS in 2 Ebenen; zunächst Syndesmophyten, im Verlauf bambusstabförmige Konfiguration der Wirbelsäule oft in kyphotischer Fehlstellung (Totalrundrücken)	**Konservativ:** NSAR, **keine** Steroide (Osteoporoserisiko), physiotherapeutisches Behandlungsprogramm zur Erhaltung der Beweglichkeit. **Operativ:** lordosierende Osteotomie zur Aufrichtung von Körperhaltung und Blick
Anamnese: Alter, Pubertät/Menarche, Erstbeobachtungszeitpunkt, Progredienz **Untersuchung:** Gewicht, Größe, Vorbeugetest, Beckenschiefstand **Röntgen:** Ganzwirbelsäulenaufnahme, Bestimmung Scheitelwirbel und Neutralwirbel, Winkelmessung n. Cobb. Beckenübersicht: Skelettreife nach Risser	Abhängig von Alter, Progression und Ausmaß der Deformität: **≤ 20° n. Cobb:** Krankengymnastik. **20-50° n. Cobb:** Krankengymnastik und Korsett. **Ab 50° n. Cobb:** operative Therapie mit Skoliosekorrektur und Spondylodese
Anamnese: Trauma, neurologische Ausfallerscheinungen **Untersuchung:** meist asymptomatisch; Sprungschanzenphänomen, Nervenwurzelirritation **Bildgebung:** LWS in 2 Ebenen, Klassifikation n. Meyerding, 45°-Schrägaufnahme bei Spondylolyse	**Konservativ:** bei Kindern Trainingsberatung, Koresett bei frischen Spondylolysen; konservativ kann eine Progression während des Wachstums nicht beeinflusst werden. **Operativ:** Reposition und Stabilisierung

3

3.2.9 Das geschwollene Gelenk

Erstmaßnahmen

Anamnese: akute oder chronische Ursache, Schmerzanamnese, rezdivierende Symptomatik, Alltagseinschränkungen, Infektanamnese, Rheumanamnese.

Leit- und Begleitsymptome	Verdachtsdiagnosen
Knieschmerzen mit Ergussbildung Fieber, Funktionseinschränkung	Knie-Empyem
Spontane Gelenkschwellung oligoartikulär und asymmetrisch Schmerzhafte Funktionseinschränkung	Reaktive Arthritis, Reiter-Syndrom
Schmerzen der Hände ohne Trauma, Morgensteifigkeit der Hände Ulnardeviation der Finger, Knopflochdeformität, Schwanenhalsdeformität („Die Hände sind die Visitenkarte des Rheumatikers")	Rheumatoide Arthritis
Wurstfinger bei Psoriasis vulgaris Gelenkergüsse	Psoriasisarthritis
Atraumatische, schmerzhafte Schwellung des Großzehengrundgelenks Gelenkerguss an großen Gelenken	Gicht

Definition

septische oder aseptische Gelenkerkrankung mit Ergussbildung

Untersuchung: Bewegungsprüfung, periphere Durchblutung, Sensibilität und Motorik, ggf. Funktionsuntersuchung.
Bildgebung: Sonografie und Röntgen als Basisdiagnostik.
Labor: CRP, BB, ggf. Blutkultur

Spezifische Diagnostik	Spezifische Therapie
Anamnese: Infektanamnese, zeitlicher Verlauf, Eintrittspforten **Untersuchung:** Erguss, Bewegungsprüfung, Untersuchung auf Gelenkbinnenschäden **Labor:** CRP, BB, BSG, Blutkultur **Röntgen:** differenzialdiagnostisch wesentlich, z.B. Chondrokalzinose; CT mit KM: KM-Aufnahme in der Synovialmembran; MRT ergänzend **Punktion:** Zellzahl (> 50.000/µl), Mikrobiologie	Eine bakterielle Arthritis ist ein Notfall und muss operativ versorgt werden: arthroskopische Spülung, ggf. offen; antibiotische Therapie: primär kalkulierte Antibiose, dann Anpassung nach Erhalt Antibiogramm
Anamnese: vorausgegangene fieberhafte Infekte: Darminfekt (Shigellen), Urethritis (Chlamydien), Konjunktivitis **Untersuchung:** Fieber und Gewichtsverlust, Ulzerationen der Mundschleimhaut, Balanitis, Keratodermatitis, psoriatiforme Hautveränderungen **Labor:** CRP, BB, BSG **Röntgen:** es zeigen sich bei rezidivierenden erst im Verlauf sekundärarthrotische Veränderungen **Punktion:** Zellzahl	**Konservativ:** vorwiegend mit NSAR. **Operativ:** endoprothetische Versorgung bei sekundärer Arthrose
Anamnese: Familienanamnese, zirkadianer Rhythmus, Gelenkbefallsmuster **Untersuchung:** Palpation (Erguss vs. Kapselschwellung), Instabilität, Gänsslen-Zeichen, Rheumaknoten, Gelenkfunktion **Labor:** BB, CRP, Rheumafaktor (initial häufig negativ), antinukleäre Faktoren, HLA B27 **Röntgen: Frühstadium:** gelenknahe **Entkalkungen** und marginale **Erosionen. Spätstadium:** Arthrose, **Mutilation,** Deformitäten, (Sub-)**Luxationen** Synovialanalyse mittels Gelenkpunktion, Zellzahl	**Allgemeine Maßnahmen:** Ruhigstellung, Behandlung Begleiterkrankungen (Perikarditits, Pleuritis, Felty-Syndrom, Vaskulitis, Anämie). **Medikamentös:** Antiphlogistika, Kortikosteroide; Basistherapeutika, ggf. Biologika wie TNF-α-Blocker. **Physikalische Maßnahmen:** Krankengymnastik, Ergotherapie, Kryotherapie im Schub, Orthesen. **Operativ:** Osteotomien, Arthrodesen, Gelenkersatz, Sehnenrekonstruktionen
Anamnese: Psoriasisarthritis, laufende Therapie, Rheumanamnese („Läuse und Flöhe") **Untersuchung:** Suche nach Psoriasisherden und asymmetrischem Gelenkbefall; Ergussbildung, Kapselverdickungen fehlen **Labor:** BB, CRP, Rheumafaktor (initial häufig negativ), antinukleäre Faktoren, HLA B27 **Röntgen: Frühstadium:** gelenknahe **Entkalkungen** und marginale **Erosionen. Spätstadium:** Arthrose, **Mutilation,** Deformitäten, (Sub-)**Luxationen** Synovialanalyse mittels Gelenkpunktion, Zellzahl	**Allgemeine Maßnahmen:** Ruhigstellung, Behandlung Begleiterkrankungen (Perikarditits, Pleuritis, Felty-Syndrom, Vaskulitis, Anämie). **Medikamentös:** Antiphlogistika, Kortikosteroide. Basistherapeutika, ggf. Biologika wie TNF-α- Blocker. **Physikalische Maßnahmen:** Krankengymnastik, Ergotherapie, Kryotherapie im Schub, Orthesen. **Operativ:** Osteotomien, Arthrodesen, Gelenkersatz, Sehnenrekonstruktionen
Anamnese: bekannte Hyperurikämie, vorherige Gichtanfälle, bisherige Therapie, Trauma, Hämoblastosen, Psoriasis, Ernährung, Zytostatikatherapie, Nierenerkrankung, C2-Abusus, Azidosen, Arzneimittel **Untersuchung:** zumeist Großzehengrundgelenk betroffen: Rötung, Schwellung, Schmerzen, Überwärmung und eingeschränkte Funktion; Uratkristallablagerungen weichteilig und knöchern gelenknah möglich (Tophi) **Labor:** Blutbild, CRP, BKS, Harnsäure, Kreatinin **Bildgebung:** Röntgen: vorerst unauffällig, im Spätstadium Knochentophi typisch; Lochdefekte; abzugrenzen ist die Pseudogicht (Chondrokalzinose) **Fakulatativ:** Synovialanalyse mittels Gelenkpunktion, Zellzahl	**Konservativ:** akuter Gichtanfall: NSAR oder Colchicin; dauerhaft Senkung des Harnsäurespiegels durch Diät, Verminderung der Harnsäurebildung (Xanthinoxidasehemmer Allopurinol) und vermehrte Harnsäureausscheidung (Urikosurika wie Benzbromaron oder Probenecid)

3

3.2.10 Kindliche Hüfterkrankungen

Erstmaßnahmen

Anamnese: akute oder chronische Ursache, Schmerzanamnese, rezidivierende Symptomatik, Alltagseinschränkungen, Infektanamnese.

Leit- und Begleitsymptome	Verdachtsdiagnosen
Schmerzen der Hüfte und Knie nach vorausgegangenen Infektionskrankheiten Appetitosigkeit, Müdigkeit, Nachtschweiß, Gewichtsverlust	Coxitis fugax
Hüfthinken, Außenrotationshaltung des Beins Schmerzen fakultativ in Hüfte, projiziert auf Knie	Epiphyseolysis capitis femoris (ECF)
Hinken beim Kleinkind Schmerzen der Hüfte und Oberschenkel	Morbus Perthes
Abduktionsbehinderung des Säuglings Faltenasymmetrie	Hüftgelenkdysplasie

Definition

kindliche Hüfterkrankungen

Untersuchung: Bewegungsprüfung, periphere Durchblutung, Sensibilität und Motorik, ggf. Funktionsuntersuchung.
Bildgebung: Sonografie und Röntgen als Basisdiagnostik.

Spezifische Diagnostik	Spezifische Therapie
Anamnese: Symptomerfragung, Infektanamnese **Untersuchung:** Hüfte: Inspektion Gangbild, Beckengeradstand, Bewegungsumfang Hüfte, Viererzeichen, Drehmann-Zeichen **Labor:** CRP, BB, BSG z.A. bakterielle Coxitis fakultativ **Sonografie:** Gelenkerguss., Röntgen: unauffällig	**Konservativ:** NSAR und kurzfristige Schonung; ggf. therapeutische Punktion (DD: bakterielle Coxitis); Kontrolle n. 6-12 Wo. zur Abgrenzung Morbus Perthes
Anamnese: Alter, Geschlecht, Schmerzen der Hüfte und Knie, Funktionseinschränkung **Untersuchung:** Hüfte: Inspektion Gangbild, Beckengeradstand, Bewegungsumfang Hüfte, Viererzeichen **Röntgen:** 5 Stadien: Initialstadium (scheinbare Gelenkspaltverschmälerung), Kondensationsstadium (Verdichtung der Femurepiphyse), Fragmentationsstadium (Fragmentation des Knochenkerns im Femurkopf), Reparationsstadium, Ausheilung (ggf. Deformation)	**Dauer der Erkrankung:** in Abhängigkeit von der Ausdehnung des Hüftkopfbefalls Monate bis > 5 J. Ziel: Verhinderung der Deformierung und Erhalt des Containment. **Daher primär konservativ:** unter Entlastung (z.B. Thomas-Schiene); gute Prognose bei Kindern < 5 J. Bei Kindern > 5 J. Containment-Erhalt durch **Varisationsosteotomie oder Salter-Beckenosteotomie**
Anamnese: Alter, Geschlecht, Gewicht, Schmerzen der Hüfte und Knie, Funktionseinschränkung **Untersuchung:** beim Kind Inspektion Gangbild, beim Säugling Faltenasymmetrie, Abduktionshemmung; Bewegungsumfang Hüfte, Ortolanizeichen, Barlow-Zeichen **Sonografie:** im Rahmen der U3 erfolgt die Sonografie der Säuglingshüfte, Einteilung nach Graf; Röntgen: sicher erst nach dem 3. Lebensmonat; immer Beckenübersicht; bemessen werden: Menard-Shenton-Linie, Acetabulumswinkel, Zentrum-Erker-Winkel	**Immer operativ:** ECF acuta: notfallmäßige Reposition, Fixation und Hämatomentlastung. ECF lenta: Abweichung der Epiphyse bis 30°: Fixation mit K-Drähten oder Hohlschraubenosteosynthese; bei Abweichung > **30°:** Korrekturosteotomie nach Imhäuser; Fixation der kontralateralen Seite, da die Erkrankung häufig beidseitig auftritt
Anamnese: Familienanamnese, Mehrlingsschwangerschaft, intrauterine Lage; Gangbild beim Kind watschelnd **Untersuchung:** im Verlauf der ersten Lebenswochen vermehrte Anspannung der Adduktoren **Röntgen:** Ganzwirbelsäulenaufnahme, Bestimmung Scheitelwirbel und Neutralwirbel, Winkelmessung n. Cobb; Beckenübersicht: Skelettreife nach Risser	**Therapie abhängig von Befund und Alter.** Beim Säugling: **zentrierte Gelenke: Graf Ia-Ib:** keine Therapie. **IIa:** Kontrolle, **IIb** (nach. 3. Lebensmonat) und **IIc:** Abspreizbehandlung. Dezentrierend: **D-Hüfte:** sofort Therapie, sichere Ruhigstellung nötig (z.B. Fettweis-Hüftgips). Dezentierte Gelenke **IIIa und IIIb:** sofort Therapie, Einrenkung. Luxation: **Graf IV:** Einrenkung (Reposition); bei Instabilität nach Reposition ggf. Overhead-Extension; offene Reposition, falls nicht geschlossen reponierbar; bei mangelhaftem Erfolg und inadäquater Überdachung: Beckenosteotomie, Varisationsosteotomie

3.2.11 Benigne Tumoren des Bewegungsapparats

Erstmaßnahmen

Anamnese: Erstbeobachtung, Tumoranamnese, Schmerzanamnese, neurologische Ausfallerscheinungen, Alltagseinschränkungen.

Leit- und Begleitsymptome	Verdachtsdiagnosen
Gelenknahe Knochenschmerzen mit Funktionseinschränkung der Extremität Geringe allgemeine Krankheitssymptome	Osteomyelitis
Solide, größenkonstante Raumforderung metaphysär im Bereich großer Röhrenknochen Multiple Lokalisationen	Kartilaginäre Exostose/Osteochondrom
Schmerzen und Auftreibung der Finger/Hand Spontanfraktur an der Hand	Enchondrom
Ermüdungsfraktur im 1. Lebensjahrzehnt Deformierung der langen Röhrenknochen	Fibröse Dysplasie

Definition

gutartige Tumoren des Bewegungsapparats

Untersuchung: Bewegungsprüfung, periphere Durchblutung, Sensibilität und Motorik, ggf. Funktionsuntersuchung; Tumorpalpation.
Bildgebung: Röntgen als Basisdiagnostik, meist Schnittbildgebung.

Spezifische Diagnostik	Spezifische Therapie
Anamnese: Alter, Geschlecht, B-Symptomatik, vorausgegangene Infektionen, Eintrittspforten **Untersuchung:** Untersuchung der angrenzenden Gelenke, Palpation des Tumors (Konsistenz, Verschieblichkeit, Größe), periphere Durchblutung, Sensibilität und Motorik **Labor:** CRP, BB, BSG, Kreatinin, LDH, Harnsäure, alkalische Phosphatase, Serumkalzium und Phosphat, Blutkultur **Röntgen:** fleckig, später sklerosierende Veränderungen mit zentraler Osteolyse und ggf. Sequesterbildung; MRT zur Diagnosesicherung und Suche nach Markphlegmonen und perifokalen Abszessen **Biopsie:** wenn Blutkultur nicht aussagekräftig zur Keimisolierung und Erhalt eines spezifischen Antibiogramms	**Frühzeitige Herdausräumung:** radikale Sequestrektomie, Totraummanagement, plastische Weichteilrekonstruktion, Wiederherstellung der Knochenstabilität; Ruhigstellung der betroffenen Extremität; Staphylococcus aureus und Koagulase-negative Staphylokokken finden sich bei etwa 75 % aller Fälle als Ursache einer chronischen Osteomyelitis; **gezielte Antibiotikatherapie:** Bei Kindern wird i.d.R. Regel 2 Wo., bei Erwachsenen 4–6 Wo. behandelt
Anamnese: Alter, Geschlecht, Trauma, Thrombose, B-Symptomatik, Progredienz der Raumforderung über welchen Zeitraum **Untersuchung:** Untersuchung der angrenzenden Gelenke, Sehnenschnappen, Palpation des Tumors (Konsistenz, Verschieblichkeit, Größe), periphere Durchblutung, Sensibilität und Motorik **Röntgen und CT:** pilzartiger Tumor metaphysär exophytisch wachsend. MRT: Beurteilung der Knorpelkappe (Malignität). Abklärung Malignität auch szintigrafisch **Biopsie:** i.d.R. nicht erforderlich	Bei störendem Wachstum kann eine basisnahe Resektion erfolgen; immer histopathologische Begutachtung des Tumors wegen potenzieller maligner Entartung; ggf. ist eine Nachresektion mit onkologischer Radikalität erforderlich
Anamnese: Alter, Geschlecht, Trauma, Thrombose, B-Symptomatik, Progredienz der Raumforderung über welchen Zeitraum, Frakturen, weitere Herde **Untersuchung:** Untersuchung der angrenzenden Gelenke, Palpation des Tumors (Konsistenz, Verschieblichkeit, Größe), periphere Durchblutung, Sensibilität und Motorik **Bildgebung:** Röntgen: blasige Auftreibung des zumeist kurzen Röhrenknochens, mehrfach gekammert mit Abgrenzung gegenüber den Knochenstrukturen **Biopsie:** i.d.R. nicht erforderlich. Bei V.a. Enchondrom an langen Röhrenknochen und am Becken durchaus indiziert, da hier häufige Entartung (Chondrosarkom)	**Kurze Röhrenknochen:** Kürettage, Spongiosaauffüllung. **Lange Röhrenknochen:** Kürettage und Spongiosaplastik, bei Malignität onkologische Resektion. **Becken:** nach entsprechender Diagnostik sorgfältige Resesktion des Befunds bei hohem Entartungsrisiko
Anamnese: Alter, Geschlecht, Trauma, Frakturen, weitere Herde, Pubertas praecox, Pigmentanomalien (McCune-Albright-Syndrom) **Untersuchung:** Achsbestimmung der Extremitäten, klinischer Frakturverdacht, Untersuchung der angrenzenden Gelenke, periphere Durchblutung, Sensibilität und Motorik **Röntgen:** kolbige Auftreibung des Knochens mit zentraler Osteolyse, Ausdünnung der Kortikalis und Looser-Umbauzone (beginnende Ermüdungsfraktur). Skelettszintigrafie: Identifikation weiterer Herde; am Schädel typische Usurierung **Biopsie:** radiologisch interventionell oder offen chirurgisch	**Konservativ:** die Erkrankug kommt in der Pubertät häufig spontan zum Stillstand. **Operativ:** bei ausgeprägtem Befall und Frakturgefahr Ausräumung des Herds mit Spongiosaplastik und ggf. Osteosynthese

3.2.12 Maligne Tumoren des Bewegungsapparats

Erstmaßnahmen

Anamnese: Erstbeobachtung, Tumoranamnese, Schmerzanamnese, neurologische Ausfallerscheinungen, Alltagseinschränkungen.

Leit- und Begleitsymptome	Verdachtsdiagnosen
Gelenknahe Knochenschmerzen Spontanfrakturen, Schwellung mit raumfordernder Wirkung zumeist kniegelenknah	Osteosarkom
Lange Zeit asymptomatische Schwellung beckennah Spontanfrakturen	Chondrosarkom
Unklare Gelenkschmerzen beim Kind mit Fieber B-Symptomatik	Ewing-Sarkom

3

Definition

bösartige Tumoren des Bewegungsapparats

Untersuchung: Bewegungsprüfung, periphere Durchblutung, Sensibilität und Motorik, ggf. Funktionsuntersuchung. Tumorpalpation
Bildgebung: Röntgen als Basisdiagnostik, meist Schnittbildgebung.

Spezifische Diagnostik	Spezifische Therapie
Anamnese: Alter, Geschlecht, Trauma, Thrombose, B-Symptomatik, Progredienz der Raumforderung über welchen Zeitraum **Untersuchung:** Untersuchung der angrenzenden Gelenke, Palpation des Tumors (Konsistenz, Verschieblichkeit, Größe), periphere Durchblutung, Sensibilität und Motorik **Labor:** CRP, BB, BSG, Kreatinin, LDH, Harnsäure, alkalische Phosphatase, Serumkalzium und Phosphat, Serumelektrophorese **Röntgen:** zwiebelschalenartiges Periost, Spiculae, Codman-Dreieck, solide Periostreaktion. MRT: immer erforderlich zu Beurteilung der Weichteile und detaillierten Abgrenzung des Tumors (Gefäßnervenbündel). CT Thorax und Abdomen zum Staging **Biopsie:** radiologisch interventionell oder offen chirurgisch	**Interdisziplinäres Vorgehen!** Adjuvante Chemotherapie, dann operative Therapie zumeist mit Resektion mit Sicherheitsabstand, dann erneute Chemotherapie; Extremitätenerhalt in 80–90% der Fälle möglich; 5-Jahres Überlebensrate 50–70%
Anamnese: Alter, Geschlecht, Trauma, Thrombose, B-Symptomatik, Progredienz der Raumforderung über welchen Zeitraum **Untersuchung:** Untersuchung der angrenzenden Gelenke, Palpation des Tumors (Konsistenz, Verschieblichkeit, Größe), periphere Durchblutung, Sensibilität und Motorik **Labor:** CRP, BB, BSG, Kreatinin, LDH, Harnsäure, alkalische Phosphatase, Serumkalzium und Phosphat, Serumelektrophorese **Röntgen und CT:** osteodestruktiver Tumor mit traubenförmigem Tumorwachstum, Tumornekrosen mit Kalkspritzern. MRT: immer erforderlich zur Beurteilung der Weichteile und detaillierten Abgrenzung des Tumors (Gefäßnervenbündel). CT Thorax und Abdomen zum Staging **Biopsie:** radiologisch interventionell oder offen chirurgisch	**Immer operatives Vorgehen.** Aufgrund des zumeist langsamen Tumorwachstums ist der Tumor gegenüber Strahlen- und Chemotherapie unempfindlich; radikale Resektion des Tumors (z.B. Hemipelvektomie)
Anamnese: Alter, Geschlecht, Trauma, Thrombose, B-Symptomatik, Progredienz der Raumforderung über welchen Zeitraum **Untersuchung:** Untersuchung der angrenzenden Gelenke, Palpation des Tumors (Konsistenz, Verschieblichkeit, Größe), periphere Durchblutung, Sensibilität und Motorik **Labor:** CRP, BB, BSG, Kreatinin, LDH, Harnsäure, alkalische Phosphatase, Serumkalzium und Phosphat, Serumelektrophorese **Bildgebung:** im Frühstadium ist der Befund schwer von einer Osteomyelitis abzugrenzen; im Verlauf dann mottenfraßähnliche Strukturauflösung des Knochens; zusätzlich MRT **Biopsie:** Biopsie: radiologisch interventionell oder offen chirurgisch	**Interdisziplinäres Vorgehen!** Adjuvante Chemotherapie, dann operative Therapie zumeist mit Resektion mit Sicherheitsabstand, dann erneute Chemotherapie und Nachbestrahlung; Extremitätenerhalt in 80-90% der Fälle möglich; 5-Jahres Überlebensrate 50%; im Gegensatz zu Osteosarkom und Chondrosakrom ist das Ewing-Sarkom strahlensensibel

KAPITEL

4

Isabel Dützmann, Stephan Dützmann, Matthias Fischer, Nicolas Gumpert, Martina Henniger, Gerret Hochholz, Tobias Kasprak, Jürgen Specht

Die wichtigsten Fälle der Orthopädie, Unfallchirurgie

4.1 Ellenbogenschmerzen nach Training im Fitnessstudio

Anamnese

Ein junger, sportlicher Medizinstudent berichtet Ihnen über Beschwerden im rechten Ellenbogengelenk, die seit 3 Monaten zunehmen. Besonders bei grobmanueller Tätigkeit der Finger und des Handgelenks werden Schmerzen angegeben.

Da er Semesterferien hatte, trainierte er zuletzt fast täglich im Fitnessstudio, um die erlernten Kenntnisse über Muskelhypertrophie aus der Theorie in die Praxis umzusetzen.

Zuletzt konnte er bis zu Beginn der Beschwerden eine deutliche Kraftzunahme im Bereich der Arme (beidseits) feststellen.

Untersuchungsbefunde

Sie untersuchen einen 23-jährigen Mann in gutem AZ und muskulösem Habitus. Die Körpergröße beträgt 189 cm bei einem Gesamtgewicht von 93 kg.

Äußerlich zeigen sich an beiden Ellenbogengelenken keine Auffälligkeiten (keine Schwellung, Rötung oder Ergussbildung). Der Bewegungsradius des Ellenbogengelenks ist endgradig frei. Beim Händedruck gibt der Patient einen Schmerz im äußeren Ellenbogenbereich an. Weiterhin schmerzt die Handgelenk-Extension rechts erheblich. Bei dem Extensionstest der einzelnen Finger wird der Mittelfinger als besonders schmerzhaft angegeben. Mit ausgestrecktem Arm und Handgelenk kann nur noch ein Gewicht unter 500 g schmerzfrei gehalten werden. Die Unterarmstreckmuskulatur weist eine generalisierte Muskeltonuserhöhung auf.

Fragen und Antworten

Wie lautet Ihre Verdachtsdiagnose? An welche Differenzialdiagnosen müssen Sie denken?

Bei der beschriebenen Symptomatik handelt es sich um eine **Epicondylitis humeri radialis,** auch Tennisarm oder Tennisellenbogen genannt.

Durch das intensive Training, das von einer Muskelhypertrophie begleitet wurde, hat sich eine Enthesiopathie (Sehnenansatzentzündung) am lateralen Epikondylus des Humerus, welcher also zum Oberarmknochen gehört, gebildet.

Allein das repetitive Training kann eine Epikondylitis provozieren. Aber gerade bei einer trainingsbedingten Leistungszunahme adaptieren die Sehnen langsamer als der Muskel an die vermehrte Belastung. Im beschriebenen Fall war gerade die Kombination aus Intensität und Belastungszunahme durch die Hypertrophie der Muskulatur entscheidend für die Krankheitsentstehung.

Medizinisch betrachtet handelt es sich bei der Epicondylitis humeri radialis um ein Schmerzsyndrom, dessen Ursprungszonen sich im Bereich der streckseitigen Hand- und Fingermuskulatur und an den äußeren Ansätzen des Humerus befinden.

Als **Differenzialdiagnosen** müssen immer in Betracht gezogen werden:

- **Epicondylitis humeri ulnaris** (Golferellenbogen): Die Epicondylitis humeri ulnaris ist der „kleine Bruder" des Tennisarms. Bei einem Golferellenbogen sind die Unterarmbeuger am Sehnenansatz des Humerus am inneren Ellenbogen entzündet. Klinisch unterscheidet sich die Epicondylitis humeri radialis von der Epicondylitis humeri ulnaris durch die Schmerzen beim Beugen des Handgelenks. Der Golferellenbogen tritt insgesamt seltener als der Tennisarm auf.
- **Zervikalsyndrom:** Bei einer Epicondylitis humeri radialis muss immer an ein Zervikalsyndrom gedacht werden, denn sowohl ein radikuläres C5/

C6-Syndrom als auch eine pseudoradikuläre Symptomatik können einer Epicondylitis humeri radialis stark ähneln. Aber besonders die differenzierte klinische Untersuchung von HWS und Ellenbogen lässt eine Unterscheidung zu.

- **Nervenkompressions-/Nervenengpasssyndrom:** Ebenso kann eine Einengung oder Reizung des R. profundus des N. radialis vergleichbare Symptome verursachen. Der R. profundus passiert in der sog. Supinatorloge den M. supinator. Besonders durch Training der Unterarmmuskulatur oder Überlastung kann es zu einer Reizung durch ein Nervenengpasssyndrom kommen.
- **Degenerative Gelenkveränderungen** (Arthrose des Ellenbogengelenks): Eine Kubitalarthrose ist fast immer posttraumatischer oder rheumatischer Genese. Auch wenn diese Differenzialdiagnose selten ist, darf sie nicht vergessen werden.
- **Akute lokale Entzündungsprozesse:** Bei akuten, lokalen Entzündungsprozessen muss man Reizungen der Gelenkkapsel oder der Bänder des Ellenbogengelenks in Betracht ziehen. Hierbei denkt man besonders an die Kollateralbänder und das Lig. anulare radii.
- Eine weitere Diagnose ist die **Bursitis olecrani,** die aber eher am rückseitigen Ellenbogengelenk als an der lateralen Seite zu finden ist. Die Unterscheidung ist aufgrund des optischen Befunds in der Regel einfach.
- **Tumoren:** Tumoren am Ellenbogengelenk sind verhältnismäßig selten. Es dominieren Weichteiltumoren, an die besonders bei Ellenbogenschmerzen bei Kindern gedacht werden muss.

Nennen Sie die Ursache der vorliegenden Erkrankung.

Da die Epicondylitis humeri radialis durch chronische mechanische **Überbeanspruchung** hervorgerufen wird, sind davon viel häufiger Handwerker, Mechaniker, Straßen- und Bauarbeiter oder Sekretärinnen betroffen. Aber nicht nur die **Makrobelastungen** der Hand führen zu einer Epikondylitis, sondern auch **Mikrobelastungen** wie sie bei jenen Berufsgruppen, die den Computer als Arbeitsmittel nutzen, vorkommen. Die zunehmende Nutzung, insbesondere der PC-Maus, führte in den letzten Jahren zu einer steigenden Anzahl an Patienten, die unter einem Tennisarm leiden. Neudeutsch spricht man bei diesen Patienten auch von einem sog. **Mausarm.** Mikrobelastungen von tausenden Wiederholungen am Tag können zu entsprechenden Beschwerden führen.

Die Ursachen für das Auftreten einer Epikondylitis sind nach derzeitigem Kenntnisstand noch nicht eindeutig geklärt. Bei Patienten mit entsprechender Veranlagung (prädisponierten Patienten) kann eine ständige Überbelastung zu Entzündungen und Einrissen an den Sehnen am knöchernen Ansatz des Humerus führen. Von der Überbelastung ist deutlich häufiger der dominante Gebrauchsarm (daher mehr rechte Tennisarme als linke) betroffen. Überbelastungen treten häufig bei sehr einseitigen, monotonen Tätigkeiten auf, die sich ständig wiederholen.

Welche Untersuchungen sind von Bedeutung? Nennen Sie die Gründe!

Im Rahmen der ärztlichen Untersuchung führt der Arzt sog. **Widerstandstests** durch. Dabei lässt der Arzt den Händedruck immer kräftiger ausführen und ermittelt die Kraft, an dem der Patient Schmerzen am Sehnenansatz am Ellenbogen verspürt.

Weiterhin wird die **Handgelenk-Extension** gegen Widerstand getestet. Wie schon beim ersten Test wird auch hier der Widerstand ermittelt, bei dem die Beschwerden auftreten. Zuletzt wird die **Finger-Extension** in gleicher Weise getestet und hier der schmerzhafteste Finger ermittelt.

Bei **Druck** auf die Ursprungszonen des **M. extensor digitorum communis** und des **M. extensor carpi radialis brevis,** tritt ein starker, stechender Schmerz auf. Palpatorisch wird hier auf Lücken in der Sehne geachtet, die für einen Teilriss der gemeinsamen Extensorensehne sprechen kann.

Oftmals ist die gesamte Unterarmmuskulatur stark verspannt und es können unter Umständen auch leichte Gefühlsstörungen auftreten, die sich z. B. durch eine nichtradikuläre Dysästhesie bemerkbar machen. Diese werden in der Regel nicht durch ein Zervikalsyndrom (HWS-Syndrom) oder lokale Nervenschäden hervorgerufen.

Bei einer **Ultraschalluntersuchung** kann der Arzt eine Schwellung im Bereich der Sehnenansätze erkennen, während bei Röntgenuntersuchungen des Ellenbogengelenks nur sehr selten und meist nur in fortgeschritteneren Stadien kleine Sehnenansatzverkalkungen (Periostunregelmäßigkeiten) festzustellen sind.

Diese Veränderungen kann man als deutliche Schwellung oder Erhabenheit auf dem äußeren Ellenbogen im Seitenvergleich gut erkennen.

Bei Verdacht auf eine Schädigung der gemeinsamen Extensorensehne ist ein **MRT** das Mittel der Wahl, um das Ausmaß der Schädigung zu diagnostizieren.

Welche Therapiemaßnahmen sind bei der Erkrankung sinnvoll?

Eine Epicondylitis humeri radialis wird überwiegend konservativ behandelt. Nur angerissene Extensorensehnen sprechen schlecht auf konservative Therapieverfahren an.

Besonders wichtig ist die **Belastungsreduktion** des betroffenen Arms. Um den Ellenbogen weiter zu entlasten, gibt es Bandagen und Spangen, die biomechanisch versuchen, die Kraft um die betroffene Sehne herumzuleiten. Welche Bandage im Speziellen zum Einsatz kommt, hängt von der Form und dem Stadium des Tennisarms ab.

Schmerzen kann der Patient selbst leicht mithilfe einer Kälte- oder Wärmebehandlung verbessern, wobei die Anwendung von Kälte vor allem im akuten, Wärme hingegen im chronischen Stadium besonders effektiv ist.

Auch eine **Physiotherapie** kann sinnvoll sein. Besonders Dehnübungen, die die Unterarmmuskulatur detonisieren, und eine spezielle Massagetechnik (Querfriktionsmassage), die die Sehne quer zur Zugrichtung behandeln, helfen der Regeneration.

Eine Behandlung mit lokal angewandtem **Ultraschall** oder **Mikrowellen** kann ebenso Schmerzen vermindern und entweder allein oder in Kombination mit der Massage eingesetzt werden, um dadurch die Durchblutung der Muskulatur vor dem Massieren zu erhöhen.

Medikamente können den Entzündungsprozess zudem positiv beeinflussen. Zunächst einmal können Salbenverbände (mit **NSAR**-haltigen Substanzen) lokal aufgetragen werden. Solche Präparate können als Alternative auch oral (z. B. Diclofenac, Celecoxib o. Ä.) eingenommen werden.

Außerdem gibt es die Möglichkeit, an dem betroffenen Muskelansatz eine Mischung aus topisch wirkenden Kortikosteroiden und Lokalanästhetika lokal zu applizieren.

Weiterhin kann eine **Akupunktur** beim Tennisarm hilfreich sein, da sie nicht nur die Schmerzen verringern kann, sondern sich zudem direkt gegen die Entzündungsreaktion richtet. Da die Akupunktur ein langsames Verfahren ist, sollte der Patient immer darauf hingewiesen werden, dass es durchaus 6 Wochen dauert, bis eine Besserung der Beschwerden eintritt.

Blieb die Behandlung erfolglos, stehen mit der Stoßwellentherapie, der Röntgenreizbestrahlung oder der Operation weitere Maßnahmen zu Verfügung.

Bei einer **Stoßwellentherapie** werden hochenergetische, fokussierte Ultraschallwellen auf den entsprechenden Sehnenansatz appliziert. Vergleichbar mit der Röntgenreizbestrahlung werden dabei regenerative Prozesse stimuliert.

Bei der **Röntgenreizbestrahlung** werden je nach Protokoll in sechs bis zwölf Bestrahlungssitzungen 8–12 Gy auf den betroffenen Bereich appliziert.

Eine **OP-Indikation** besteht, wenn alle oben genannten Behandlungen innerhalb von 6 Monaten keine Besserung erzielen oder sich die Symptome unter der Therapie womöglich sogar verschlechtern. Dann wird der gemeinsame Strecksehnenansatz gelockert, indem der Sehnenansatz eingekerbt oder komplett durchtrennt wird.

Welche dauerhaften Funktionsstörungen sind relevant und wie ist die Prognose der Erkrankung?

Die Prognose des Tennisarms kann als **gut** bezeichnet werden, da die meisten Patienten bei einer Erkrankung am Tennisellenbogen konservativ, d. h. in 97 % der Fälle ohne Operation, geheilt werden können. Nur in sehr seltenen Fällen kann auch eine Operation keine dauerhafte Linderung der Schmerzen bewirken. Dauerhafte Funktionsstörungen sind daher unwahrscheinlich.

ZUSAMMENFASSUNG

Bei einer **Epicondylitis humeri radialis** (ICD-10: M77.1) handelt es sich um eine lokalisierte Entzündung im Bereich der Streckmuskulatur des Unterarms und der Hand. Es treten infolge einer Überbeanspruchung der Muskulatur charakteristische Schmerzen auf, die die Gebrauchsfähigkeit des betroffenen Arms unter Umständen enorm einschränken. Durch die inzwischen sehr guten **konservativen Behandlungsmöglichkeiten** sind Operationen am Tennisarm kaum noch notwendig. Die Behandlungsmethoden reichen von Entlastung, Salbenverbänden, Bandagen, Krankengymnastik über NSAR-haltige Medikamente, lokale Kortikosteroidinfiltrationen, Akupunktur, Stoßwellentherapie bis hin zur Röntgenreiz bestrahlung. Erst bei Versagen all dieser Maßnahmen wird eine OP erwogen.

4.2 Schwellung und Schmerzen am Oberarm

Anamnese

Die 71-jährige Frau C. war auf ihrem Heimweg vom Einkaufen gestolpert und auf den rechten Ellenbogen gestürzt. Da am Abend die Schulter angeschwollen und der Schmerz in diesem Bereich nicht besser geworden war, fuhr sie ihr Sohn in das nächste Krankenhaus.

Untersuchungsbefunde

Körperliche Untersuchung: Am rechten proximalen Oberarm zeigt sich eine deutliche Schwellung mit Druckschmerz bei schmerzbedingt stark eingeschränktem Bewegungsumfang des Schultergelenks. Das Ellenbogengelenk ist frei beweglich und nicht druckschmerzhaft. Die Sensibilität am rechten Arm sowie der rechten Hand stellt sich seitengleich dar. Ebenfalls unauffällig verhalten sich die peripheren Pulse und Motorik.
Röntgenaufnahme ➤ Abb. 4.1.

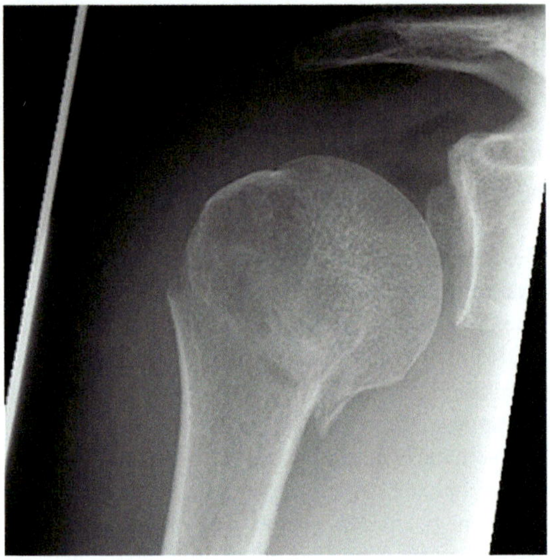

Abb. 4.1 [T579]

Fragen und Antworten

Wie lautet Ihre Diagnose?
Auf der Röntgenaufnahme ist deutlich eine Fraktur des rechten proximalen Humerus zu erkennen. Kommt es zur Fraktur auf der Höhe des **Collum chirurgicum** (wie in diesem Fall), so spricht man von der **subkapitalen Humerusfraktur.** Klassischerweise tritt die **proximale Humerusfraktur bei älteren Patienten** wegen des osteoporotisch veränderten Knochens auf.

Als Unfallmechanismus wird entweder ein indirektes Trauma durch Sturz auf den ausgestreckten Arm oder den Ellenbogen bzw. als direktes Trauma bei Sturz auf die Schulter beschrieben.

Typische Symptome sind Schwellung, lokaler Druckschmerz, (schmerzbedingte) Bewegungseinschränkung sowie oft ein Hämatom.

Welche Röntgenaufnahme und ggf. weitere bildgebende Diagnostik veranlassen Sie?
Primär veranlassen Sie eine Röntgenaufnahme des **Schultergelenks in zwei Ebenen:** true a.p., und Y-Aufnahme (Skapula tangential). Bei der Aufnahme in **true a.p.** wird der Patient ca. 30° zur Röntgenplatte gedreht, sodass das Glenohumeralgelenk besser eingesehen werden kann.

Bei komplizierteren oder schwer beurteilbaren Frakturen kann eine **CT** indiziert sein. Bei Verdacht auf okkulte oder pathologische Frakturen liefert die **MRT** wichtige Zusatzinformation. Bei fehlendem Puls der A. radialis sollte mittels **Angiografie** (DSA, CT, MRT) eine Gefäßläsion ausgeschlossen werden.

Wie wird diese Humerusfraktur nach Neer eingeteilt?
Die geläufigste Einteilung der **proximalen Humerusfraktur** ist die nach Neer (➤ Abb. 4.2). Diese richtet sich nach der Anzahl der vier potenziellen Frakturfragmente (Kalotte, Tuberculum majus, Tuberculum minus sowie distales Frakturfragment) und berücksichtigt deren Dislokation und eine mögliche Luxation.

Erklären Sie bitte anhand dieser Fraktur die AO-Klassifikation!

Im Rahmen der **Arbeitsgemeinschaft für Osteosynthese (AO)** wurde ein **Schlüsselsystem** entwickelt, nachdem jede Fraktur einheitlich klassifiziert werden kann (z. B. 31-C1.2). Vor allem für die **langen Röhrenknochen,** zu denen der Humerus zählt, hat sich diese AO-Klassifikation (auch Müller-Klassifikation) durchgesetzt. Die **ersten drei Stellen der AO-Klassifikation** sollten im Examen beherrscht werden und sind daher in der ➢ Tab. 4.1 aufgeführt.

Wie wird diese Fraktur behandelt?

Mehr als 90 % aller proximalen Humerusfrakturen sind **Typ-1-Frakturen nach Neer,** also weniger als 1 cm disloziert und weisen eine Fragmentkippung von weniger als 45° auf. Diese Frakturen können ebenso wie stabil eingestauchte Typ-2-Frakturen (AO-Typen A2, B1, evtl. C1) konservativ behandelt werden (bitte regionäre Unterschiede der Behandlung beachten!).

- **Konservative Therapie:**
  - Ruhigstellung im Gilchrist- oder Desault-Verband für 1 Woche sowie Schmerzmedikation, anschließend frühfunktionelle Krankengymnastik
  - Physiotherapeutische Mobilisation nach 3 Tagen

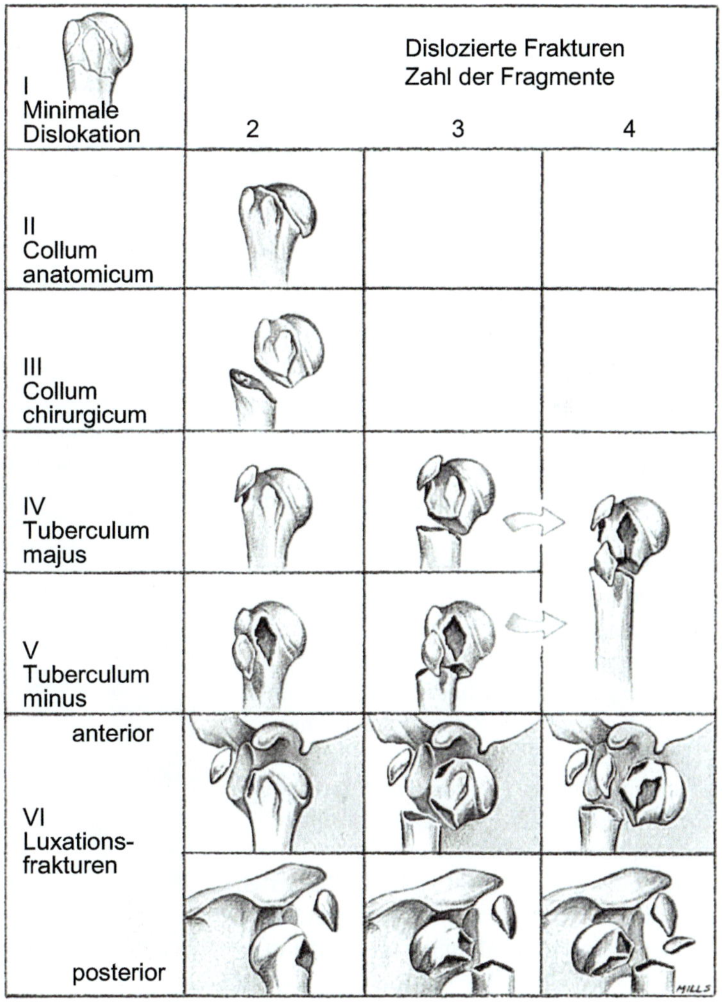

Abb. 4.2 Neer-Einteilung der proximalen Humerusfrakturen. [R234]

Tab. 4.1 AO-Einteilung der langen Röhrenknochen

1. Stelle	Lokalisation des betroffenen Knochens		1 → Humerus 2 → Radius und Ulna 3 → Femur 4 → Tibia und Fibula
2. Stelle	Lokalisation der Fraktur am Knochen		1 → proximales Segment 2 → diaphysäres Fragment (Schaft) 3 → distales Segment
3. Stelle	Morphologie der Fraktur	Diaphysäres Segment	A → einfache Fraktur B → Keilfraktur C → komplexe Fraktur
		Proximales und distales Segment	A → extraartikuläre Fraktur B → partielle Gelenkfraktur C → vollständige Gelenkfraktur
Die **4. und 5. Stelle** gliedert die Fraktur weiter nach Schweregrad der Fraktur (1 bis 3)			

Durch eine geschlossene Reposition kann evtl. eine instabile Fraktur in eine stabile überführt werden, sodass eine konservative Therapie möglich ist. Patienten mit einer (weiterhin) instabilen Typ-2-Fraktur sowie solche mit Typ-3- bis Typ-6-Frakturen nach Neer sollten innerhalb einer Woche zur elektiven (geplanten) Operation stationär aufgenommen werden.

- **Operative Therapie:**
  - Typ-3-Frakturen nach Neer ggf. geschlossene Reposition und perkutane Kirschner-Draht-Osteosynthese
  - Andere Frakturtypen nach Möglichkeit geschlossene, sonst offene Reposition mit anschließender offener Osteosynthese (Schrauben, Zuggurtung, Kirschner-Drähte, Platten) meist über ventralem Zugang nach Kocher (Sulcus deltoideopectoralis)
  - Versorgung bei irreparablen Frakturen bzw. bereits bestehender Schultergelenkarthrose mit Schulterhemiprothesen

Anschließend erfolgt die **nicht zu lange Ruhigstellung** im Gilchrist-Verband oder einer Thoraxabduktionsschiene. Eine frühe Mobilisation ist anzustreben, damit es nicht zu Kapselverklebungen, Zerstörungen von Gleitstrukturen und dadurch bedingte schmerzhafte Bewegungseinschränkungen oder sogar einer Frozen Shoulder **(Schultersteife)** kommt.

MERKE

Prä- und postoperativ immer Durchblutung, Motorik und Sensibilität prüfen; eine Röntgen-Kontrolle veranlassen.

Welche Begleitverletzungen können auftreten?

Im Rahmen von Humerusfrakturen (➤ Abb. 4.3) kann es zu Schäden der im Bereich der Fraktur verlaufenden Nerven und Gefäße kommen.

- Bei der **proximalen Humeruskopffraktur** sind vor allem der N. axillaris, der Plexus brachialis sowie die A. brachialis gefährdet. Eine weitere Komplikation besteht in der Entwicklung einer Humeruskopfnekrose, die bei starker Ausprägung eine Endoprothesenversorgung notwendig machen kann. Außerdem kann die lange Bizepssehne durch eine Fraktur eingeklemmt werden.
- Bei der **Humerusschaftfraktur** stehen Läsionen des N. radialis im Vordergrund (klinisch „Fallhand").
- Die **distale Humerusfraktur** kann Schäden des N. ulnaris (klinisch „Krallenhand") im Bereich des Epicondylus humeri ulnaris nach sich ziehen.

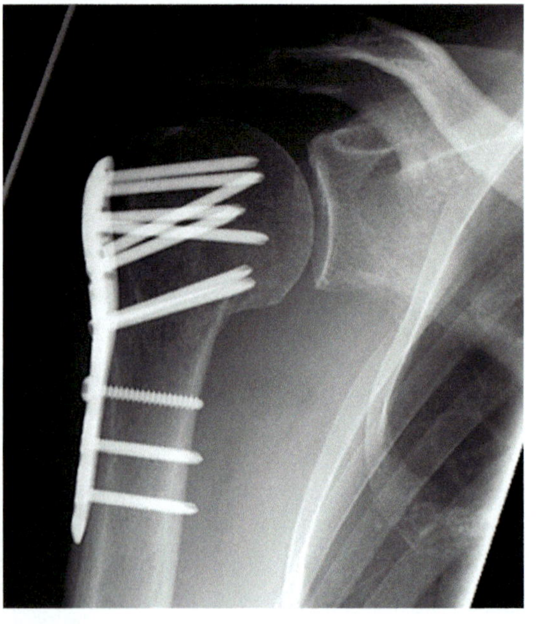

Abb. 4.3 Osteosynthesenversorgung einer subkapitalen Humerusfraktur. [T579]

- **Suprakondyläre Humerusfraktur:** Sonderform der distalen Humerusfraktur, die vom IMPP gerne als im **Kindesalter** häufigste Humerusfraktur und ellenbogengelenksnahe Verletzung geprüft wird. Sie weist als Komplikationen primäre Läsionen des N. radialis oder N. medianus (klinisch „Schwurhand"), häufiger Irritationen des N. ulnaris durch die Reposition oder eingebrachtes Osteosynthesematerial sowie eine Varusfehlstellung der Ellenbogenachse (Cubitus varus) auf.

MERKE

Die suprakondyläre Humerusfraktur ist die im Kindesalter häufigste Humerusfraktur und häufigste Ellenbogenverletzung.

ZUSAMMENFASSUNG

- Die proximale Humerusfraktur, die v. a. beim älteren Patienten vorkommt, zeigt sich klinisch mit Schwellung, lokalem Druckschmerz, (schmerzbedingter) Bewegungseinschränkung und ggf. Hämatom.
- Die proximalen Humerusfrakturen werden nach Neer in sechs Frakturtypen oder nach der AO-Klassifikation eingeteilt.
- Stabile Typ-1- und ggf. Typ-2-Frakturen nach Neer können konservativ für 1 Woche im Gilchrist-Verband behandelt werden, während instabile Frakturen nach möglichst geschlossener Reposition operativ versorgt werden. Für inoperable Frakturen steht die Endothesenimplantation zur Verfügung.
- Als Begleitverletzungen können Schäden v. a. an Nerven und Gefäßen im Frakturbereich vorkommen.
- Prä- und postoperativ müssen die DMS geprüft sowie Röntgenaufnahmen der Schulter in zwei Ebenen (true a. p. und Y-Aufnahme) veranlasst werden.
- Eine physiotherapeutische Frühmobilisation wirkt der Gefahr von Bewegungseinschränkungen sowie Schultersteife entgegen.

4.3 Lumboischialgieforme Schmerzen

Anamnese

In Begleitung seiner Ehefrau erscheint ein 54-jähriger Bankangestellter in Ihrer Praxis und erzählt folgende Geschichte: Er habe von seiner Frau den Auftrag bekommen, die schweren Blumenkübel vor dem Winter von der Terrasse in den Keller zu tragen. Nachdem er bereits drei der schweren Blumentöpfe problemlos verstauen konnte, rutschte ihm der vierte auf der Kellertreppe aus der linken Hand. Mit einem kräftigen Nachgreifen zum Treppengeländer versuchte er sicheren Halt zu bekommen. Dabei schoss ihm blitzartig ein Schmerz in das rechte Bein und in den Rücken, welcher tief lumbal besonders stark ausgeprägt sei. Sofort setzte ein Kribbeln über dem hinteren Oberschenkel und dem seitlichen Unterschenkel bis zum kleinen Zeh ein. Auf Nachfrage gibt er an, dass er in den letzten Monaten bereits mehrfach Schmerzen im Bereich der Lendenwirbelsäule verspürte. Diese hätten aber immer nur kurzzeitig bestanden und ihn nicht weiter gestört.

Untersuchungsbefunde

Sie untersuchen einen 54-jährigen Mann in schmerzbedingt reduziertem AZ. Die Körpergröße beträgt 185 cm bei einem Gesamtgewicht von 88 kg.

Äußerlich zeigen sich keine Auffälligkeiten an der Wirbelsäule und den beiden unteren Extremitäten. Der Zehenspitzengang wie der Hackengang rechts sind schmerzbedingt eingeschränkt, aber möglich. Es findet sich ein ausgeprägter paravertebraler Muskelhartspann in der gesamten Lendenwirbelsäule ohne wesentlichen Druck- oder Klopfschmerz. Der Finger-Boden-Abstand beträgt 40 cm. Beide Iliosakralsegmente weisen ein Vorlaufphänomen auf.

Der Lasègue-Test ist rechts ab 20 Grad positiv. Das Bragad-Zeichen ist ebenfalls bei gleicher Gradzahl positiv. Neurologisch zeigt sich ein unauffälliger Patellarsehnenreflex beidseits. Der Achillessehnenreflex ist rechts leicht abgeschwächt.

Fragen und Antworten

Wie lautet Ihre Verdachtsdiagnose? An welche Differenzialdiagnosen müssen Sie denken?

Insgesamt sprechen Anamnese und klinischer Befund für einen **Bandscheibenvorfall der unteren LWS.** Hinweise darauf geben der Nervendehnungsschmerz des rechten Beins sowie die Kribbeldysästhesie im Bereich des Dermatoms S1 rechts. Daher lautet die Verdachtsdiagnose: Bandscheibenvorfall L5/S1 rechts mit sensorischem Defizit ohne motorische Ausfallserscheinungen.

Trotz dieses eigentlich klaren Symptombildes ist die Diagnose des Bandscheibenvorfalls keinesfalls sicher. Jegliche – auch nur leichte – Kompression der Nervenwurzel S1 kann vergleichbare Symptome auslösen. Die therapeutische Konsequenz unterscheidet sich jedoch erheblich!

Bei einem Bandscheibenvorfall unterscheidet man die plötzliche oder langsam zunehmende Verlagerung bzw. den Austritt von Gewebe des Nucleus pulposus einer Bandscheibe nach hinten (medial) in den Spinalkanal, hinten-seitlich (mediolateral) oder seitlich (lateral) auf die Nervenwurzel.

Bandscheibenvorfälle im Bereich der LWS treten wesentlich häufiger auf als Bandscheibenvorfälle im Bereich der HWS oder BWS.

Als **Differenzialdiagnosen** müssen immer in Betracht gezogen werden:

- **Lumboischialgie:** Die Abgrenzung eines Bandscheibenvorfalls von einer ausgeprägten lumboischialgieformen Schmerzsymptomatik ist allein durch klinische Untersuchung des Patienten nicht möglich.
- **Bandscheibenvorwölbung (Protrusion):** Auch eine Bandscheibenvorwölbung kann die oben beschriebenen Beschwerden verursachen. Insbesondere Protrusionen, die sich in das Neuroforamen vorwölben, können zu einer Nervenkompression führen.
- **Pseudoradikuläre Symptomatik:** Hierbei handelt es sich um eine Schmerzausstrahlung in das Bein, die keinem Dermatom – und daher Nerv – zugeordnet werden kann. In vielen Fällen stellt eine degenerative Veränderung der LWS die Hauptursache dar.
- **ISG-Blockierung:** Neurologische Begleiterscheinungen wie eine Kribbeldysästhesie sind nicht unüblich. Typischerweise geht die Schmerzausstrahlung jedoch nur bis in den hinteren Oberschenkel.
- **Neuroforamenstenose:** Wenn sich das Nervenaustrittsloch im Rahmen degenerativer Prozesse knöchern oder ligamentär verengt, kann es ebenfalls zu Kompressionsphänomenen führen. In der Regel sind diese Prozesse aber eher schleichend und setzen nicht akut ein.
- **Spinalkanalstenose:** Ähnlich wie bei der Neuroforamenstenose verengt sich hierbei auf degenerativer Basis der Wirbelkanal. Besonders anlagebedingte, enge Spinalkanäle neigen zu einem schleichenden Verschluss und zunehmender Kompression. Pseudoradikuläre Schmerzphänomene sind bei der spinalen Stenose führend.
- **Spinale Tumoren/Metastasen:** Primäre, spinale Tumoren sind selten und meist gutartig. Hat der Patient bereits ein höheres Lebensalter erreicht, kommen Metastasen häufiger vor als primäre Tumoren. Daher muss auch in der Orthopädie in der Anamnese immer nach Tumoren gefragt werden.

MERKE

Gerade beim lumbalen Bandscheibenvorfall muss immer an alle Differenzialdiagnosen gedacht werden. Auch wenn alle Symptome auf einen Bandscheibenvorfall hinweisen, zeigt die tägliche Erfahrung im Umgang mit lumbalen Schmerzsyndromen, dass nicht selten andere Ursachen zugrunde liegen.

Nennen Sie die Ursachen der vorliegenden Erkrankung.

Die Bandscheibe besteht bekanntermaßen aus einem Faserring (Anulus fibrosus) mit einem gallertigen Kern (Nucleus pulposus). Kommt es zu einer Schwächung oder zu einer Rissbildung des Faserrings aufgrund von Fehl- oder Überlastung der Wirbelsäule, tritt der gallertige Kern aus der Bandscheibe aus und verursacht so den Bandscheibenvorfall.

Zu den häufigsten Ursachen für einen Bandscheibenvorfall zählen:

- Alterung der Bandscheiben (Degeneration durch Bradytrophie des Bandscheibengewebes)
- Genetische Prädiposition
- Übergewicht
- Berufliche/sportliche Belastung
- Schwangerschaft
- Unfälle

Welche Untersuchungen sind von Bedeutung? Nennen Sie die Gründe!

Die Diagnose eines Bandscheibenvorfalls beinhaltet verschiedene körperliche und apparative Untersuchungen. Obwohl viele diagnostische Möglichkeiten zum Bandscheibenvorfall existieren, stellt auch heute noch die klinische Untersuchung des Patienten die primäre und wertvollste Untersuchungsform dar.

- **Neurologische Untersuchung:** beinhaltet die Überprüfung der Reflexe, der Motorik sowie der Sensibilität, woraus Rückschlüsse auf Lage, Schweregrad sowie Nervenbeteiligung gezogen werden können. Daneben spielt auch die Messung der Nervenleitgeschwindigkeit eine Rolle. Hierdurch kann der Schweregrad des Bandscheibenvorfalls besser eingeschätzt und die komprimierte Nervenwurzel genau diagnostiziert werden.
- **Konventionelle Röntgendiagnostik:** Mittels einer Röntgenaufnahme, die mindestens in 2 Ebenen (von vorn, von der Seite) durchgeführt wird, kann man die knöcherne Struktur der Wirbelsäule beurteilen. Da die Bandscheibe im Röntgen nicht dargestellt wird, kann allein dadurch die Diagnose eines Bandscheibenvorfalls nicht gestellt werden. Es ergibt allerdings wertvolle Informationen hinsichtlich des Degenerationszustands (Osteochondrose) und mögliche Hinweise auf Differenzialdiagnosen.
- **Myelografie:** Im Rahmen einer Myelografie wird ein Röntgenkontrastmittel in den Duralsack injiziert. Durch das Kontrastmittel im Nervensack wird das darin liegende Rückenmark inkl. der Nervenwurzel indirekt in Form von Kontrastmittelaussparung sichtbar. Da mittlerweile auf sehr gute Schnittbildverfahren zurückgegriffen werden kann, setzt man die Myelografie mittlerweile nur noch selten isoliert ein.
- **Schnittbildverfahren:** Die MRT stellt die Bandscheibe, das Rückenmark und die Nervenwurzeln dar und ist damit das wertvollste apparative Untersuchungsverfahren in der Diagnostik eines Bandscheibenvorfalls (➤ Abb. 4.4). Die CT hat ihre Domäne in der knöchernen Darstellung der Wirbelsäule, ist heute weitestgehend durch die MRT-Untersuchung verdrängt worden und kommt nur noch bei Spezialfragestellungen (z. B. in Kombination mit einer Myelografie) zum Einsatz.

MERKE

Die Größe eines Bandscheibenvorfalls und die Symptome korrelieren häufig nicht.
Jede Therapie muss individuell abgewogen werden und richtet sich nicht nach dem Befund der bildgebenden Verfahren, sondern den **Symptomen** des Patienten.

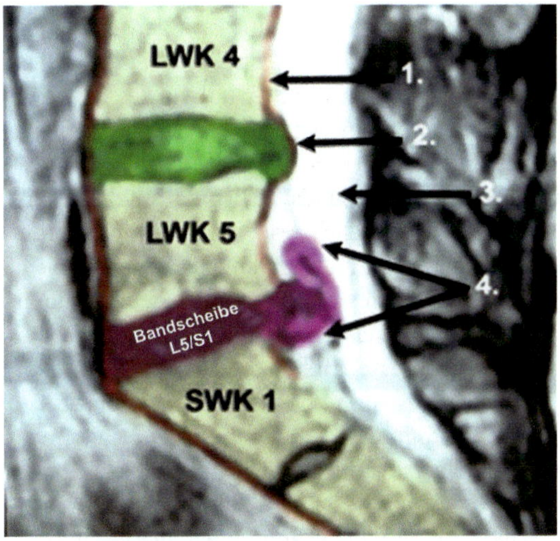

Abb. 4.4 MRT Bandscheibenvorfall (1. Wirbelkörper, 2. Bandscheibenvorwölbung, 3. Wirbelkanal, 4. Bandscheibenvorfall). [M848]

Welche Therapiemaßnahmen sind bei der Erkrankung sinnvoll?

Wie bei vielen Erkrankungen stehen für die Therapie des Bandscheibenvorfalls eine konservative und eine operative Behandlung zur Verfügung. Welche Therapieform zum Einsatz kommen sollte, muss immer individuell entschieden werden. Entgegen der häufigen Meinung werden über 90 % aller Bandscheibenvorfälle konservativ behandelt.

- **Medikamentöse Behandlung:** Besonders die Gruppe der **nichtsteroidalen Antiphlogistika** (NSAR) wie Ibuprofen, Diclofenac oder COX-2-Hemmer nehmen durch ihre abschwellende Wirkung Druck vom Nerv. Stärkere antiphlogistische Wirkung haben vor allem **Kortikosteroide.** Sie kommen dann zum Einsatz, wenn bereits neurologische Ausfallserscheinungen bestehen oder drohen. Darüber hinaus können **Muskelrelaxanzien** zum Einsatz kommen, welche die durch Antiphlogistika hervorgerufene schmerzlindernde Wirkung potenzieren können. Relaxanzien mindern über ein Auflösen der Muskelverspannung auch auf direktem Weg einen Teil der Beschwerden.
- **Physiotherapie/Krankengymnastik:** Durch die **Kräftigung der Rückenmuskulatur** im Rahmen physiotherapeutischer Maßnahmen wird eine verbesserte muskuläre Führung der Wirbelsäule

erzielt, die letztlich auch eine geringere Belastung der Bandscheibe bewirkt. Physiotherapie im Rahmen der konservativen Behandlung des Bandscheibenvorfalls gehört zu den wichtigsten Therapieformen.

- **Peridurale Infiltration** (PDI) und **periradikuläre Therapie** (PRT): Hierbei werden unter computertomografischer oder radiologischer Kontrolle schmerzstillende und entzündungshemmende Medikamente (in aller Regel topisch wirkende Kortisonderivate) millimetergenau am Ort des Bandscheibenvorfalls verabreicht. Dies bewirkt eine Eindämmung der entzündlichen Reaktion an der Nervenwurzel und nachfolgend eine Abschwellung des Nervs sowie Besserung des Bandscheibenvorfalls. Bei Lähmungen, Blasen- und Mastdarmstörungen oder medikamentös nicht beherrschbaren Schmerzzuständen besteht die Indikation zur Operation.
- **Mikrochirurgische Chirurgie:** Wie in allen Bereichen der Chirurgie kommen – wenn möglich – minimalinvasive Operationen zum Einsatz. Durch die kleinen Zugangswege ist die Rekonvaleszenz verkürzt, und die Probleme der Narbenbildung sind minimiert. Schwierigere Bandscheibenvorfälle (besonders große mediale oder mediolaterale) können nur schwer mittels minimalinvasiver Methoden behandelt werden, da ein breiterer Einblick in das Operationsgebiet notwendig ist.
- Beim **konventionellen** OP-Verfahren wird in der Regel über einen paravertebralen Zugang eine (Teil-)Hemilaminektomie durchgeführt. Dabei wird zum besseren Überblick ein Teil des Wirbelbogens entfernt.

Welche Komplikationen müssen Sie bedenken?

Bei einem Bandscheibenvorfall besteht immer eine akute Gefahr eines neurologischen Dauerschadens. Je länger ein Bandscheibenvorfall auf einen Nerv oder das Rückenmark drückt, desto größer werden die neurologischen Ausfälle. In vielen Fällen handelt es sich nur um Teillähmungen, die oft nur temporärer Natur sind und sich in den meisten Fällen vollständig zurückbilden. Daher sollte man die Indikation zur Operation sorgsam abwägen.

Die operativen Verfahren sind heute sehr weit ausgereift und durch die Dominanz mikrochirurgischer Verfahren gibt es immer weniger Komplikationen. Besonders gefürchtet ist jedoch das **Postnukleotomiesyndrom.** Hierbei handelt es sich um eine durch den chirurgischen Eingriff bedingte Narbe, die nach zwischenzeitlicher Besserung erneut auf den Nerv drückt und vergleichbare Beschwerden wie beim eigentlichen Vorfall verursacht.

ZUSAMMENFASSUNG

Unter einem **Bandscheibenvorfall** (ICD-10: M51.2) versteht man die plötzliche oder langsam zunehmende **Verlagerung bzw. den Austritt von Gewebe** des Nucleus pulposus einer Bandscheibe nach hinten (medial) in den Spinalkanal, hinten-seitlich (mediolateral) oder seitlich (lateral) auf die Nervenwurzel. Die meisten Bandscheibenvorfälle treten im Bereich der **LWS** auf. Hierbei kann es durch Druck auf Nervenwurzeln zu Schmerzen, Gefühlsstörungen und/oder Lähmungen kommen. Die **Therapie** des Bandscheibenvorfalls hängt nicht von der Größe oder Lage ab, sondern richtet sich vielmehr nach der Symptomausprägung. Die meisten Vorfälle werden **konservativ behandelt,** da sie eine gute Prognose besitzen. Zunehmende neurolgische Ausfälle oder eine durch Medikamente nicht kontrollierbare Schmerzsituation stellt eine **OP-Indikation** dar.

4.4 Sturz auf den Kopf

Anamnese

Der 38-jährige Maler und Lackierer Herr P. ist bei der Arbeit von der Leiter gestürzt. Laut Aussage der Auftraggeberin sei er mit dem Kopf auf dem Boden aufgekommen und wäre anschließend kurz bewusstlos gewesen. Als er wieder zu sich gekommen sei, wäre er abwesend gewesen und hätte erbrechen müssen. Daher hätten ihn die Auftraggeber gleich in die chirurgische Ambulanz gebracht. Der in Zeit und Ort desorientierte, schläfrige Patient gibt an, dass ihm seltsam im Kopf sei. Er könne sich an keinen Sturz erinnern.

Untersuchungsbefunde

Der 38-Jährige atmet flach mit einer AF von 20/min, der Puls liegt bei 98/min, der RR bei 100/65 mmHg.

Körperliche Untersuchung: Der Aufforderung, die Augen zu öffnen und die Arme zu bewegen, kommt der Patient nicht nach. Nur einen Schmerzreiz wehrt er gezielt ab und öffnet kurz die Augen. Die Pupillen reagieren seitengleich. Am Schädel befindet sich rechts temporal eine etwa 3 × 3 cm große Prellmarke, aber keine offenen Wunden oder knöchernen Stufenbildungen. Lungen: allseits belüftet. Abdomen: weich. Extremitäten: unauffällig.

Fragen und Antworten

Wie lautet Ihre Verdachtsdiagnose? Was wissen Sie zu Häufigkeit und Ätiologie?

Es handelt sich um ein **Schädel-Hirn-Trauma (SHT).** Definitionsgemäß handelt es sich beim SHT um eine Gewalteinwirkung auf den Kopf und das Gehirn mit mindestens kurzzeitiger neurologischer Symptomatik mit oder ohne Hirnverletzung. Ohne neurologische Symptomatik spricht man von einer **Schädelprellung.**

Die **Inzidenz** wird für Deutschland mit etwa **330 : 100.000** angegeben. Dabei sind etwas mehr Männer als Frauen betroffen. Das schwere Schädel-Hirn-Trauma ist bei den unter 45-Jährigen die Haupttodesursache. Auch bei Kindern unter 15 Jahren ist es eine der häufigen Todesursachen.

Als **Klinik** finden sich je nach Ausmaß der Hirnbeteiligung z. B. Kopfschmerz, Übelkeit/Erbrechen, Bewusstlosigkeit, Schwindel, Schwerhörigkeit, Doppelbilder, Amnesie, Orientierungs-, Sprach- und Koordinationsstörungen, motorische und neurologische Ausfälle, Streck- und Beugekrämpfe, aber auch vegetative Symptome.

- **Direkt offenes SHT:** Die Verletzung erstreckt sich durch die Kopfschwarte und die Schädelkalotte (Schädelknochen) und eröffnet die Dura → Infektion von Hirngewebe und Liquor möglich.
- **Indirekt offenes SHT:** Austritt von Blut oder Liquor aus den Ohren, der Nase oder dem Mund bei Schädelbasisfrakturen mit Duraeröffnung.

MERKE

Als **Ursache** für ein SHT führt mit etwa 50 % der **Sturz,** während **Verkehrsunfälle** nur etwa 25 % ausmachen.

Erläutern Sie bitte die Glasgow Coma Scale und ordnen Sie bitte dem Patienten einen Glasgow Coma Score zu.

Früher wurde das Schädel-Hirn-Trauma (SHT) anhand pathologischer Grundlagen eingeteilt in:

- **Commotio cerebri** (Gehirnerschütterung): keine morphologischen Schäden
- **Contusio cerebri** (Hirnprellung)
- **Compressio cerebri** (Hirnquetschung)

Als Maß des Schweregrades galt außerdem die Dauer der Bewusstlosigkeit.

Klinisch durchgesetzt hat sich die **Glasgow Coma Scale.** Diese ist als Beurteilung von Bewusstlosen bzw. bewusstseineingeschränkten Patienten entwickelt worden. Anhand der drei Kategorien Augenöffnen, motorische Reaktion und sprachliche Reaktion wird die jeweils bestmögliche Grundfunktion anhand eines Punktesystems eruiert. Die schlechteste Punktzahl je Kategorie ist 1, die beste 4, 5 bzw. 6, sodass zusammengezählt ein Glasgow Coma Score (GCS) von 3 bis 15 vergeben werden kann (➤ Tab. 4.2). Liegt eine Gewalteinwirkung auf den Schädel und das Gehirn vor, so kann anhand des GCS eine

Tab. 4.2 Glasgow Coma Scale

Kategorie	Beste Reaktion	Punkte
Augenöffnen	Spontan	4
	Nach Aufforderung	3
	Auf Schmerzreiz	2
	Gar nicht	1
Verbale Kommunikation	Patient orientiert	5
	Patient nicht vollständig orientiert	4
	Inadäquate Antwort	3
	Unverständliche Laute	2
	Keine verbale Kommunikation möglich	1
Motorische Reaktion	Gezielte Reaktion nach Aufforderung	6
	Gezielte Schmerzabwehr	5
	Ungezielte Schmerzabwehr	4
	Auf Schmerzreiz Beugesynergismen	3
	Auf Schmerzreiz Strecksynergismen	2
	Keine motorische Reaktion	1

Tab. 4.3 Schweregrad eines Schädel-Hirn-Traumas (SHT) nach dem Glasgow Coma Score (GCS)

Schweregrad des SHT	GCS	Häufigkeit
Leichtes SHT	13–15	≈ 91 %
Mittelschweres SHT	9–12	≈ 4 %
Schweres SHT	3–8	≈ 5 %

Einteilung in leichtes, mittelschweres und schweres SHT erfolgen (➤ Tab. 4.3).

Da bei **Kindern unter drei Jahren** die verbale Kommunikation noch eingeschränkt ist, wurde in einer **pädiatrischen Glasgow Coma Scale** dieser Bereich angepasst. Daraus ergibt sich für diese Kategorie die Abstufung normales Plappern (5), tröstbares Schreien (4), nicht tröstbares Schreien (3), unverständliche Laute/Stöhnen (2) und keine Laute (1). Mit dieser Abwandlung ist der GCS auch auf Kleinkinder anwendbar.

Der Patient Herr P. hat mit einem **GCS von 11** ein mittelschweres SHT.

MERKE
Der niedrigste GCS ist 3.

Welche diagnostische Bildgebung veranlassen Sie dringlich und wegen welcher Komplikationen?

Es muss initial eine **native Computertomografie des Schädels** (CCT ohne Kontrastmittel) veranlasst werden, um einen raumfordernden Prozess wie eine intrakranielle Blutung auszuschließen. In der nativen CT stellt sich eine **frische Blutung hyperdens** (also hell) dar. Man unterscheidet bei den traumatischen intrakraniellen Blutungen die epidurale, die subdurale, die intrazerebrale oder auch Kontusionsblutung sowie die traumatische Subarachnoidalblutung (➤ Kap. 4.9).

Eine **Zunahme des Hirndrucks** kann in der CT aufgrund einer **verstrichenen Gyrierung** oder einer **Mittellinienverschiebung** diagnostiziert werden. Im fortgeschrittenen Stadium kann sich eine **obere (auch transtentorielle) Einklemmung** zeigen, bei der es zu einer Einengung der Strukturen wie dem N. oculomotorius (→ Pupillenerweiterung!) im Tentoriumschlitz kommt. Die **untere Einklemmung** im Bereich des Foramen magnum (Hinterhauptloch) mit Schädigung der Medulla oblongata droht bei weiterem Druckanstieg.

In einem nachrangigen Schritt werden im **Knochenfenster Schädelfrakturen** beurteilt. Neben Frakturen der Kalotte muss gezielt der Gesichtsschädel, die Schädelbasis, aber auch der kraniozervikale Übergang und die HWS auf Frakturen und Läsionen abgesucht werden.

Besonders gefährdet sind Patienten mit Blutgerinnungsstörungen.

In der nativen CT des Patienten (➤ Abb. 4.5) zeigen sich eine frische Epiduralblutung (typischerweise linsenförmig) rechts sowie links eine der Epiduralblutung gegenüberliegende kleinere Kontusionsblutung.

MERKE
Frische intrakranielle Blutungen stellen sich in der nativen CCT hyperdens (hell) dar.

Wie gehen Sie therapeutisch vor?

Patienten ohne Gerinnungsstörung mit einem **GCS von 15** können, sofern sie nicht erbrochen haben, nicht unter Amnesie leiden und auch **keine weiteren Symptome** eines SHT zeigen, nach gründlicher Untersuchung und mit Hinweis darauf, dass sie bei Symptomen sofort wieder in die Klinik kommen müssen, ggf. nach Hause entlassen werden.

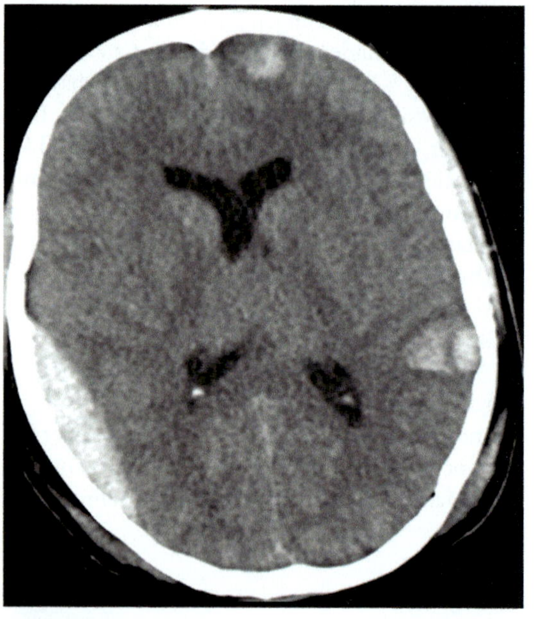

Abb. 4.5 Frische Epiduralblutung und Kontusionsblutungen. [T579]

Ein **GCS unter 15** erfordert eine stationäre, ein **GCS unter 9** sowie bei Hirndruckzeichen und Intubationspflichtigkeit sogar eine engmaschige intensivtherapeutische Überwachung. Die Vitalfunktionen müssen stabilisiert werden.

Bei **Hirndruckzeichen** kann je nach Ausmaß eine Hirndrucksenkung (Lagerung, Beatmung, medikamentös) unter Hirndruckmessung und -kontrolle vorgenommen werden oder sogar eine größere Operation (z. B. Kraniektomie) notwendig werden.

Frakturen werden, sofern sie den Patienten nicht akut gefährden, nur bei deutlicher Dislokation versorgt.

ZUSAMMENFASSUNG

- Beim Schädel-Hirn-Trauma (SHT) handelt es sich um eine Gewalteinwirkung auf Kopf und Gehirn mit mindestens kurzzeitiger neurologischer Symptomatik.
- In etwa 50 % der Fälle ist das SHT Folge eines Sturzes, nur in 25 % ist ein Verkehrsunfall ursächlich. Das SHT wird bei einer Inzidenz von 330 : 100.000 als Haupttodesursache der unter 45-Jährigen angegeben.
- Anhand des Glasgow Coma Score (GCS) kann das SHT in die Schweregrade leicht (GCS 13–15), mittelschwer (GCS 9–12) und schwer (GCS 3–8) eingeteilt werden.
- Initial ist die native (= ohne Kontrastmittel) CCT die Diagnostik der Wahl, um eine intrakranielle Blutung und eine Hirndrucksteigerung auszuschließen.
- Abhängig vom Schweregrad müssen Patienten mit SHT stationär oder intensivtherapeutisch engmaschig überwacht werden.

4.5 Instabilität des Kniegelenks nach Sportunfall

Anamnese

Ein 26-jähriger Mann hat sich 2 Tage vor der Vorstellung bei Ihnen beim Skifahren das linke Knie „verdreht". Bei geringer Geschwindigkeit sei er über eine Unebenheit gefahren, die er nicht bemerkt hatte. Das linke Kniegelenk sei in einer leichten Beugestellung gewesen. Er habe ein plötzliches kurzes „Knacken" verspürt, sei dann jedoch noch weiter bis zur Liftstation gefahren. In der folgenden Stunde sei das Kniegelenk trotz intensiver Kühlung angeschwollen. Es hätten nur leichte Schmerzen bestanden. Am Folgetag sei ein Arzt am Ferienort aufgesucht worden, der einen Kniebinnenschaden vermutete. Der Patient entschied sich dann aber für die vorzeitige Heimreise, da eine Diagnostik und eine Behandlung am Urlaubsort mit erheblichen Kosten verbunden gewesen wären.

Untersuchungsbefunde

Sie untersuchen einen 26-jährigen sportlichen und gut trainierten Mann. Das linke Knie ist geschwollen und wird beim Gehen so wenig wie möglich belastet (Schonhinken). Es besteht ein deutlicher Kniegelenkerguss. Das Kniegelenk wird in einer Schonhaltung mit Beugung von etwa 30° gehalten. Eine volle Streckung ist nicht möglich. Unter Entspannung kann der Unterschenkel gegenüber dem Oberschenkel im Seitenvergleich bei geringer Beugung leicht nach ventral verlagert werden. Die Seitenbänder sind stabil. Das Bewegungsausmaß liegt bei Extension/Flexion 0/20/40° und ist schmerzbedingt eingeschränkt. Weitere Beschwerden oder Verletzungsfolgen bestehen nicht.

Fragen und Antworten

Wie lautet Ihre Verdachtsdiagnose? An welche weiteren Verletzungen müssen Sie denken?

Der Unfallmechanismus und das Beschwerdebild sprechen für einen **Kniebinnenschaden und eine Ruptur des vorderen Kreuzbandes.** Da ein ausgeprägter Erguss besteht, sollte eine Punktion erfolgen, um das Kniegelenk zu entlasten. In der Regel können mehrere Milliliter eines blutigen Sekrets aspiriert werden. Die Punktion nimmt dem Patienten das Spannungsgefühl und sorgt für eine bessere Beweglichkeit. Bei einer Distorsion des Kniegelenks kann es neben einer Kreuzbandruptur auch zu **weiteren Verletzungen** kommen:

- Meniskusriss
- Innen- oder Außenbandriss
- Knorpelkontusion, Absprengung eines Knorpelfragments
- Ruptur oder Teilruptur des hinteren Kreuzbandes

- Patellaluxation mit Verletzung des medialen Halteapparates und des medialen patellofemoralen Ligaments (MPFL)
- Einrisse der Synovialmembran
- Einblutung in den Gelenkraum (Hämarthros)
- Knöcherne Verletzungen, Impressionsfrakturen

MERKE

Bei einem komplexen Kniebinnenschaden müssen alle relevanten Strukturen in dem und um das betroffene Kniegelenk untersucht werden. Insbesondere muss auch an eine Beteiligung des hinteren Kreuzbandes gedacht werden.

Wie kommt die Verletzung zustande? Beschreiben Sie den Unfallmechanismus.

Das vordere und hintere Kreuzband sind die zentralen Stabilisatoren des Kniegelenks. Entsprechende Verletzungen können zu einem subjektiven Instabilitätsgefühl führen. Rupturen des vorderen sind weitaus häufiger als die des hinteren Kreuzbandes. Die Mechanismen, die zu einer Läsion des vorderen Kreuzbandes führen, sind sehr unterschiedlich. Häufig führt ein kombinierter **Rotations- und Valgusstress** zu einem Riss. Meistens reißt das vordere Kreuzband an der femoralen Fixation ab, die in der Interkondylarregion am medialen Aspekt des lateralen Femurkondylus liegt (➤ Abb. 4.6a und b). Seltenere Mechanismen sind eine plötzliche übermäßige Streckung (Extension) im Kniegelenk oder eine rasche Anspannung der Quadrizepsmuskulatur. In all diesen Fällen geraten die Fasern des Bandes unter einen unphysiologisch hohen Zug.

Welche weiteren Untersuchungen veranlassen Sie? Nennen Sie die Gründe!

Die Diagnose eines Kniebinnenschadens umfasst neben der exakten klinischen Untersuchung inkl. der Nachbarstrukturen und -gelenke immer eines oder mehrere bildgebende Verfahren:

- Mit einer **konventionellen Röntgenuntersuchung** können knöcherne Verletzungen erfasst oder ausgeschlossen werden. Möglich sind z. B. ein knöcherner Ausriss der Eminentia intercondylaris, also ein Abriss der vorderen Kreuzbandes im Bereich der Insertion an der Tibia. Auch Impressionsfrakturen an Femur und Tibia können möglicherweise bereits im konventionellen Röntgenbild erkannt werden. Verletzungsbedingte knöcherne Absprengungen als Folge des Traumas sind gelegentlich als schalenförmige freie Gelenkkörper sichtbar.
- Die **MRT** als modernes Schnittbildverfahren gibt einen Einblick in praktisch sämtliche Strukturen des Kniegelenks. Beurteilt werden die Integrität des vorderen und hinteren Kreuzbandes, die knöchernen Anteile an Femur, Tibia, Patella und Fibula (Fraktur, Kontusion, Knochenmarködem), Knorpel (Knorpelschäden, -verletzungen), Menisken, Kollateralbänder sowie umgebende Muskeln und Sehnen.
- **Gehaltene Aufnahmen:** Hierbei werden beide Kniegelenke im Seitenvergleich untersucht. Im Akutstadium ist dies schmerzbedingt selten möglich. Doch gerade bei der Beantwortung der Frage, ob eine kombinierte Verletzung des vorderen und hinteren Kreuzbandes vorliegt, kann die

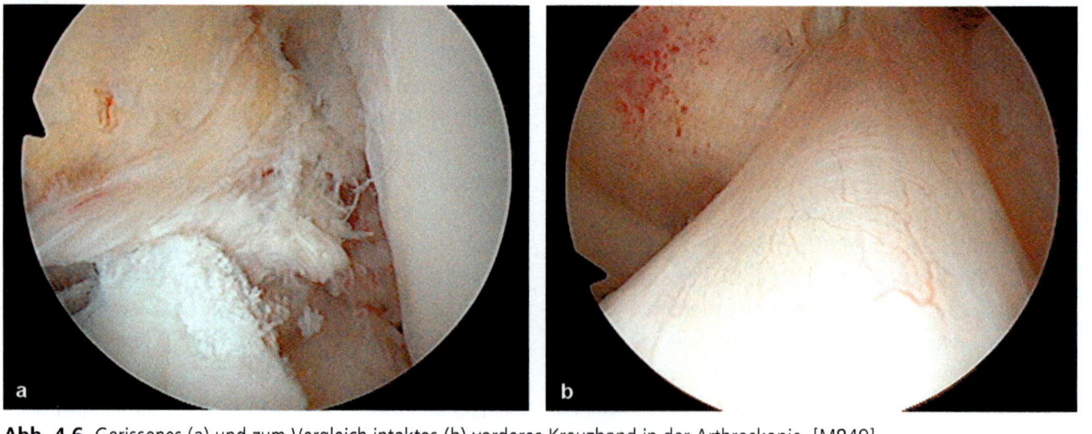

Abb. 4.6 Gerissenes (a) und zum Vergleich intaktes (b) vorderes Kreuzband in der Arthroskopie. [M849]

Untersuchung wertvolle Hinweise liefern. Im Hinblick auf die Aufnahmetechnik werden beide Kniegelenke in 90°-Stellung seitlich geröntgt. Ein Röntgenbild, das mit einem definierten Druck von hinten auf die Tibia angefertigt wird, dient zur Erfassung eines Vorschubs des Schienbeins als Hinweis auf eine Insuffizienz des vorderen Kreuzbandes. Im umgekehrten Fall wird ein Schub von vorn auf die Tibia ausgeübt: Eine vermehrte Verlagerung des Tibiaplateaus nach dorsal in Relation zum Femur – wiederum im Seitenvergleich – spricht für eine Schädigung der Strukturen des hinteren Kreuzbandes.

- Die **CT** spielt nur bei bestimmten Fragestellungen eine Rolle, z. B. zur Beurteilung einer knöchernen Begleitverletzung, die weder im konventionellen Röntgenbild noch im MRT aussagekräftig zu beurteilen ist.

MERKE

Ein bildgebendes Verfahren reicht in der Regel nicht aus, um alle möglichen und relevanten Veränderungen zu erfassen. Der Standard für die Diagnostik einer Kreuzbandverletzung ist die konventionelle Röntgenaufnahme und das MRT.

Welche Therapieoptionen bestehen?

Konservative Behandlung: In der akuten Phase nach einer Knieverletzung kommt das **PECH-Schema** zur Anwendung (Pause, Eis, Kompression, Hochlagerung). Ist das Gelenk stark geschwollen, sollte es unter sterilen Bedingungen **punktiert** werden. Eine rasche Diagnostik ist für die weitere Behandlung entscheidend. Bei einem isolierten Riss des vorderen Kreuzbandes besteht keine Notwendigkeit einer sofortigen operativen Therapie. Da nur ein Teil der Bandfasern gerissen sein kann, ist durchaus ein konservativer Therapieversuch möglich. Mithilfe einer **Knieorthese,** die eine gewisse Beweglichkeit zulässt und gleichzeitig das Knie bezüglich Rotationsbewegungen schützt, wird das verletzte Knie zunächst versorgt. Die Orthese sollte nur tagsüber getragen werden, da sie nachts unbemerkt zu Druckstellen führen kann. Der Therapieerfolg sollte regelmäßig kontrolliert werden.

Krankengymnastik ist als Teil einer konservativen Therapie oder auch im Rahmen der Operationsvorbereitung immer indiziert. Die Verbesserung der Beweglichkeit, die Kräftigung der knieführenden Muskulatur und Übungen zur Optimierung der Koordination stehen hier im Vordergrund.

Operative Therapie: Bei Vorliegen einer ausgeprägten Instabilität oder bei jungen und sportlichen Patienten mit einem hohen Leistungsanspruch sollte die Indikation zu einer frühzeitigen Operation besprochen werden. Ziel der Operation ist die Naht oder die Rekonstruktion des vorderen Kreuzbandes, für die verschiedene Verfahren zur Verfügung stehen.

- **Primäre Bandnaht:** Liegt eine frische Ruptur des vorderen Kreuzbandes vor, so kann der in der Regel proximal am Femur abgerissene Bandanteil durch Nähte an die ursprüngliche Ansatzstelle angenähert werden, sodass in der Folge eine Anheilung möglich ist.
- **Rekonstruktion** des vorderen Kreuzbandes mit einem Sehnentransplantat: Ist keine primäre Naht des Kreuzbandes möglich, so ist eine Rekonstruktion notwendig. Die gängigste Methode ist der Ersatz des vorderen Kreuzbandes in der anatomischen **Einbündeltechnik.** Hierbei werden die Semitendinosus- und/oder die Grazilissehne über einen kleinen Schnitt über der ventralen Tibia entnommen und über Bohrkanäle im Femur und in der Tibia so platziert, dass Funktion und Anatomie wiederhergestellt werden (➤ Abb. 4.7). Für die Verankerung der Sehnen stehen verschiedene Techniken zur Verfügung. Im Laufe mehrerer Wochen wachsen die Sehnen knöchern ein und werden gleichzeitig in eine li-

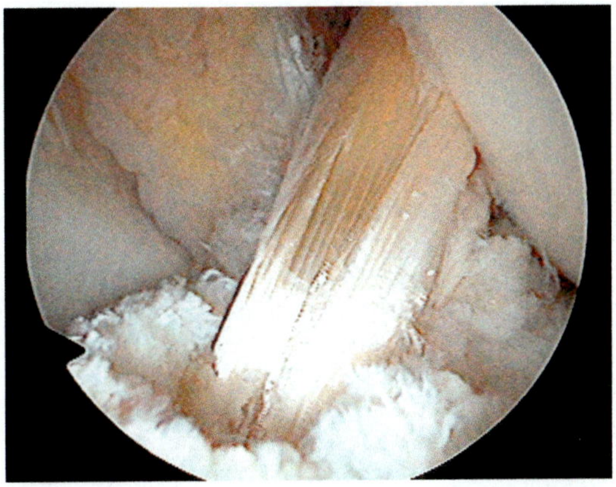

Abb. 4.7 Mittels Einbündeltechnik mit Semitendinosus- und Grazilissehnenplastik rekonstruiertes vorderes Kreuzband. [M849]

4

gamentäre Struktur umgewandelt. Möglich ist auch der Ersatz des vorderen Kreuzbandes mit dem mittleren Drittel der Patellarsehne **(Patellarsehnenplastik)** oder mit einem Teil der Quadrizepssehne **(Quadrizepssehnenplastik).**

Wie wird nach einer Operation nachbehandelt? Welche Komplikationen und Spätfolgen können auftreten?

Die **Nachbehandlung** dauert insgesamt mehrere Monate, bis die volle Funktion des Kniegelenks wiederhergestellt ist. Eine intensive Physiotherapie mit verschiedenen Behandlungstechniken steht im Zentrum der Nachbehandlung. Zum Einsatz kommen insbesondere Übungen zur Verbesserung der Beweglichkeit, der Muskelkraft und der Koordination.

Mögliche **Komplikationen** sind Infektion, Wundheilungsstörungen, nach der Behandlung verbleibende Schmerzen und eine Bewegungseinschränkung im Vergleich zur gesunden Seite oder eine erneute Ruptur des Transplantats.

Der Riss eines vorderen Kreuzbandes ist eine Verletzung des Kniegelenks, welche auch nach mehreren Jahren zu **Spätfolgen** führen kann. So ist das Risiko, später an einer Arthrose **(Gonarthrose)** zu erkranken, weitaus höher im Vergleich zu einem unverletzten Gelenk. Somit stellt des Riss des vorderen Kreuzbandes immer eine präarthrotische Veränderung dar, selbst, wenn eine Kreuzbandplastik durchgeführt wurde. Ziel einer Operation ist die Stabilisierung des Gelenks, um das Risiko instabilitätsbedingter Folgeschäden (Meniskus- oder Knorpelverletzung) zu mindern.

ZUSAMMENFASSUNG

Ein **Riss des vorderen Kreuzbandes** (ICD-10: S83.53) ist eine schwere Kniegelenkverletzung, die eine exakte Diagnostik erfordert, um auch insbesondere Begleitverletzungen zu erfassen. Möglich sind eine konservative oder operative Therapie. Da häufig junge, sportlich aktive Menschen betroffen sind, wird diese Verletzung in der Regel **operativ** versorgt. Verschiedene arthroskopisch assistierte Verfahren stehen zur Verfügung. Häufigstes Verfahren ist die **Rekonstruktion** des vorderen Kreuzbandes in der anatomischen Einbündeltechnik mit körpereigenen Sehnen. Die Nachbehandlung ist aufwendig und dauert mehrere Monate. Ziel ist die Wiederherstellung der Stabilität und der vollen Funktion des Gelenks. Trotz umfassender konservativer und operativer Maßnahmen ist das **Arthroserisiko** im Vergleich zu einem unverletzten Gelenk **erhöht.**

4.6 Beidseitiger Leistenschmerz mit Ausstrahlung in den Oberschenkel

Anamnese

Bei einer 64-jährigen Patientin bestehen seit etwa 5 Jahren Schmerzen in beiden Leisten, in den vergangenen Monaten mit Ausstrahlung in die Vorderseiten beider Oberschenkel. Die Intensität der Schmerzen ist wechselnd. Gelegentlich kommt es zu Schmerzen in der unteren LWS, insbesondere nach längerem Gehen. Es bestehen ein morgendlicher Anlaufschmerz und auch ein Gefühl der Steifigkeit, das sich jedoch nach wenigen Minuten zurückbildet. Die Patientin hat in den vergangenen Wochen eine zunehmende Bewegungseinschränkung – insbesondere der rechten Seite – verspürt. Die Patientin stört, dass sie nicht mehr ihre Füße pflegen und die Schnürsenkel binden kann. Andere Gelenke sind nicht betroffen. Das Allgemeinbefinden ist nicht beeinträchtigt. Ein Trauma liegt nicht vor.

Untersuchungsbefund

Sie untersuchen eine 64-jährige Frau in einem guten Allgemeinzustand. Es besteht ein schmerzbedingtes Schonhinken, das rechts ausgeprägter ist als links. Beim Entkleiden fällt bereits eine Minderung der Beweglichkeit im Hinblick auf Flexion und Rotation auf. Es besteht ein Beckenschiefstand auf dem Boden einer Beinverkürzung rechts, die durch eine Flexionskontraktur bedingt ist und mit dem Thomas-Handgriff gemessen wird. Sie beträgt 30°. Gleichzeitig fällt eine ausgeprägte Hyperlordose der unteren LWS auf. Rechts besteht ein ausgeprägter Trochanterklopf- und Druckschmerz. Der Bewegungsumfang beträgt nach der Neutral-Null-Methode: Extension/Flexion rechts 0/30/70°, links 0/20/80°, Abduktion/Adduktion rechts 20/0/10°, links 30/0/10°, Außenrotation/Innenrotation rechts 30/10/0°, links 30/0/0°. Die Reflexe sind seitengleich, die Sensomotorik intakt. Beide Kniegelenke sind klinisch unauffällig. Die Beinachsen sind gerade.

Fragen und Antworten

Wie lautet Ihre Verdachtsdiagnose? Welche weiteren Informationen bei der Anamnese sind wichtig? An welche Differenzialdiagnosen müssen Sie denken?

Insgesamt sprechen Anamnese und klinischer Befund für eine **Koxarthrose** beidseits, die rechts ausgeprägter ist als links. Bei einer Koxarthrose ist eine Ausstrahlung nach distal in den Oberschenkel typisch. Es handelt sich um einen **projizierten Schmerz,** da ein Teil des M. rectus femoris an der Kapsel des Hüftgelenks entspringt. Die umliegenden Weichteilstrukturen sind häufig in den entzündlichen Arthroseprozess involviert. Da die Beweglichkeit im Hüftgelenk vermindert ist, werden benachbarte Bewegungssegmente, wie die LWS oder auch das Kniegelenk, mehr beansprucht. Dies kann in der Folge zu Schmerzen und Überlastungsreaktionen in diesen Abschnitten führen.

Folgende weitere **Informationen bei der Anamnese** sind wichtig:

- Bei einer Morgensteifigkeit, die über 1 Stunde andauert, muss an eine rheumatische Grunderkrankung gedacht werden.
- Bei Schmerzen auch in anderen Gelenken ist ein systemisches Krankheitsgeschehen auszuschließen (Postinfektionsarthritis, Polyarthrose, Borreliose).
- Angaben zur maximalen Gehstrecke erlauben Rückschlüsse auf den Leidensdruck und den Grad der Beeinträchtigung.

Folgende **Differenzialdiagnosen** kommen in Betracht:

- Infektion (bakteriell, viral), Gelenkempyem, Osteomyelitis
- Andere Veränderungen ausgehend vom Hüftgelenk:
  - Chondromatose
  - Hüftdysplasie
  - Labrumeinriss
  - Hüftkopfnekrose
  - Femoroazetabuläres Impingement (FAI)
- Pathologien der umgebenden Gelenke und Weichteile:
  - Affektionen des Iliosakralgelenks (ISG)
  - Gonarthrose
  - Bursitis trochanterica
  - Gelenknahe Insertionstendinopathien (Piriformis-Syndrom, Psoassehnentendinose, Tendinose des M. gluteus medius)
  - Leisten- und Schenkelhernie
- Traumafolgen:
  - (schleichende) Schenkelhalsfraktur
  - Azetabulumfraktur
- Vertebragene Ursachen:
  - Radikuläre und pseudoradikuläre Syndrome

MERKE

Auszuschließen bei Beschwerden im Bereich des Hüftgelenks sind immer Primärtumoren (Prostata, urogenitale Tumoren), Metastasen (Wirbelsäule, Becken) sowie (schleichende) Frakturen.

Nennen Sie die Ursachen der vorliegenden Erkrankung, die häufigsten zuerst.

Generell wird zwischen einer primären und einer sekundären Koxarthrose unterschieden. Im ersten Fall ist die auslösende Ursache unklar. Bei einer **sekundären Koxarthrose** hingegen ist die Arthrose Folge bekannter, **prädisponierender Faktoren.** Hierzu zählen z. B.:

- Hüftdysplasie
- Fraktur am Femurkopf, Schenkelhals, Azetabulum
- Epiphysiolysis capitis femoris
- Juvenile idiopathische Hüftkopfnekrose (Morbus Perthes), Hüftkopfnekrose beim Erwachsenen
- Osteomyelitis

Welche weiteren Untersuchungen sind von Bedeutung?

- **Konventionelles Röntenbild:** Zur Basisuntersuchung gehört immer eine Röntgenaufnahme mit einer Beckenübersicht und einer weiteren Ebene als axiale Aufnahme (bei 90° Flexion und 45° Abduktion) oder alternativ bei starker Bewegungseinschränkung eine Aufnahme nach Lauenstein (45° Flexion und 45° Abduktion im Hüftgelenk). Das proximale Femur muss auch in Hinblick auf eine spätere Operation mit erfasst sein (Operationsplanung, Implantatwahl). Die **radiologischen Zeichen** der Koxarthrose sind:
  - Gelenkspaltverschmälerung
  - Geröllzysten
  - Subchondrale Sklerosierung

- Osteophyten
- Deformierungen von Kopf und Azetabulum, knöcherne Destruktionen

- Bei besonderen Fragestellungen oder vor Planung einer Operation können zusätzliche Aufnahmen notwendig werden (Faux-Profil-Aufnahme zur Darstellung des vorderen Pfannendachs, Rippstein-Aufnahme zur Beurteilung der Schenkelhalsantetorsion).
- **MRT, CT** können zur Differenzialdiagnose beitragen, sind aber bei der Diagnostik einer Koxarthrose in der Regel entbehrlich.
- **Szintigrafie:** Dieses nuklearmedizinische Diagnostikum ist eine Option, wenn eine entzündliche Erkrankung, eine Osteonekrose oder ein Tumor ausgeschlossen werden müssen.
- **Labor:** Eine Laboruntersuchung gehört immer zur Basisdiagnostik und erfasst Entzündungen, Infekte, rheumatische Erkrankungen und Stoffwechselstörungen.

MERKE

Die röntgenologischen Zeichen der Koxarthrose sind für die Diagnose zuverlässig. Die im Röntgenbild sichtbaren Veränderungen müssen jedoch nicht mit dem klinischen Befund und dem Ausmaß der Beschwerden korrelieren. Das Röntgenbild kann jedoch Hinweise auf das Vorliegen einer sekundären Koxarthrose geben (Dysplasie, Frakturfolge).

Welche Therapiemaßnahmen sind bei der Erkrankung sinnvoll?

Konservative Therapie: Im Vordergrund stehen die individuelle Beratung und die Aufklärung des Patienten. Erste Ziele der Behandlung umfassen folgende Punkte:

- Anpassung der Belastungen im Alltag und im Sport
- Gewichtsnormalisierung
- Physiotherapie zum Erlernen von Eigenübungen zur Verbesserung von Kraft, Koordination und Beweglichkeit

Medikamente: Bei der Behandlung der Koxarthrose kommen unterschiedliche Substanzgruppen zum Einsatz. Bei Begleiterkrankungen (Herz-Kreislauf-, Magen-Darm-Erkrankungen, Ulkusanamnese) ist auf das jeweilige Nebenwirkungsprofil zu achten.

Zur **Schmerzreduktion** dienen:

- Paracetamol
- Opioidanalgetika

Schmerzreduktion und Entzündungshemmung bewirken:

- Nichtsteroidale Antirheumatika (NSAR)
- COX-2-Hemmer (Coxibe)

Intraartikulär können eingesetzt werden:

- Glukokortikoid-Kristallsuspensionen für intraartikuläre Injektionen
- Lokalanästhetika

Auch der Einsatz folgender Substanzen ist möglich:

- Symptomatic Slow Acting Drugs (SYSADOA): Glucosamin, Hyaluronsäure, Chondroitinsulfat
- Vitamin E
- Phytotherapeutika
- Homöopathika

Physiotherapie: Als alleinige konservative Therapie, aber auch als Vorbereitung zur Operation und der Rehabilitation nach einem operativen Eingriff leistet die Physiotherapie wertvolle Dienste: Ziele sind:

- Besserung der Schmerzsituation und der Beweglichkeit, Muskelaufbau
- Haltungs-, Gang- und Koordinationsschulung

Operative Therapie: Wir unterscheiden zwischen gelenkerhaltenden und gelenkersetzenden Operationen.

Gelenkerhaltende Operationen haben das Ziel, Fehlstellungen zu korrigieren, die Funktion im Hüftgelenk zu verbessern und den Arthroseprozess zu verlangsamen. Voraussetzung für ein gelenkerhaltendes Verfahren ist allerdings, dass die Arthrose noch nicht zu stark ausgeprägt ist. Hier sind immer individuelle Entscheidungen in Hinblick auf das Verfahren und den Operationszeitpunkt gefragt.

Folgende gelenkerhaltende **Verfahren** können indiziert sein:

1. Osteotomie am proximalen Femur (Osteotomien mit Varisations-, Valgisations-, Rotations-, Flexions- oder Extensionkomponente) zur Optimierung der Hüftkopfstellung
2. Beckenosteotomie zur Verbesserung der Hüftkopfüberdachung
3. Kombinationseingriffe
4. Hüftarthroskopie (bei initialer Koxarthrose)

Die Patienten müssen darüber informiert sein, dass diese teilweise sehr aufwendigen Operationen eine lange Nachbehandlungszeit erfordern und dass bei

Fortschreiten der Arthrose zu einem späteren Zeitpunkt trotz dieser Eingriffe die Implantation einer Endoprothese notwendig werden kann.

Für die Implantation einer Endoprothese (künstlicher **Gelenkersatz**) stehen verschiedene Varianten zur Verfügung:

1. **Zementfreie** Endoprothesen werden in Press-fit-Technik implantiert und sind primär stabil. Eine osteointegative Beschichtung (Hydroxylapatit) sorgt für einen raschen knöchernen Einbau des Implantats. Voraussetzung ist ein kräftiger, tragfähiger Knochen.
2. Bei der Implantation einer **zementierten** Endoprothese wird der vorbereitete Femurmarkraum bzw. das Azetabulum mit Knochenzement versehen und dann das Implantat eingebracht. Der zunächst weiche Zement aus Kunststoff härtet in wenigen Minuten aus und fixiert die Komponenten der Endoprothese.
3. Bei der sogenannten **Hybrid-Implantation** werden ein zementierter Schaft und eine zementfreie Pfanne (oder umgekehrt) eingebracht.

Neben der Auswahl geeigneter Instrumente und Implantate ist eine präoperative Planung der Operation essenziell. Mit Röntgenschablonen und einer Zeichnung oder einer computergestützten digitalen Planung werden sowohl das Implantat als auch die voraussichtliche Implantatgröße und -position sowie die zu erwartende Beinlänge bestimmt.

Die Patientin möchte Näheres zum weiteren Prozedere erfahren? Was sagen Sie ihr?

Das Röntgenbild (➤ Abb. 4.8a) zeigt eine beidseitige fortgeschrittene Arthrose mit einer Verschmälerung des Gelenkspalts, einer subchondralen Sklerosierung sowie eine Deformierung des Hüftkopfs. Bei dieser fortgeschrittenen Koxarthrose ist die Implantation einer **Totalendoprothese** indiziert. Die Knochenqualität erscheint im Röntgenbild so gut, dass eine **zementfreie** Endoprothese (Kurzschaftprothese) geplant wird. Bei einer beidseitigen Koxarthrose ist ein simultaner bilateraler Gelenkersatz möglich (➤ Abb. 4.8b). Minimalinvasive Zugänge sorgen intraoperativ für eine geringe Traumatisierung insbesondere der umgebenden Muskeln, für einen geringeren Blutverlust und eine rasche Rekonvaleszenz. Der stationäre Aufenthalt umfasst in der Regel etwa 8–12 Tage. Länge und Umfang der Schonung und Entlastung des operierten Beins variieren. In der Regel ist eine sofortige Vollbelastung möglich. Unterarmgehstöcke sollen für etwa 6 Wochen benutzt werden. Ebenso lang muss auch eine Thromboseprophylaxe erfolgen.

Über welche Risiken und mögliche Komplikationen der Therapie müssen Sie die Patientin informieren?

Auf folgende mögliche Komplikationen müssen Patienten **bei Indikationsstellung** und im Rahmen des

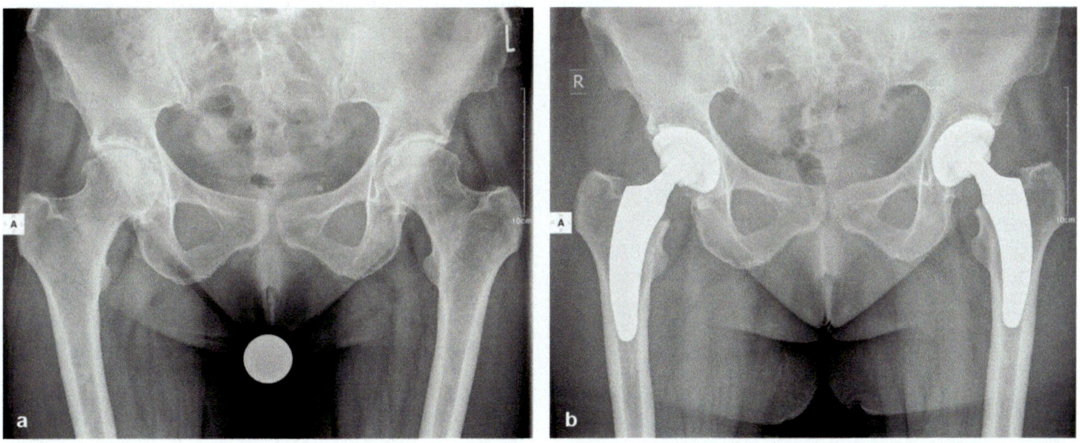

Abb. 4.8 a) Röntgenbild der Patientin mit Koxarthrose bds. und b) nach Implantation einer bilateralen zementfreien Endoprothese. [M849]

präoperativen Aufklärungsgesprächs hingewiesen werden:
- Hämatombildung
- Wundheilungsstörungen, Wundinfektionen mit Folgen
- Oberflächliche und tiefe Beinvenenthrombosen
- Blutverlust mit der Notwendigkeit einer Bluttransfusion
- Gefäß- und Nervenverletzungen und deren Folgen

Zu den speziellen Risiken und Komplikationen bei oder nach einer **Endoprothesenimplantation** gehören:
- Intraoperative Frakturen
- Fettembolien
- Aseptische und septische Früh- und Spätlockerungen einer oder mehrerer Prothesenkomponenten
- Endoprothesenluxation
- Heterotope Ossifikationen
- Postoperative Beinlängendifferenz
- Bestehenbleiben, Wiederkehren, Verschlechterung von Schmerzen sowie Bewegungs- und Funktionseinschränkungen
- Postoperatives Hinken
- Narbenbildung
- Implantatversagen (Endoprothesenbruch)

ZUSAMMENFASSUNG

Für eine fortgeschrittenen **Koxarthrose** (ICD-10: M16.1) sprechen die Anamnese (Anlauf- und Belastungsschmerz) sowie die **typischen klinischen Zeichen** wie Leistenschmerz, Schmerz- und Schonhinken sowie eine eingeschränkte Beweglichkeit, insbesondere im Hinblick auf die Rotation. Ein konventionelles **Röntgenbild** in zwei Ebenen lässt in der Regel bereits die klassischen Zeichen einer Koxarthrose erkennen: Gelenkspaltverschmälerung, subchondrale Sklerosierung, Zystenbildung, Deformierungen der gelenkbildenden Anteile, Osteophyten. Neben konservativen Möglichkeiten bestehen grundsätzlich Optionen für **gelenkerhaltende** und **gelenkersetzende** Operationen. Die Endoprothesenimplantation über einen in der Regel minimalinvasiven Zugang ist gewebeschonend und ermöglicht eine rasche Rehabilitation. Eine entsprechende präoperative Planung ist essenziell, um mit einer individuellen Implantatwahl und -positionierung die ursprüngliche Anatomie und Beinlänge wiederherzustellen. Ziel der Operation sind die Beseitigung von Schmerzen und die Optimierung der Funktion im Hüftgelenk.

4.7 Kleinkind mit Schonhaltung des Unterarms

Anamnese

Sie begrüßen eine junge Familie in der kinderchirurgischen Ambulanz. Die 2-jährige Anna war 5 Stunden zuvor in der Kinderkrippe vom Klettergerüst gefallen. Die Erzieherinnen hätten initial nur eine kleine Platzwunde am Knie bemerkt. Später fiel auf, dass die kleine Anna ihre rechte Hand nicht benutzte. Sie war nicht bewusstlos, sei vom Verhalten her nicht auffällig und habe nicht erbrochen. Anna habe bisher zwei Tetanusimpfungen erhalten.

Während Ihnen die jungen Eltern den Unfallhergang schildern, reichen Sie dem Mädchen ein Feuerwehrauto und beobachten unauffällig ihr Spiel. Eine Schonhaltung des rechten Unterarms ist deutlich zu erkennen. Sie untersuchen das Kind.

Untersuchungsbefunde

Körperliche Untersuchung: Platzwunde 1,5 × 1 cm am rechten Knie, sonst keine Prellmarken vom Sturz. Schädel, Lungen und Abdomen sind unauffällig. Am distalen Unterarm rechts ist ein deutlicher Druckschmerz auslösbar (Anna zuckt zusammen und weint). Kein weiterer Druckschmerz an den Extremitäten, kein Thorax- oder Beckenkompressionsschmerz.

Röntgen: Nach dem Säubern der Platzwunde am Knie veranlassen Sie ein Röntgenbild des rechten distalen Unterarms in zwei Ebenen (➤ Abb. 4.9).

Fragen und Antworten

Befunden Sie bitte das Röntgenbild! Wie lautet Ihre Verdachtsdiagnose? Wie entsteht diese Fraktur?

Auf dem Bild ist eine **Grünholzfraktur am distalen Radius** zu erkennen. Dabei handelt es sich um eine spezielle **Biegungsfraktur** der langen Röhrenknochen, die im Kindesalter häufig vorkommt. Sie findet sich am Unterarm v.a. im Schaftbereich, aber auch (wie in diesem Fall) am Übergang zwischen

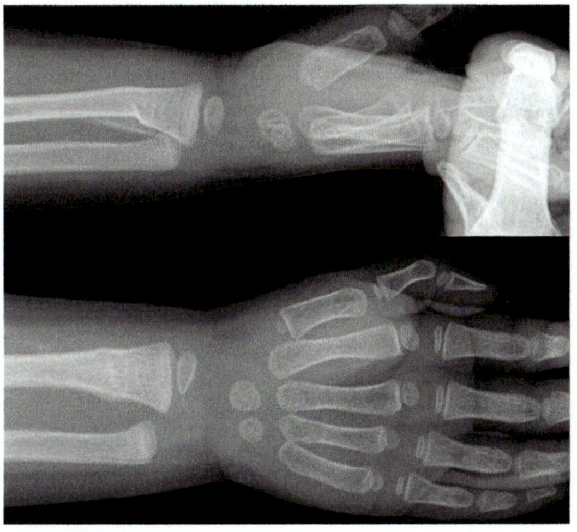

Abb. 4.9 [T579]

Metaphyse und Diaphyse. Der Bezeichnung „Grünholzfraktur" liegt die Beschreibung zugrunde, dass ein **junger, grüner Zweig** beim Versuch, ihn zu brechen, nur auf der konvexen Seite (Spannungsseite) bricht, während die Konkavseite – von der frischen Rinde geschient – nur gestaucht wird. Ebenso verhält es sich mit dem kindlichen Knochen, der einer Biegungskraft ausgesetzt ist: Die **Kortikalis bricht** nur auf der **Konvexseite,** während die Kortikalis der Konkavseite intakt bleibt. Normalerweise zeigen Grünholzfrakturen nur eine geringe Abkippung.

- Bei der **gestauchten Grünholzfraktur** bleibt die Kortikalis auf beiden Seiten erhalten.
- Bei Kindern < 5 Jahren kann es wegen des sehr „weichen" Knochens auch zu einer **gebogenen Grünholzfraktur (Bowing Fracture)** kommen, bei der ohne sichtbare Fraktur lediglich die Kortikalis beidseits C-förmig verbogen ist.

Wie gehen Sie therapeutisch vor?

Gerade bei jüngeren Kindern ist das **Korrekturpotenzial** von Achsfehlstellungen und Frakturabkippungen **erstaunlich hoch.** Da zudem Grünholzfrakturen i. d. R. keine wesentlichen Abkippungen aufweisen, ist meist eine **konservative Therapie** möglich.

- Bei Kindern **< 12 Jahren** wird eine Oberarmgipsschiene angepasst.
- Kinder **> 12 Jahre** können mit einer Unterarmgipsschiene versorgt werden.

Nach einer Woche sollte eine **Röntgenkontrolle** erfolgen, bei der eine mögliche sekundäre Dislokation aufgedeckt werden sollte. Anschließend kann der **Gips zirkuliert** werden. Die Konsolidierung (Frakturheilung) sollte nach **3–4 Wochen** vor dem Abschluss der Gipsbehandlung mittels Röntgen kontrolliert werden.

Ist bei einer Grünholzfraktur eine **gravierende Abkippung** außerhalb der altersabhängigen Toleranzgrenzen zu vermerken, muss die Gegenkortikalis ebenfalls gebrochen werden, um die Fraktur wieder in einen spannungsfreien Zustand zu bringen.

MERKE

Die Schmerztherapie muss immer an das Körpergewicht angepasst werden.

Welche anderen Frakturformen der langen Röhrenknochen werden beim Kind unterschieden?

Aufgrund der Besonderheiten der Knochenmorphologie im Wachstumsalter (z. B. Wachstumsfugen, „weicher" Knochen) können beim Kind die in ➤ Tab. 4.4 aufgeführten wichtigen Frakturformen unterschieden werden.

Ein wichtiges Thema in der Kinderchirurgie ist das Erkennen von **Misshandlungszeichen.** Folgende Frakturen sollten Sie v. a. beim Kind in den ersten 3 Lebensjahren auf ein mögliches Vorliegen einer Kindesmisshandlung aufmerksam machen. Der Arzt ist von der Schweigepflicht entbunden und es besteht umgekehrt Meldepflicht (wie bei bestimmten Infektionskrankheiten):

- Absprengung von Metaphysenkanten am Ende der langen Röhrenknochen
- Rippenfrakturen
- Quer- und Spiralfraktur an der unteren Extremität sowie dem Humerus (besonders, wenn sie beidseits auftritt)
- Parierfrakturen
- Schädelfrakturen, bilaterale subdurale Hämatome
- Multiple Frakturen in unterschiedlichen Heilungsstadien

Tab. 4.4 Wichtige Frakturformen im Wachstumsalter

Grünholzfraktur	Häufige Biegungsfraktur v. a. im Bereich der Diaphyse oder am metaphysär-diaphysärem Übergang
Wulstfraktur	Stauchungsfraktur v. a. im metaphysären Bereich; „Wulst" im Röntgenbild; Periostschlauch bleibt intakt, Spongiosa und Kortikalis (oft nur einseitig) eingestaucht
Fraktur nahe der Wachstumsfuge	Seltenere Fraktur beim Kind; Einteilung nach Aitken und Salter-Harris; Gefahr von Wachstumsstörungen; Sonderform: Epiphysenlösung
Übergangsfraktur	Im Übergangsalter zwischen Jugendlichem und Erwachsenem bei partiellem Verschluss der Wachstumsfuge: • Two-plane-Fraktur: nur Epiphyse betroffen • Tri-plane-Fraktur: Beteiligung der Metaphyse
Komplette Frakturen	Vollständig durchbrochene Schaftfrakturen
Pathologische Frakturen	Im Bereich benigner oder maligner Knochenprozesse (v. a. juvenile Knochenzysten)
Ermüdungsfrakturen	Durch sich addierende Mikrotraumata; auch beim Heranwachsenden

Bitte erklären Sie die Fraktureinteilung nach Aitken bzw. Salter-Harris!

Nahe der Wachstumsfugen auftretende Frakturen können nach Aitken und Salter-Harris eingeteilt werden (➤ Abb. 4.10):

- Die reine **Epiphysenlösung** als peripherste Schaftfraktur wird als Aitken 0 und Salter-Harris I klassifiziert bzw. bei Vorliegen eines metaphysären Keils als Aitken I und Salter-Harris II. Die Prognose dieser Frakturen, bei denen es selten zu Wachstumsstörungen kommt, ist sehr gut.
- Eine **Gelenkfraktur** ohne (Aitken II und Salter-Harris III) bzw. mit metaphysärem Fragment (Aitken III und Salter-Harris IV) führt des Öfteren zu Wachstumsstörungen.
- Die **Epiphysenstauchung** (Crush-Verletzung) – als Aitken IV und Salter-Harris V klassifiziert – ist radiologisch ggf. nicht erkennbar. Primär bedarf sie keiner Therapie. Allerdings muss ggf. später ein gestörtes Längenwachstum ausgeglichen werden.

Bitte beschreiben Sie Ihr Vorgehen bezüglich der Tetanusprophylaxe beim Erwachsenen und beim Kind!

In der (kinder-)chirurgischen Ambulanz muss bei jeder offenen Wunde nach der bestehenden **Tetanusimmunität** gefragt werden. Auch kleine Wunden sind grundsätzlich gefährdet, von dem Bakterium *Clostridium tetani* besiedelt zu werden. Durch das von diesem Bakterium sezernierte Tetanustoxin kann der sog. Wundstarrkrampf ausgelöst werden, der **unbehandelt** eine **Letalität von 30–50 %** aufweist. Die Ständige Impfkommission am Robert Koch-Institut (STIKO) gibt regelmäßig im Epidemiologischen Bulletin des Robert Koch-Instituts eine Empfehlung der Tetanus-Immunprophylaxe im Verletzungsfall heraus, nach der vorgegangen werden sollte (➤ Tab. 4.5). In Deutschland sollten die Kinder, die nach STIKO-Empfehlungen geimpft wurden, im Alter von 2 Jahren immunisiert sein. Die Impfung wird 3-mal durchgeführt (daher wird in der Tabelle die Vorgeschichte der Tetanusimpfungen aufgeführt).

Da die kleine Anna eine kleine offene Wunde am Knie, aber erst zwei Tetanusimpfungen bekommen hat, sollte das Mädchen nach der Empfehlung der STIKO eine Tetanusimpfung, aber kein Tetanus-Immunglobulin erhalten.

	Epiphysenlösung		Epiphysenfraktur		Epiphysenstauchung
Salter	I	II	III	IV	V
Aitken	0 (I)	I	II	III	IV

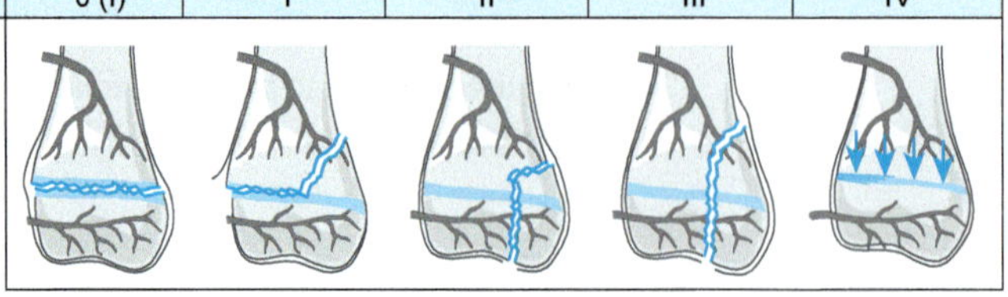

Abb. 4.10 Epiphysenverletzungen nach Aitken und Salter-Harris. [L106]

Tab. 4.5 Indikationen für den Einsatz von Tetanustoxoid und Tetanusimmunglobulin

Vorgeschichte der Tetanusimmunisierung (Anzahl der Impfungen)	Saubere, geringfügige Wunden		Alle anderen Wunden[1]	
	Tdap[2]	TIG[3]	Tdap[2]	TIG[3]
Unbekannt	Ja	Nein	Ja	Ja, je nach Ermessen des Verschmutzungsgrades
0–1	Ja	Nein	Ja	Ja
2	Ja	Nein	Ja	Nein[4]
≥ 3	Nein[5]	Nein	Nein[6]	Nein

[1] Tiefe und/oder verschmutzte (mit Staub, Erde, Speichel, Stuhl kontaminierte) Wunden, Verletzungen mit Gewebszertrümmerung und reduzierter Sauerstoffversorgung oder Eindringen von Fremdkörpern (z. B. Quetsch-, Riss-, Biss-, Stich-, Schusswunden), schwere Verbrennungen und Erfrierungen, Gewebenekrosen, septische Aborte.

[2] Kinder < 6 Jahren erhalten einen Kombinationsimpfstoff mit DTaP, ältere Kinder Tdap (d. h. Tetanus-Diphtherie-Impfstoff mit verringertem Diphtherietoxoid-Gehalt und verringerter azellulärer Pertussis-Komponente). Erwachsene erhalten ebenfalls Tdap, wenn sie noch keine Tdap-Impfung im Erwachsenenalter (18 Jahre) erhalten haben oder sofern eine aktuelle Indikation für eine Pertussis-Impfung besteht.

[3] TIG = Tetanus-Immunglobulin, im Allgemeinen werden 250 IE verabreicht, die Dosis kann auf 500 IE erhöht werden; TIG wird simultan mit DTaP/Tdap-Impfstoff angewendet.

[4] Ja, wenn die Verletzung länger als 24 Stunden zurückliegt.

[5] Ja (1 Dosis), wenn seit der letzten Impfung mehr als 10 Jahre vergangen sind.

[6] Ja (1 Dosis), wenn seit der letzten Impfung mehr als 5 Jahre vergangen sind.

Modifiziert und aktualisiert nach Robert Koch-Institut: Epidemiologisches Bulletin Nr. 30/2012, Empfehlungen der Ständigen Impfkommission (STIKO) am Robert Koch-Institut/Stand Juli 2012, S. 308, Tab. 6.

MERKE

Bei jeder offenen Wunde muss der Tetanusimmunstatus eruiert und nach Empfehlung der STIKO ggf. eine Tetanusprophylaxe eingeleitet werden!

ZUSAMMENFASSUNG

- Die Grünholzfraktur ist eine Biegungsfraktur im Kindesalter, bei der die Kortikalis nur auf der Konvexseite bricht, während die der Konkavseite intakt bleibt.
- Da Grünholzfrakturen meist eine geringe Abkippung zeigen, können sie i. d. R. konservativ behandelt werden. Ist eine größere Abkippung zu verzeichnen, muss die Gegenkortikalis zur spannungsfreien Frakturheilung gebrochen werden.
- Weitere wichtige Frakturen im Wachstumsalter sind v. a. die Wulstfraktur (Stauchungsfraktur mit intaktem Periostschlauch), Frakturen im Bereich der Epiphysenfuge und Übergangsfrakturen (bei partiellem Wachstumsfugenverschluss).
- Frakturen im Bereich der Wachstumsfuge können nach Aitken und Salter-Harris klassifiziert werden.
- Bei jeder offenen Wunde muss die bestehende Tetanusimmunität geklärt und nach der Empfehlung der STIKO ggf. eine Tetanus-Immunprophylaxe eingeleitet werden.

4.8 Schmerzen und Kraftlosigkeit beim Anheben des Arms

Anamnese

Bei einem 68-jährigen Mann bestehen seit 1 Jahr Schmerzen in der rechten Schulter. Die Beschwerden sind langsam entstanden, eine auslösende Ursache ist ihm nicht erinnerlich. Die Schmerzen bestehen vor allem im vorderen und seitlichen, aber auch im hinteren Schulterbereich. Sie strahlen beim Anheben des Arms in den vorderen Anteil des Oberarms aus. In den vergangenen Wochen ist eine Kraftlosigkeit bei Bewegungen im Schultergelenk hinzugetreten, insbesondere beim Anheben des Arms nach vorn und zur Seite. Eine Gefühlsstörung besteht nicht. Der Patient ist sportlich aktiv und möchte langfristig gerne wieder Golf spielen.

4

Untersuchungsbefunde

Sie untersuchen einen ansonsten gesunden 68-jährigen Mann, der im Bereich der rechten Schulter keine Entzündungszeichen wie Rötung oder Schwellung zeigt. Bei der Inspektion fällt im Seitenvergleich eine Atrophie der Muskulatur oberhalb der Spina scapulae auf. Ein Druckschmerz lässt sich ventral, lateral und auch dorsal über dem Glenohumeralgelenk auslösen. Während das linke Schultergelenk uneingeschränkt bewegt werden kann, ist im Seitenvergleich rechts die Abduktion aktiv bis 20° möglich, die Anteversion bis 50°. Zudem ist die Außenrotation nur bis zur Neutralstellung möglich. Schmerzen bestehen auch bei Druck im Bereich des Sulcus bicipitalis. Passiv kann der rechte Arm jedoch bis 70° abduziert und bis 80° eleviert werden. Der Patient kann den Arm aber nicht in dieser Stellung halten und bittet Sie, den Arm langsam abzusenken, da ansonsten starke Schmerzen in der Schulter auftreten. Keine Kraftminderung besteht bei der Innenrotation. Sensibilitätsstörungen werden nicht angegeben. Die Untersuchung der HWS, des Akromioklavikulargelenks und des Sternoklavikulargelenks sind unauffällig.

Fragen und Antworten

Wie lautet Ihre Verdachtsdiagnose? An welche Differenzialdiagnosen müssen Sie denken?

Insgesamt sprechen Anamnese und klinischer Befund für eine **Rotatorenmanschettenruptur.** Der Humeruskopf wird von der Rotatorenmanschette überdacht, die aus den inserierenden Sehnen der Mm. subscapularis, supraspinatus, infraspinatus und teres minor gebildet wird. Bei älteren Menschen liegt in der Regel eine degenerative Schädigung einer oder mehrerer Sehnen vor, die dann ohne adäquates Trauma zu einer progredienten Ausdehnung der Risszone führt. Dies erklärt auch das langsame Einsetzen der Beschwerden. Am häufigsten sind die Supra- und Infraspinatussehne betroffen. Der Riss dieser beiden Sehnen äußert sich dann auch in der Kraftminderung in Hinblick auf die Abduktion (M. supraspinatus) und Außenrotation (M. infraspinatus). Dies wird auch als **Pseudoparalyse** bezeichnet. Seltener betroffen ist die Subskapularissehne, die für die Innenrotation des Arms im Schultergelenk verantwortlich ist. Durch einen Riss der Supraspinatussehne kann auch der Halteapparat der langen Bizepssehne (Pulley-System) beschädigt sein. Hierdurch kann es zu einer Instabilität und Läsion bis hin zu einer Rissbildung kommen. Hinweise auf eine zusätzlich bestehende Problematik vonseiten der langen Bizepssehne ergeben sich durch die Ausstrahlung der Schmerzen in den ventralen Oberarm und im Bereich des Sulcus bicipitalis.

Als **Differenzialdiagnosen** müssen immer in Betracht gezogen werden:

- **Bandscheibenvorfall** an der HWS (Prolaps): Ein Bandscheibenvorfall (Prolaps) oder auch eine Bandscheibenvorwölbung (Protrusion) können eine zervikale Nervenkompression mit der Folge einer Schmerzausstrahlung in den Arm auslösen.
- **Subakromiales Impingement-Syndrom:** Es liegt eine Tendopathie der Supra- und/oder der Infraspinatussehne vor, die zu einer ähnlichen Schmerzsymptomatik führt. Eine Rissbildung mit der Folge einer Kraftminderung liegt nicht vor, häufig aber eine subakromiale Bursitis.
- **Pseudoradikuläre Symptomatik:** Hierbei handelt es sich um eine Schmerzausstrahlung in den Arm, die keinem Dermatom zugeordnet werden kann. Ursache können Veränderungen an der HWS, z. B. eine Facettengelenkarthrose, sein.
- **Arthrose des Akromioklavikulargelenks** (ACG): Ein eher punktueller Schmerz direkt über dem ACG ohne wesentliche klinische Veränderungen am Glenohumeralgelenk sprechen für eine Affektion des Schultereckgelenks.

MERKE

Differenzialdiagnostisch muss immer eine radikuläre und pseudoradikuläre Symptomatik durch eine eingehende neurologische Untersuchung ausgeschlossen werden. Akut auftretende Schmerzausstrahlungen in den linken Arm können auch eine kardiale Ursache haben. Daher ist in diesen Fällen immer an ein Infarktgeschehen zu denken.

Nennen Sie die Ursachen der vorliegenden Erkrankung!

Am häufigsten kommt es bei älteren Menschen aufgrund **degenerativer** Veränderungen der Sehnen (Tendopathie) zu einer Ruptur. So können Störungen der Mikrozirkulation im knochennahen Insertionsbereich einen Sehnenverschleiß begünstigen. Auch knöcherne Veränderungen im Subakromialraum, z. B. eine Formvariante an der Akromionunterfläche oder ein Osteophyt, können langfristig zu einer Sehnenschädigung führen. Das Ausmaß und die Form einer Ruptur sind sehr unterschiedlich.

Traumatische Rotatorenmanschettenrupturen sind selten und kommen beim jüngeren Patienten bei einem entsprechenden Unfallereignis vor.

Welche weiteren Untersuchungen veranlassen Sie?

Die klinische Untersuchung mit verschiedenen **funktionellen Tests** gibt erste Hinweise auf eine Läsion der Rotatorenmanschette. Folgende weitere Untersuchungen sind notwendig:

- **Neurologische Untersuchung:** Diese beinhaltet die Prüfung der Motorik, der Sensibilität und der Reflexe. Sie dient dem Ausschluss einer Nervenkompression als Auslöser der Beschwerden.
- **Konventionelle Röntgendiagnostik** (Röntgenbild): Mit einer Röntgenaufnahme werden knöcherne Veränderungen, wie Formvarianten des Akromions, erfasst. Bei einer Rotatorenmanschettenruptur kommt es durch die aufgehobene Depression der Kalotte zu einem Humeruskopfhochstand. Auch auf Arthrosezeichen im Glenohumeral- und Akromioklavikulargelenk ist zu achten.
- **Sonografie/Ultraschalluntersuchung:** Die Sonografie ist eine elegante Untersuchungsmethode, mit der sich alle wesentlichen Strukturen rund um das Schultergelenk darstellen lassen. Die Untersuchung sollte immer im Seitenvergleich durchgeführt werden. Verschiedene standardisierte Schnittebenen erleichtern die Vergleichbarkeit oder eine spätere Prüfung von Befunden. Zudem bietet die Sonografie den Vorteil der **„dynamischen" Untersuchung.** Während der Schallkopf in einer Position verbleibt, werden die zu untersuchenden anatomischen Strukturen durch Bewegen des Arms im Schultergelenk unter dem Schallkopf hin und her bewegt. Insbesondere Veränderungen der Rotatorenmanschette und der langen Bizepssehne sind somit besser zu beurteilen.
- **MRT:** Die MRT liefert genaue Informationen zum Ausmaß und zur Lokalisation der Ruptur. Im Hinblick auf die Therapie ist die Beantwortung folgender Fragen entscheidend: Welche Sehnen sind betroffen? Handelt es sich um eine Partialruptur (artikularseitig, intratendinös, bursaseitig)? Liegt das Sehnenende noch in der Nähe der Abrissstelle (Tuberculum majus) oder liegt bereits eine Retraktion der Sehne vor (als Hinweis auf eine länger bestehende Ruptur)? Ist bereits eine Atrophie oder Verfettung der zugehörigen Muskulatur nachweisbar (ältere Ruptur)? Ergeben sich Hinweise auf weitere Veränderungen am Knochen, am Knorpel oder an einer Bursa? Bei der Planung einer Operation ist ein MRT unerlässlich.

4

MERKE

Die Größe einer Rotatorenmanschettenruptur korreliert nicht immer mit den Beschwerden. Ein Sehnenriss kann durchaus durch andere Muskelgruppen funktionell kompensiert werden.

Welche Therapieoptionen bestehen?

Konservative und operative Therapieoptionen können ergriffen werden. Entscheidend ist die Schmerzsymptomatik, der Grad der Funktionsminderung und letztlich der Funktionsanspruch des Patienten.

Konservative Behandlung: Eine konservative Behandlung kann eingeleitet werden, wenn die Schmerzen und die Minderung der Funktion im Schultergelenk gering ausgeprägt sind. Da selbst größere Rupturen durch andere Muskelgruppen gut kompensiert werden können, ist gerade beim älteren Patienten eher eine konservative Therapie zu erwägen. Insbesondere bei großen Rissen (Rotatorenmanschettenmassenruptur) mit ausgeprägter Retraktion der Sehnen und einer bereits eingetretenen Muskelatrophie (→ MRT) ist eine Operation oft nicht Erfolg versprechend. Neben der Einnahme von **Analgetika** kann eine **Physiotherapie** die Funktion verbessern und die Schmerzen lindern. Die Krankengymnastik kann auch zur zeitlichen Überbrückung bis zur Operation hilfreich sein und wirkt sich positiv auf die postoperative Mobilisation aus. Zur Anwendung kommen auch Injektionen zur Schmerztherapie sowie Wärme- und Kälteapplikationen.

Operation: Die Rekonstruktion der Rotatorenmanschette kann offen oder arthroskopisch erfolgen.

Angestrebt ist eine **Refixation** einer oder mehrerer abgerissener Sehnen. Da eine Sehne in der Regel direkt am Knochen abreißt (Insertion der Supra- und Infraspinatussehne am Tuberculum majus, Insertion der Subskapularissehne am Tuberculum minus), sollte hier auch die Refixation stattfinden (> Abb. 4.11a und b). Mittlerweile stehen verschiedene Nahtankersyteme und Operationstechniken zur Verfügung, mit denen eine sichere Platzierung der Sehne möglich ist. Ziel ist die Einheilung der Sehne am Knochen im Sinne einer fibroossären Verbindung. Die Refixation sollte immer spannungsfrei erfolgen, um die Sehnendurchblutung nicht zu stören und die Einheilung nicht zu gefährden. Auch Seit-zu-Seit-Nähte sind möglich. Ziel ist die Wiederherstellung einer langfristig guten Funktion. In den vergangenen Jahren haben sich die technischen Voraussetzungen stetig verbessert, sodass viele Rupturen mittlerweile arthroskopisch versorgt werden können. Liegt außerdem eine Läsion der langen Bizepssehne vor, so kann diese auch gleichzeitig mitbehoben werden. Möglich sind eine Tenotomie oder auch eine Tenodese.

Im Fall unseres oben beschriebenen Patienten wäre bei Vorliegen einer frischen Ruptur ohne wesentliche Retraktion eine Operation sinnvoll, insbesondere auch unter dem Aspekt eines hohen Anspruchs an die Funktion (Golfen).

Welche Komplikationen und Folgen der Erkrankung sind relevant?

Insbesondere bei einer älteren Massenruptur sind die konservativen Möglichkeiten begrenzt. Die Erwartungen vonseiten des Arztes und des Patienten dürfen nicht zu hoch sein.

Durch den Riss einer oder mehrerer Sehnen fehlt die normale Führung des Humeruskopfes gegenüber dem Glenoid, hierdurch kann es zu einer unphysiologischen Belastung des Knorpels kommen. Die Folge kann eine **Arthrose des Glenohumeralgelenks** (Omarthrose) sein. Da sie auf dem Boden eines Rotatorenmanschettendefekts entstanden ist, sprechen wir von einer **Defektomarthrose.**

Auch wenn die operative Refixation anatomiegerecht erfolgt ist, kann es im weiteren Verlauf zu einer **Reruptur** kommen. Weitere mögliche Komplikationen nach einer Operation sind: Infektion, Wundheilungsstörungen, Gefäß-, Nerven- und Organverletzungen. Schmerzen und Beschwerden können bestehen bleiben oder wiederkehren. Die Nachbehandlung ist umfangreich, langwierig und kann mehrere Monate dauern. Hierauf muss der Patient vorbereitet sein.

ZUSAMMENFASSUNG

Eine **Rotatorenmanschettenruptur** (ICD-10: M75.1) ist eine häufige Schultererkrankung, die insbesonders ältere Patienten betrifft. Eine **Degeneration** – selten ein Trauma – führt zum teilweisen oder kompletten Riss einer oder mehrerer Sehnen der Rotatorenmanschette. Klinische Tests, konventionelle Röntgenaufnahmen, die Sonografie und ein MRT führen zur Diagnose. **Konservative und operative** Therapieoptionen stehen zur Verfügung. Die Entscheidung, welches Therapieverfahren zur Anwendung kommt, richtet sich nach der Schmerzintensität, dem Funktionsverlust, der Rissart und nach dem Funktionsanspruch des Patienten. Für die Sehnenrefixation stehen verschiedene offene und arthroskopische Verfahren zur Verfügung. Sowohl die konservative

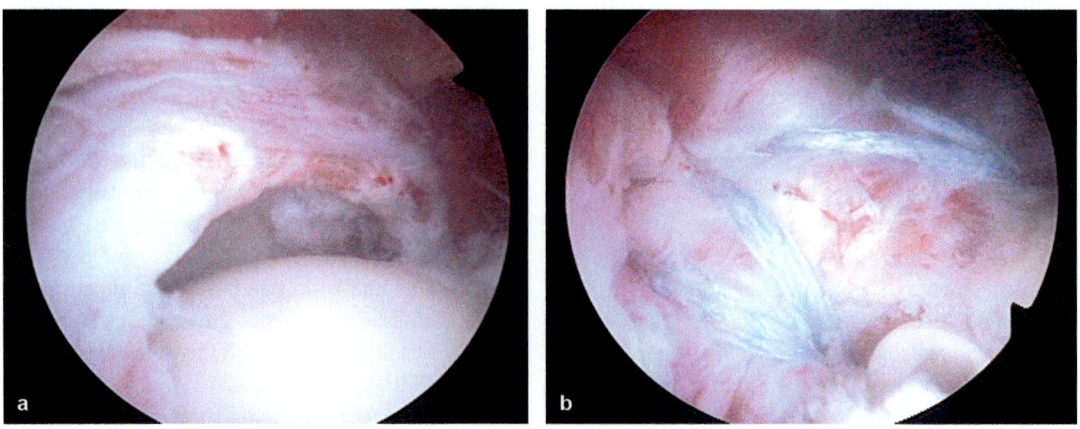

Abb. 4.11 Arthroskopisches Bild bei Rotatorenmanschettenruptur vor (a) und nach Refixation (b). [M849]

Behandlung als auch die postoperative Therapie können mehrere Monate in Anspruch nehmen.

4.9 Bewusstlosigkeit und multiple Frakturen

Anamnese

Sie werden angefunkt, weil für Ihr Universitätsklinikum ein Polytrauma angemeldet wurde. Sie finden sich mit Ihren Kollegen im Schockraum ein. Es ist ein 46-jähriger Mann angekündigt, der bei nasser Fahrbahn mit dem Pkw von der Landstraße abgekommen und an einem Baum verunglückt ist. Der Beifahrer sei bereits am Unfallort gestorben. Das Unfallopfer sei bei einem GCS von 7 intubiert worden, tachykard und hypoton. Es wären eine offene Kopfverletzung, eine Armfehlstellung rechts sowie ein instabiles Becken aufgefallen. Kaum ist der Patient im Schockraum eingetroffen, beginnt Ihr eingespieltes, interdisziplinäres Team mit dem Polytrauma-Management.

Untersuchungsbefunde

46-jähriger, bewusstloser, intubierter Patient mit Zervikalstütze und Vakuumschiene am rechten Arm. Der Monitor zeigt eine Sinustachykardie mit 140/min, RR 90/60 mmHg, AF 15/min und eine Sauerstoffsättigung von 90 %.

Die Kollegen der Anästhesie legen weitere venöse Zugänge und die Radiologin beginnt mit der fokussierten Sonografie. Es wird eine Traumaspirale (Schockraum-CT, ➤ Abb. 4.12) veranlasst.

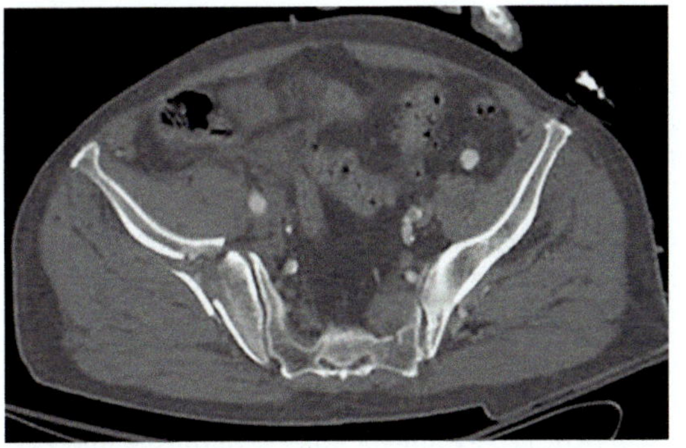

Abb. 4.12 [T579]

Fragen und Antworten

Bitte definieren Sie den Begriff Polytrauma!

Ein Polytrauma besteht bei gleichzeitig entstandenen Verletzungen mehrerer Körperabschnitte oder Organe, wobei mindestens eine Verletzung oder die Kombination mehrerer Verletzungen lebensbedrohlich ist.

Nennen Sie bitte Kriterien, die eine Schockraumaufnahme bei Verdacht auf Polytrauma rechtfertigen!

Die Aufnahme über den Schockraum ist geprägt vom **Verletzungsmuster** (siehe Definition Polytrauma), den **Störungen der Vitalfunktionen** sowie dem **Unfallhergang.** Bei einem Patienten lässt sich ein Polytrauma mit Indikation der Schockraumbehandlung vermuten bei:

- Hochgeschwindigkeitstrauma (Pkw, Motorrad etc.)
- Tod eines weiteren Fahrzeuginsassens
- Herausschleudern des Patienten aus dem Fahrzeug
- Fußgänger oder Fahrradfahrer bei Verkehrsunfall
- Explosionstrauma
- Trauma durch Einklemmen oder Verschütten
- Sturz aus mindestens 5 m Höhe

Skizzieren Sie bitte das Vorgehen im Schockraum unter Berücksichtigung des Advanced Trauma Life Support (ATLS)!

Das **Schockraum-Team** ist interdisziplinär und besteht aus Ärzten und Pflegenden der Bereiche **Chirurgie, Anästhesie** und **Radiologie.** In jedem Schockraum gelten klar definierte und trainierte Handlungsabläufe und Aufgaben der einzelnen Team-Mitglieder. Wichtiger Bestandteil ist auch die **schriftliche Protokollierung** des Patientenzustands und der durchgeführten diagnostischen und therapeutischen Schritte mit Zeitangabe. Der Ablauf kann z. B. nach dem **Advanced Trauma Life Support (ATLS)** erfolgen.

- **Primary Survey:**
  - Die **Erstbeurteilung** und die Stabilisierung der **Vitalfunktionen** (Resuscitation) folgt in der

Reihenfolge der sog. **ABCDE-Regel: A**irway (Sicherung der Atemwege; bei intubierten Tubuskontrolle), **B**reathing (ggf. Beatmung durchführen), **C**irculation (Kreislaufstabilisierung, kardiogene Reanimation, Perikardentlastung, Blutungskontrolle, Infusionstherapie), **D**isability (grob neurologische Untersuchung), **E**nvironment (Entkleidung, weitere chirurgische Untersuchung, Aufwärmen). Anschließend muss eine kontinuierliche Kontrolle der ABCDE-Parameter unter Monitoring und Evaluation erfolgen.

- Zeitgleich mit der Untersuchung wird von radiologischer Seite eine **standardisierte Sonografie** (Focused Assessment with Sonography for Trauma, FAST) durchgeführt, um **freie Flüssigkeit** im Abdomen (Morrison-Pouch = perihepatisch, Koller-Pouch = perisplenisch, Douglas-Pouch = Becken), einen **Pleuraerguss** bzw. **Hämatothorax** sowie eine **Herzbeuteltamponade** frühzeitig festzustellen. Abhängig von den Symptomen und Befunden erfolgen **Notfalleingriffe,** wie die Notfallintubation, die Koniotomie, die Thoraxdrainage, die Notfallthorakotomie, die Blutungskontrolle.
- Innerhalb der ersten 15 Minuten sollte eine **Mehrschicht-Spiral-Computertomografie** (MSCT) im Schockraum oder in unmittelbarer Nähe zum Schockraum durchgeführt werden, die in kürzester Zeit eine umfassende Diagnostik als Grundlage der weiteren Therapie bietet. Dazu zählen das **native Schädel-CT** (CCT) zur Diagnostik frischer intrakranieller Blutungen, sowie **nach i. v. Kontrastmittelgabe** die **CT von Thorax, Abdomen** und **Becken,** um in diesem Bereich Verletzungen wie Rupturen, Blutungen, Frakturen etc. zu identifizieren. Die MSCT ermöglicht auch eine Bewertung der Verletzungen, um die **Reihenfolge** der weiteren Therapieschritte z. B. nach der AIS-Systematik festzulegen.

- **Secondary Survey:** Der zweite Behandlungsabschnitt beinhaltet eine zweite, ausführliche Untersuchung mit Evaluation der **ABCDE-Regel** und der bisherigen Therapie. Eine **Kontroll-CT des Schädels** sollte nach ca. 60 min wiederholt werden.
- **Definitive Care:** Wenn keine Notfalleingriffe mehr indiziert und die Vitalfunktionen nicht mehr wesentlich gestört sind, kann eine definitive **Versorgung** der Verletzungen **im OP** oder auf der **Intensivstation** erfolgen.

Welche Verletzungen und Komplikationen vermuten Sie bei dem Patienten?

Bei dem Patienten können bereits früh eine offene Kopfverletzung, ein instabiles Becken, eine Fehlstellung des rechten Arms, ein GCS von 7 und eine wesentliche Beeinträchtigung der Vitalfunktionen (Hypotonie, Tachykardie, reduzierte Sauerstoffsättigung) festgestellt werden.

Die ➤ Abb. 4.12 zeigt als Grund des instabilen Beckens eine **Beckenringfraktur.** Frakturen des Beckens können einen hämodynamisch relevanten **Blutverlust** verursachen und müssen bereits **präklinisch** mittels Beckengürtel, Vakuummatratze oder Tuchumschlingung **stabilisiert** werden. Im Schockraum muss dann in Abhängigkeit von den Vitalfunktionen eine notfallmäßige Stabilisierung mittels **Beckenzwinge** oder **Fixateur externe** erreicht werden.

Die offene Kopfverletzung lässt eine **traumatische intrakranielle Blutung** vermuten, die sich im **nativen CCT** hyperdens ggf. mit Mittellinienverlagerung und weiteren Hirndruckzeichen darstellt.

Der **Armfehlstellung** liegt wahrscheinlich eine Fraktur zugrunde.

Bei Hochgeschwindigkeitstraumata sind auch Verletzungen wie Leber- und Milzruptur, Herzbeuteltamponade und Aortendissektion häufig (wichtige primäre Diagnostik: Sonografie).

Welche intrakraniellen Blutungen können unterschieden werden?

Intrakranielle Blutungen, die häufig im Rahmen von Polytraumata vorkommen, können nach Ihrer Lokalisation in Epiduralblutung, Subduralblutung (SDB), Subarachnoidalblutung (SAB) und intrazerebrale Kontusionsblutung (ICB) unterteilt werden (➤ Abb. 4.13). Diesen intrakraniellen Blutungsformen werden in ➤ Tab. 4.6 ihre Lokalisation, die Blutungsquelle und ihre Bildmorphologie im nativen CCT zugeordnet. Zur Einteilung der Schädel-Hirn-Traumata ➤ Kap. 4.4.

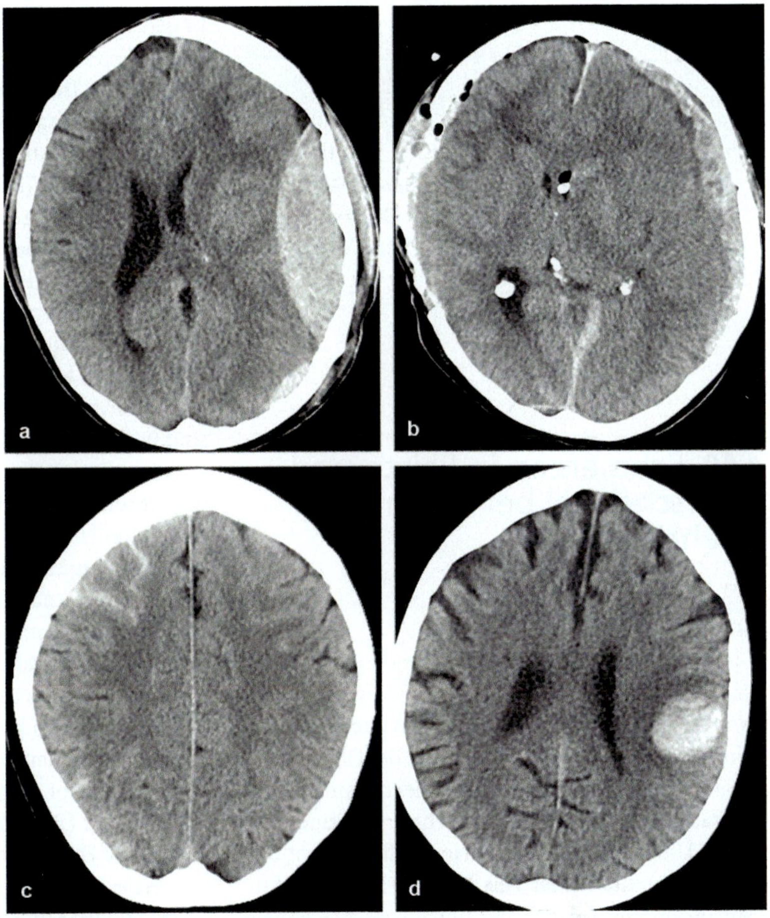

Abb. 4.13 Intrakranielle Blutungen. a) Epiduralblutung (EDB); b) Subduralblutung (SDB); c) Traumatische Subarachnoidalblutung (SAB); d) intrazerebrale Blutung. [T579]

Tab. 4.6 Traumatische intrakranielle Blutungen

Blutungsform	Lokalisation	Blutungsquelle	Bildmorphologie im Nativ-CCT (ohne KM)
Epiduralblutung	Zwischen Kalotte und Dura mater, meist temporal gelegen	A. meningea media, einer ihrer Äste oder Blutung aus Kalottenfraktur	Bikonvexe oder linsenförmige hyperdense RF
Subduralblutung	Unter der Dura mater, raumfordernd auf dem Gehirn	Brückenvenen oder kortikale Arterien	Sichel- oder halbmondförmige hyperdense RF
Traumatische Subarachnoidalblutung (SAB)	Im Subarachnoidalraum, dem Gehirn filmartig eng aufliegend	Ruptur von kleinen venösen Gefäßen	Hyperdense Linien entlang der Sulci und Gyri
Intrazerebrale Kontusionsblutung (ICB)	Intrazerebral	Direkte Schädigung des Hirnparenchyms („blauer Fleck" des Gehirns)	Polymorph im Parenchym gelegene hyperdense Areale oder RF

ZUSAMMENFASSUNG

- Ein Polytrauma besteht bei gleichzeitiger Verletzung mehrerer Körperabschnitte oder -organe, wobei mindestens eine Verletzung oder die Kombination mehrerer Verletzungen lebensbedrohlich ist.
- Das interdisziplinäre Schockraum-Team handelt nach definiertem und trainiertem Stufenplan z. B. nach dem ATLS: Primary Survey (ABCDE-Regel, FAST, MSCT, Notfallinterventionen), Secondary Survey (gründliche Untersuchung, Evaluation, Kontroll-CCT), Definitive Care (endgültige Versorgung im OP oder auf der Intensivstation).

4

4.10 Schmerzen in Leiste und Oberschenkel bei einem 6-Jährigen

Anamnese

Ein 6-jähriger Junge wird von der Mutter in der Sprechstunde aufgrund seit 4 Wochen zunehmender Schmerzen in der rechten Leiste und der Oberschenkelvorderseite vorgestellt. Die Schmerzen sind belastungsabhängig. Die Mutter berichtet von einer gewissen Unlust, zu gehen. Ebenso spielt und tobt der kleine Patient in letzter Zeit nicht mehr gerne. Allgemeinsymptome wie Fieber und Abgeschlagenheit bestehen nicht.

Untersuchungsbefunde

6-jähriger Junge in einem altersentsprechenden AZ. Normalgewichtiger Habitus. Die Körpergröße beträgt 120 cm bei einem Gewicht von 30 kg. Es zeigt sich ein leicht hinkendes Gangbild. Im Stehen ist die Wirbelsäule lotrecht, ein Beckenschiefstand ist nicht zu erkennen. Das Trendelenburg-Zeichen ist rechts positiv. Bei der Überprüfung der Beweglichkeit des rechten Hüftgelenks im Liegen kann eine Einschränkung der Abduktion und der Innenrotation festgestellt werden. Die Schmerzen bei der Bewegungsprüfung sind weniger stark ausgeprägt. Kein Fieber.

Fragen und Antworten

Wie lautet Ihre Verdachtsdiagnose? An welche Differenzialdiagnosen müssen Sie denken?
Anamnese und klinischer Befund sprechen für einen **Morbus Perthes** (Morbus Legg-Calvin-Perthes). Bei dieser Erkrankung handelt es sich per Definition um eine **ischämisch bedingte aseptische Hüftkopfnekrose** im Kindesalter. Die Perthes-Erkrankung tritt zwischen dem 3. und 12. Lebensjahr auf. Der Erkrankungsgipfel liegt dabei um das 6. Lebensjahr. Jungen sind deutlich häufiger betroffen als Mädchen.

Schmerzen im Bereich des Hüftgelenks beim Kind sind in der orthopädischen Sprechstunde ein häufig vorkommendes Symptom. Folgende **Differenzialdiagnosen** müssen bei dem vorliegenden Fall bedacht werden:

- **Coxitis fugax** (Hüftschnupfen): Im Kleinkinderalter auftretender Hüftgelenkerguss, der im Zusammenhang mit einem vorausgegangenen viralen Infekt entsteht.
- **Eitrige Coxitis:** bakteriell bedingte Arthritis. Führt zu einem progredient zunehmenden ununterbrochenen Schmerz. Zusätzlich besteht Fieber. Im Labor starke Erhöhung der Entzündungsparameter (Blutbild, CRP).
- **Juvenile rheumatoide Arthritis:** Kann auch andere Gelenke betreffen. Führt ebenfalls zu belastungsabhängigen Schmerzen in den betroffenen Gelenken. Gegebenenfalls typische Laborveränderungen.
- Benigne und maligne **Tumoren:** Dauerschmerz, oft auch nächtlicher Schmerz. Im Röntgenbild typische Veränderungen feststellbar.
- **Epiphysiolysis capitis femoris** (jugendliche Hüftkopflösung): Typisches Erkrankungsalter ist das 10.–14. Lebensjahr.
- **Hüftdysplasie:** Durch das sonografische Screening der Säuglingshüften ist die Erstdiagnose einer Hüftdysplasie bei Kindern eher unwahrscheinlich.

MERKE

Typisch für das Vorliegen einer Perthes-Erkrankung sind das Erkrankungsalter und das Fehlen von Allgemeinsymptomen wie Fieber und Abgeschlagenheit. Die Schmerzen sind zumeist weniger stark ausgeprägt. Gelegentlich bestehen Kniegelenkschmerzen. Deshalb sollte bei Schmerzen im Kniegelenk immer auch das Hüftgelenk untersucht werden.

Nennen Sie die Ursachen und den Verlauf der vorliegenden Erkrankung.

Der Morbus Perthes entsteht durch eine Durchblutungsstörung des Hüftkopfs unklarer Genese. Eine mögliche Ursache für die Entstehung der Erkrankung sind Gerinnungsstörungen wie z. B. die Thrombophilie (erhöhte Tendenz zur Bildung von Thromben) und eine Hypofibrinolyse (verminderte Fähigkeit zur Lösung von Thromben). Durch venöse Thromben kann es zu einer intraossären Drucksteigerung kommen, die zu einer veminderten arteriellen Durchblutung führt und einen hypoxischen Zelltod des Knochens nach sich zieht. Eine weitere Ursache ist die Gefäßversorgung. Oft findet sich keine A. circumflexa media. Daneben können genetische Faktoren und ein erhöhter intraartikulärer Druck zur Entstehung eines Morbus Perthes führen.

Die Dauer der Erkrankung von den ersten Symptomen bis zur Abheilung beträgt zwischen 2 und 4 Jahre.

Der Morbus Perthes verläuft in verschiedenen Stadien:

- **1. Stadium (Initialstadium):** Die Vaskularisationsstörung führt zu Knorpelödem und Gelenkerguss. Im Röntgen ist ggf. eine Gelenkspaltverbreiterung zu sehen (➤ Abb. 4.14a).
- **2. Stadium (Kondensationsstadium):** Verdichtung der Femurkopfepiphyse (➤ Abb. 4.14b).
- **3. Stadium (Fragmentationsstadium):** fortschreitender Abbau der Knochenbälkchen mit Lückenbildung im Knochengerüst (➤ Abb. 4.14c).
- **4. Stadium (Reparationsstadium):** mehr oder weniger harmonischer Wiederaufbau des Hüftkopfs (Normalbefund, Coxa magna, parva oder plana; ➤ Abb. 4.14d).

MERKE

Die Erkrankung hat einen typischen stadienhaften Verlauf. Die Dauer der Erkrankung kann zwischen 2 und 4 Jahre betragen.

Welche weiteren Untersuchungen sind von Bedeutung? Nennen Sie die wichtigsten Klassifikationen zur Beurteilung des Schweregrads.

Diagnostikum der Wahl beim Morbus Perthes ist das **native Röntgenbild** der Hüfte in zwei Ebenen. Lediglich im Initialstadium kann die Diagnose im Röntgenbild schwierig sein. In den fortgeschrittenen Stadien sind typische Veränderungen im Röntgen nachweisbar.

Im **Initialstadium** kann eine **MRT**-Untersuchung als Abgrenzung zu anderen Krankheitsbildern richtungsweisend sein. Sonst kann auf eine MRT wegen fehlender therapeutischer Konsequenz verzichtet werden.

Der Morbus Perthes ist gekennzeichnet durch ein moderates Schmerzgeschehen und fehlende Allgemeinsymptome wie z. B. Fieber. Sollten Anamnese und Klinik auf ein infektiöses Geschehen hinweisen,

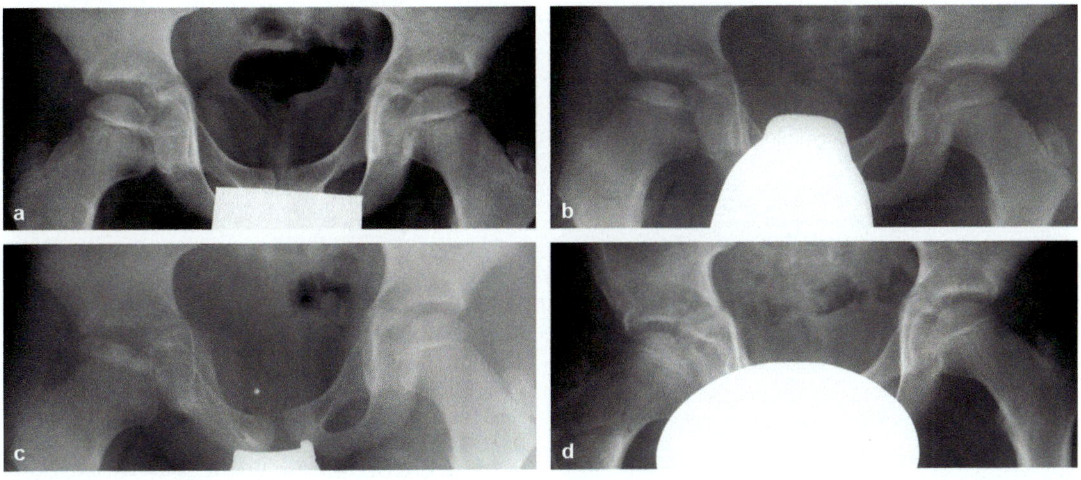

Abb. 4.14 Stadienverlauf beim Morbus Perthes. [T520]

ist eine entsprechende Laboruntersuchung notwendig.

Zur Beurteilung von Schweregrad, Prognose und therapeutischem Vorgehen existieren **röntgenologische Klassifikationen:**

- In der Klassifikation nach **Catterall** wird der Hüftkopf im a. p. und axialem Röntgenbild in vier Quadranten eingeteilt. Die Einteilung erfolgt in vier Grade. Wobei bei Grad I nur der vordere äußere Quadrant betroffen ist. Bei Grad IV ist der gesamte Hüftkopf vom Krankheitsgeschehen betroffen (➤ Abb. 4.15).
- Eine andere Klassifikation, die das Ausmaß der Nekrose beschreibt, ist die nach **Herring (lateral pillar classification).** Die Femurkopfepiphyse wird dabei in drei Abschnitte unterteilt. Beurteilt wird der laterale Pfeiler.
  - Gruppe A: lateraler Pfeiler nicht beteiligt
  - Gruppe B: lateraler Pfeiler beteiligt, > 50 % der Höhe erhalten
  - Gruppe C: lateraler Pfeiler deutlich abgeflacht, < 50 % der Höhe erhalten

Die **radiologischen Risikofaktoren** (head at risk signs) dienen ebenfalls der Beurteilung des Schweregrades der Erkankung und werden in ➤ Tab. 4.7 beschrieben:

Tab. 4.7 Morbus Perthes: radiologische Risikofaktoren

Laterale Kalzifikation	Kalkschatten lateral des Femurkopfes
Subluxation	Verschiebung des Kopfzentrums nach lateral
Metaphysäre Beteiligung	Metaphysäre Zysten und Osteolysen
Gage Sign	V-förmige Osteoporose lateraler Femurkopf
Horizontalisierung der Epiphysenfuge	Horizontale Ausrichtung der Epiphysenfuge

Welche Therapiemaßnahmen sind bei der Erkrankung sinnvoll?

Das Hauptziel der Therapie ist die Erhaltung der Hüftgelenkbeweglichkeit. Deshalb werden die Kinder regelmäßig **physiotherapeutisch** behandelt. In den letzten Jahren wird vermehrt auch **Botulinumtoxin** in die Adduktorenmuskulatur injiziert, falls der Muskeltonus stark erhöht ist, und somit eine Bewegungsstörung besteht. Eine Entlastung ist nur in Zeiten starker Schmerzen sinnvoll. Es liegen keine Erkenntnisse vor, dass eine Entlastung über einen längeren Zeitraum zu einer Verbesserung des Verlaufs und der Ausheilung führt. Eine spezielle orthetische Verorgung wird aktuell nicht mehr empfohlen.

Es empfiehlt sich, **regelmäßige radiologische Verlaufskontrollen** durchzuführen, um eine sich abzeichnende **Inkongruenz** des Hüftgelenks zu erkennen. Dann sollte eine operative Therapie im Sinne einer **intertrochantären oder Beckenosteotomie** zur Zentrierung des Hüftkopfes in der Pfanne erwogen werden.

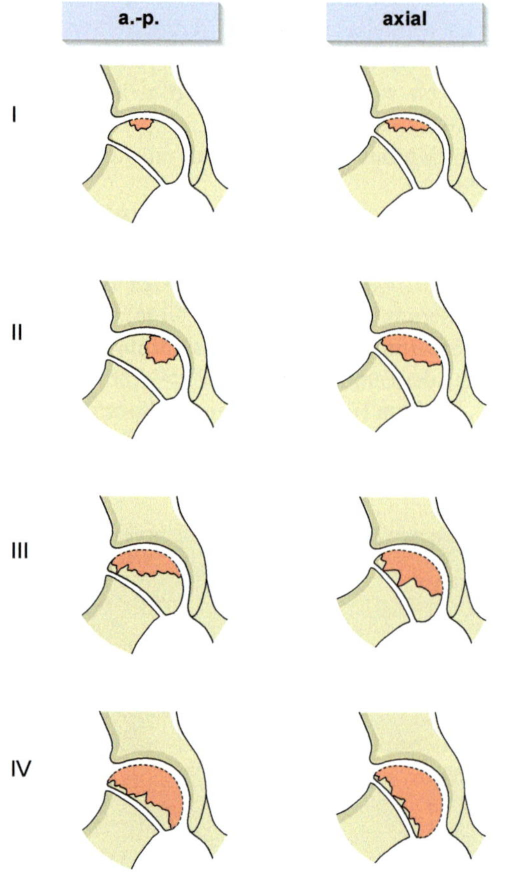

Abb. 4.15 Klassifikation des Morbus Perthes nach Catterall: Grad I anterolateraler Quadrant betroffen, Grad II vorderes Drittel oder vordere Hälfte betroffen, Grad III bis zu drei Viertel des Femurkopfes betroffen, Grad IV ganzer Femurkopf betroffen. [L157]

Welche dauerhaften Funktionsstörungen sind zu erwarten?

Die Prognose der Erkrankung ist von mehreren Faktoren abhängig. Zunächst ist das Alter zu Beginn der Erkrankung von Bedeutung. Eine große Zahl von Studien hat gezeigt, dass ein Alter von < **6 Jahren** bei Erkrankungsbeginn **prognostisch günstig** ist. Ältere Kinder mit einer großen Nekrosezone (Catterall Grad III und IV, Herring Grad C) sowie das Vorhandensein von radiologischen Risikozeichen (head at risk signs) und eine schlechte Hüftgelenkbeweglichkeit sind prognostisch als schlecht einzuschätzen. Letztendlich kommt es darauf an, ob die Ausheilung der Erkrankung zu einem asphärischen, d. h. entrundeten Hüftkopf und somit zu einer **Gelenkinkongruenz** führt. Dies führt in der Regel zu einer frühzeitigen sekundären **Arthrose** des betroffenen Hüftgelenks.

ZUSAMMENFASSUNG

Der **Morbus Perthes** ist eine ischämisch bedingte aseptische Hüftkopfnekrose unklarer Ätiologie. Sie tritt zwischen dem 3. und 12. Lebensjahr auf, mit einem Erkrankungsgipfel im Alter von 6 Jahren; Jungen sind häufiger betroffen. **Klinisch** liegen belastungsabhängige Schmerzen in der Leiste und im vorderen Oberschenkel vor. **Diagnostikum der Wahl** ist das Röntgenbild des Hüftgelenks in zwei Ebenen. Ein MRT ist im Initialstadium oder zur Abgrenzung zu anderen Erkrankungen erforderlich. **Prognose und Therapie** sind abhängig vom Ausmaß der Nekrosezone in der Hüftkopfepiphyse, welche röntgenologisch nach Catterall oder Herring klassifiziert wird. Ziel der **Behandlung** ist der Erhalt von Hüftgelenkbeweglichkeit sowie Gelenkkongruenz, um eine spätere sekundäre Arthrose zu vermeiden. Dazu ist eine intensive physiotherapeutische Behandlung erforderlich. In prognostisch ungünstigen Fällen wird eine operative Therapie zur Zentrierung des Hüftkopfs in der Gelenkpfanne durch eine intertrochantäre oder Beckenosteomie empfohlen.

4.11 Schwellung und Bewegungsschmerz im rechten Sprunggelenk

Anamnese

Ein 28-jähriger, leicht übergewichtiger Landschaftsarchitekt stellt sich mit Schmerzen im rechten Sprunggelenk in Ihrer Praxis vor. Es fällt sofort ins Auge, dass er das rechte Sprunggelenk beim Gang und im Stand nicht belasten kann. Er berichtet Ihnen, er sei am Vortag beim Transportieren von Blumenerde auf einen großen, losen Stein getreten und laut seiner Aussage über den äußeren Fußrand umgeknickt. Unmittelbar nach dem Umknicken spürte der Patient einen heftigen, stechenden Schmerz im rechten Außenknöchel, worauf sich eine deutliche Schwellung entwickelt habe. Ein weiteres Auftreten sei nach dem Unfall nicht mehr möglich gewesen. Trotz intensiver Kühlung und Hochlagerung am Abend sei das Fußgelenk sichtlich angeschwollen. Einen nächtlich angelegten Druckverband musste er aufgrund starker Schmerzen entfernen.

Untersuchungsbefunde

Die Untersuchung erfolgt bei einem 28-jährigen Mann, 1,85 m Körpergröße, 90 kg Körpergewicht, endomorpher Körperbau. Der Patient kann im Gang die rechte untere Extremität nicht schmerzfrei belasten. Das rechte Articulatio talocruralis ist in seinem lateralen Anteil weichteilig angeschwollen und weist ein Hämatom auf. Bei der Palpation verspürt der Patient einen heftigen Druckschmerz.

Fragen und Antorten

Wie lautet Ihre Verdachtsdiagnose? An welche Differenzialdiagnosen müssen Sie denken?

Die exakte Zuordnung einer Sprunggelenkverletzung nach einem Supinationstrauma kann aufgrund der relativ ähnlichen Schmerzsymptomatik seitens der Patienten anfänglich nur schwer ausgemacht werden. Unfallhergang und Untersuchungsbefunde des Patienten sprechen für eine **Bandruptur 3. Grades im rechten oberen Sprunggelenk.** Um gezielte therapeutische Maßnahmen einleiten zu können, ist es vor allem wichtig, einen möglichen Bruch des Außenknöchels auszuschließen.

Folgende **differenzialdiagnostischen** Krankheitsbilder und ihre Charakteristika müssen bei einer Verletzung des Bandapparates in Erwägung gezogen werden.

- Ein **Außenknöchelbruch** ist aufgrund des nahezu identisch ablaufenden Verletzungsmechanismus die häufigste und wichtigste Ausschlussdiagnose zum Bänderriss im Sprunggelenk. In den meisten Fällen ereignet sich der Unfallhergang als Subluxation/Luxation des Sprungbeins aus der gelenkbildenden Knöchelgabel, ähnlich wie im hier beschriebenen Fall.
- Ein **Bruch des 5. Mittelfußknochens** kann bei der Diagnose schnell übersehen werden, muss jedoch immer in Betracht gezogen werden. Die Fußstellung beim Umknicken entspricht zwar nicht exakt der eines Bänderrisses, jedoch kann das gleichzeitige Vorliegen einer Bänderdehnung vom Ort der eigentlichen Schädigung ablenken. Typisches Symptom ist die Druckschmerzhaftigkeit über dem Mittelfußknochen.
- **Isolierte Syndesmosenrupturen** sind durch Sprunggelenkverletzungen möglich, wenn auch selten. Meist wird die Syndesmose im Rahmen eines Außenknöchelbruchs mit verletzt und muss operativ versorgt werden.
- Bei der akuten **Peronealsehnenluxation** handelt es sich um eine weitere eher selten auftretende Verletzung durch Sturz oder Verdrehung des Sprunggelenks. Hierbei kommt es zum Reißen des Führungsbandes der Peronealsehne im Bereich des Außenknöchels. Die Peronealsehne gleitet dabei aus ihrer Führungsrinne dorsal vom Außenknöchel in Richtung ventral.

MERKE

Ein Bänderriss lässt sich aufgrund der ähnlichen Symptome und Verletzungsmechanismen auf den ersten Blick nur schwer von einem Außenknöchelbruch unterscheiden.

Nennen Sie die Ursachen der vorliegenden Erkrankung.

Verletzungen am Bandapparat des Sprunggelenks resultieren überwiegend aus Sportverletzungen. **Sportarten mit schnellen Richtungswechseln** (Tennis, Badminton) und Sportarten mit Körperkontakt (Fußball, Handball) zählen zu den typischen Risikosportarten. Wie beim hier beschriebenen Verletzungsmechanismus, können auch bei der Arbeit Bandverletzungen am Sprunggelenk auftreten, meist durch Bodenunebenheiten.

Eine angeborene **Bänderschwäche** oder eine verbleibende Bandschwäche nach ausgeheilter Bandruptur können ebenfalls Ursache einer wiederkehrenden Bandverletzung durch Umknicken sein. Es bedarf in solchen Fällen keiner großen Krafteinwirkung, bis die Stabilisierungsfähigkeit des gelockerten Bandapparates überfordert ist. Insbesondere nach früheren Verletzungen kann es zu einem Mangel an Propriozeptoren im Bereich des Sprunggelenks kommen und/oder zu einer reduzierten neuromuskulären Reaktion. Die Folge ist eine ungenügend schnelle Aktivierung der stabilisierenden Peronealmuskulatur, wodurch ein wiederkehrendes Umknicken gefördert wird. Eindeutig nachweisbar ist die Bedeutung der Muskelkraft für die Verletzungshäufigkeit des Sprunggelenks bei Sportlern. Es ist erwiesen, dass die Verletzungshäufigkeit bei schwacher Muskulatur zunimmt.

Eine weitere mögliche Ursache für die Entstehung eines Bänderrisses bildet die **Rückfußfehlstellung.**

Welche Untersuchungen sind von Bedeutung? Nennen Sie die Gründe!

Die **Stabilitäts- und Funktionalitätsprüfung** des Sprunggelenks erfolgt im Rahmen der klinischen Untersuchung anhand des vorderen Schubladentests und des passiven Varustests. Lässt sich das Sprungbein beim **vorderen Schubladentest** ventral in eine Subluxationsstellung bringen (Talusvorschub > 7 mm) kann von einem einfachen Außenbandriss ausgegangen werden. Eine verstärkte Sprungbeinkippung mit mehr als 10° beim **passiven Varustest** gibt ebenfalls Aufschluss über die Ruptur des vorderen und mittleren Außenbandes. Das Vorliegen eines kompletten Bänderrisses mit Beteiligung aller drei Bänder ist anzunehmen, wenn die Sprungbeinkippung mehr als 30° und der Sprungbeinvorschub mehr als 15 mm beträgt. Nicht selten ist die klinische Untersuchung durch reflektorische Muskelanspannung und Sprunggelenkschwellung nicht aussagekräftig durchführbar.

Bildgebung: Das erste Mittel der Wahl bei der bildgebenden Diagnostik ist die Anfertigung einer **Röntgenaufnahme.** Bei Verdacht auf einen Bänderriss werden wenigstens zwei oder mehr Aufnahmen des Sprunggelenks angefertigt. Die Röntgenaufnahme bestätigt zwar nicht direkt das Vorhandensein eines Bänderrisses, bietet jedoch die Möglichkeit, einen

Außenknöchelbruch auszuschließen. Auch knöcherne Verletzungen des Innenknöchels, des Sprung- und des Fersenbeins können erkannt werden.

Besteht der Verdacht auf einen Mittelfußbruch, wird der Fuß in zwei Ebenen (a. p. und schräg) geröntgt. Gehaltene Röntgenaufnahmen werden für die Praxis nicht mehr empfohlen.

Die **MRT** ermöglicht die direkte Darstellung eines Bänderrisses. Darüber hinaus können Verletzungen des Gelenkknorpels, der Syndesmose, Kontusionen und Fissuren des Knochens aufgedeckt werden, die im Rahmen einer Röntgenuntersuchung verborgen bleiben.

MERKE

Eingeteilt wird der Bänderriss in vier Grade:
- Grad 1: Zerrung des vorderen Außenbandes
- Grad 2: Teilriss des vorderen und mittleren Außenbandes
- Grad 3: kompletter Riss des vorderen und mittleren Außenbandes
- Grad 4: (Sprunggelenkverrenkung): komplette Ruptur aller drei Außenbänder ggf. weitere Schäden

Welche Therapiemaßnahmen sind bei der Erkrankung sinnvoll?

Wird anhand der beschriebenen Diagnostik der Verdacht eines Bänderrisses 3. Grades bestätigt, kann mit der **frühfunktionalen, konservativen Behandlung** begonnen werden. Entscheidend für den Therapieerfolg ist die konsequente Befolgung der ärztlichen Behandlungsmaßgaben. Die Therapiedauer beträgt im Normalfall 6 Wochen.

Das **PECH-Schema** nach Prof. Böhmer stellt die wichtigsten Sofortmaßnahmen in der Akutphase einer Ruptur im Außenband dar:
- **P**ause
- **E**is
- **C**ompression
- **H**ochlagerung

Nach den genannten Sofortmaßnahmen und dem Ausschluss eines Knöchelbruchs erfolgt die Weiterbehandlung in Anlehnung an das Verletzungsausmaß.

Bei einer Bandruptur 3. Grades wird in jedem Fall eine **Orthesenbehandlung** erfolgen, damit die gerissenen Bandstrukturen Zeit zum narbigen Zusammenwachsen haben. Die betroffene Extremität sollten in den ersten 2 Wochen der Therapie nicht voll belastet werden. Anschließend kann die Weiterbehandlung in einer Luftkissenschiene mit seitlicher Stabilisierung erfolgen.

Ein **physiotherapeutisches Übungsprogramm** sollte begleitend nach 2 Wochen stattfinden. Ziel der Physiotherapie ist eine Förderung der Sprunggelenkbeweglichkeit, Kräftigung der Waden- und Fußmuskulatur sowie insbesondere die Förderung propriozeptiver Fähigkeiten des Sprunggelenks. Das Resultat muss ein stabiles, kräftiges und bewegliches Sprunggelenk sein.

Mit der sportlichen Belastung kann in der Regel nach 6 Wochen wieder begonnen werden. Dabei sollte ein stufenweiser Aufbau der maximalen Belastung erfolgen. Durch die Einnahme entzündungs- und schmerzhemmender Medikamente kann eine Schmerzlinderung erreicht werden.

Bei Bandrupturen 1. und 2. Grades kann schneller mit den physiotherapeutischen Maßnahmen begonnen werden.

Die Notwendigkeit zur **operativen** Versorgung besteht beim Riss der vorderen Syndesmose, einer schweren Sprunggelenkluxation, knöchernen Bandausrissen und Knorpelabscherung des Sprunggelenks. Zum Einsatz kommen dabei die offene Bandnaht sowie die Bandplastik.

Welche Komplikationen der Erkrankung sind relevant?

Nach einer Bandruptur 3. Grades kann eine Anzahl **unspezifischer** Beschwerden bestehen bleiben, wie verbleibende Schwellneigung, Belastungsschmerzen, Bewegungseinschränkungen des Sprunggelenks, die keinem spezifischen Krankheitsbild zugeordnet werden können und meistens einem verzögerten Heilverlauf entsprechen.

Neben diesen unspezifischen Beschwerden können **spezifische** Komplikationen auftreten.
- Eine **chronische Sprunggelenkinstabilität** entsteht häufig durch mangelnde Compliance des Patienten bei der Nachbehandlung und äußert sich in Form von wiederkehrenden Umknickverletzungen und knorpeligen Verschleißerscheinungen des Sprunggelenks.
- Bei einem **Impingement-Syndrom** des Sprunggelenks handelt es sich um ein Krankheitsbild, bei dem es zu einem Einklemmen unterschiedli-

4

cher Strukturen bei der Sprunggelenkbewegung kommt. Betroffene Patienten berichten, dass die Beweglichkeit des Sprunggelenks dauerhaft oder wiederkehrend mit zwischenzeitlich freien Bewegungsphasen blockiert wird.

- Bei der **Osteochondrosis dissecans tali** handelt es sich um eine Durchblutungsstörung des Talus, die spontan oder nach schwerer Umknickverletzung des Sprunggelenks auftreten kann. Sie tritt nicht unmittelbar im Anschluss einer Sprunggelenkverletzung auf, sondern eher Monate oder Jahre danach.
- Das Risiko einer **posttraumatischen Arthrose** steigt mit dem Schweregrad der Sprunggelenkverletzung und tritt in erster Linie infolge eines schweren Sprunggelenkbruchs auf.

ZUSAMMENFASSUNG

Die **Außenbandruptur** des Sprunggelenks zählt zu den häufigsten Verletzungen überhaupt. **Ursache** ist in den meisten Fällen keine direkte äußere Gewalteinwirkung, sondern ein laterales Supinationstrauma des Fußes. Sportarten mit schnellen Richtungswechseln und abrupten Abstoppbewegungen zählen zu den häufigsten Ursachen. **Leitsymptome** sind Belastungsschmerz, Druckschmerz am Sprunggelenk sowie Schwellung und Bildung eines Hämatoms im geschädigten Areal. Voraussetzung für eine erfolgreiche **Therapie** ist der Ausschluss eines Außenknöchelbruchs. Liegt die eindeutige Diagnose einer Bandruptur vor (vorderer Schubladentest, passiver Varustest, Röntgen, MRT), kann entsprechend **konservativ** behandelt werden. Je nach Ausmaß der Schädigung kann nach einer Ruhigstellung von bis zu 2 Wochen mit Physiotherapie begonnen werden.

Operationsindikationen liegen nur selten vor. Die narbige Defektheilung ist in der Regel nach 6 Wochen abgeschlossen. Der sportliche Wiedereinstieg sollte stufenweise erfolgen. Um das OSG zusätzlich zu stabilisieren und somit einer Bandverletzung vorzubeugen, können externe Stabilisatoren getragen werden.

4.12 Schulterschmerzen nach Sturz

Anamnese

Die 17-jährige Gymnasiastin Susanne ist beim Volleyballspielen auf ihren ausgestreckten und abduzierten rechten Arm gestürzt. Als sie in der chirurgischen Ambulanz ankommt, hält sie mit der linken Hand ihren rechten Arm, der Ihnen gleich als außenrotiert und leicht abduziert auffällt. Susanne klagt über starke Schmerzen in der Schulter.

Untersuchungsbefunde

Körperliche Untersuchung: Das rechte Schultergelenk ist geschwollen. Eine aktive oder passive Bewegung im rechten Schultergelenk ist schmerzbedingt nicht möglich. Sie können unter dem rechten Akromion, das sich prominent darstellt, eine Mulde palpieren. Die Sensibilität an der Schulter ist regelrecht. Peripher sind die Durchblutung, die Motorik sowie die Sensibilität intakt.

Röntgen der Schulter ➤ Abb. 4.16.

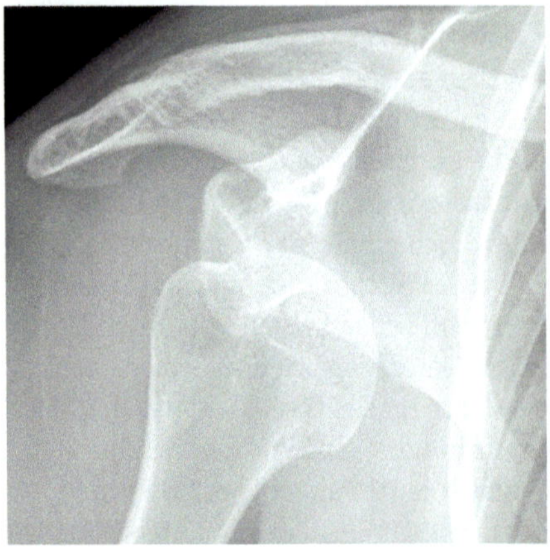

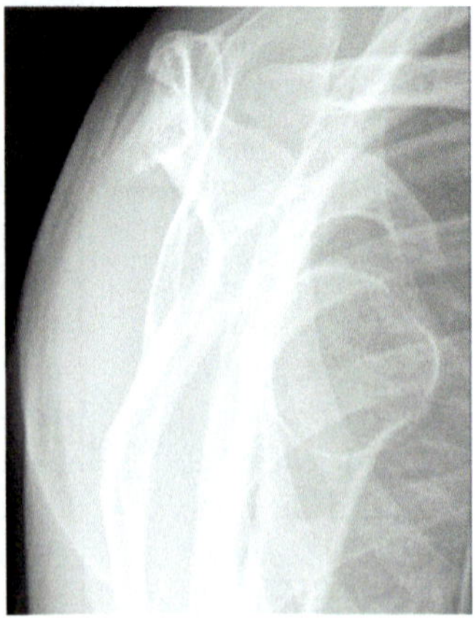

Abb. 4.16 [T579]

Fragen und Antworten

Befunden Sie bitte das Röntgenbild (➤ Abb. 4.16)! Welche Verdachtsdiagnose haben Sie? Wie wird diese eingeteilt?

Bei der 17-Jährigen liegt bildmorphologisch eine traumatische anteriore Luxation des Glenohumeralgelenks **(vordere Schulterluxation)** vor. Vor allem **Jugendliche** sind von Schulterluxationen betroffen. Hier findet sich eine **Inzidenz von 20 %.** Bei Kindern < 10 Jahren und Erwachsenen geht man von < 2 % aus.

Bei einer akuten Schultergelenkluxation bestehen starke **Schmerzen** mit federnder Fixierung des Arms in einer häufig für die Luxationsrichtung **typischen Stellung** (➤ Tab. 4.8) sowie eine **Schwellung** am Schultergelenk. Gegebenenfalls lässt sich unter dem Akromion eine Mulde als Zeichen einer leeren Gelenkpfanne palpieren.

Die glenohumeralen Luxationen lassen sich unterteilen in vordere, hintere und untere Luxationen (➤ Tab. 4.8). Darüber hinaus existiert z. B. die Klassifizierung in **traumatische** und **atraumatische** Schulterluxationen, **habituelle, willkürliche** und **angeborene** Luxationen.

Bei der Schultergelenkluxation kommt es zum permanenten kompletten Kontaktverlust von Glenoid und Humeruskopf. Davon abzugrenzen ist die **Subluxation,** bei der der Kontaktverlust nur unter Belastung besteht.

MERKE

Bei etwa 95 % der Betroffenen liegt eine vordere Schulterluxation vor.

Welche Diagnostik veranlassen Sie, um Ihre Verdachtsdiagnose zu untermauern?

Erstdiagnostik bei Verdacht auf eine Schulterluxation ist die **Röntgenuntersuchung** des Schultergelenks **in zwei Ebenen.** Ist die axiale Aufnahme schmerzbedingt nicht durchführbar, so bietet die **transskapuläre** Aufnahme eine gute Alternative (Röntgenstrahl parallel zur Spina scapulae).

Neben der Luxationsrichtung wird auf **Begleitläsionen** geachtet (Impressionsfraktur/Hill-Sachs-Läsion, Abriss des Labrums/Bankart-Läsion). Liefert die Röntgenuntersuchung einen Hinweis auf eine knöcherne Läsion, so ist eine CT – aussagekräftiger als **Arthro-CT** – oder eine **MRT** in axialer und koronarer Ebene bzw. Rekonstruktion angeraten.

Posttherapeutisch muss ebenfalls eine Röntgenkontrolle in zwei Ebenen zum Nachweis und zur Dokumentation einer erfolgreichen Reposition erfolgen!

Welche Komplikationen müssen Sie ausschließen?

- Läsionen des **N. axillaris**
- **Bankart-Läsion:** Abrissfraktur des vorderen unteren Glenoidrandes
- **Hill-Sachs-Läsion:** Impressionsfraktur des Humeruskopfes durch den vorderen Pfannenrand
- **Bandläsionen** bei 55 % der Fälle
- **Rotatorenmanschettenruptur:** wird mit zunehmendem Alter wahrscheinlicher, sodass bei den über 60-jährigen Betroffenen sogar in fast 80 % eine Ruptur vorliegt.
- Bei Kindern kann es bei Begleitläsion der Humerusepiphyse zu **Wachstumsstörungen** kommen.

Nennen Sie bitte verschiedene Therapiemöglichkeiten!

Unmittelbar nach der Diagnostik muss in **Analgosedierung** oder **Allgemeinnarkose** eine **Reposition** des luxierten Schultergelenks erfolgen. Bei unkomplizierten Schulterluxationen finden Techniken nach Arlt, Hippokrates, Stimson (➤ Abb. 4.17), Kocher, Matsen und andere ihre Anwendung. Dabei muss die Reposition von Erfahrenen langsam und schonend ausgeführt werden, um weitere, also iatrogene Verletzungen zu vermeiden.

Tab. 4.8 Die wichtigsten Schulterluxationen

Luxationsrichtung	Häufigkeit	Klinik	Unfallmechanismus
Vordere Luxation	≈ 95 %	Außenrotations- und Abduktionsstellung	Vor allem Sportunfälle, Sturz auf abduzierten Arm
Hintere Luxation	≈ 3 %	Innenrotations- und Adduktionsstellung	Stromunfall, Krampfanfälle
Untere Luxation	Selten	Abduktions-/Elevationsstellung	Hyperabduktionstrauma

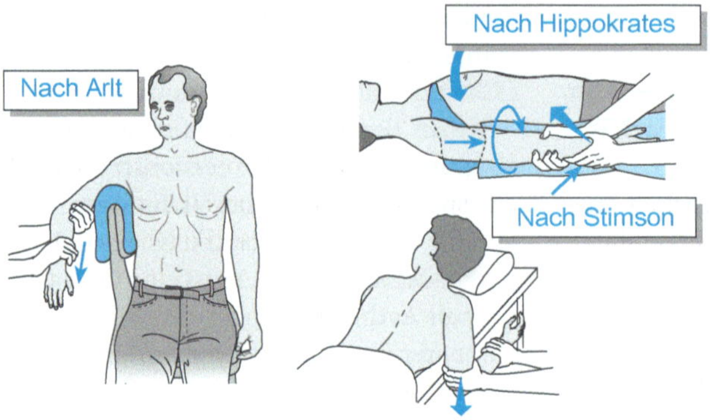

Abb. 4.17 Methodenbeispiele zur Schulterreposition. [L106]

Ein **operatives Vorgehen** ist bei Erstluxationen eher selten und indiziert:

- Wenn die Begleitläsionen eine Operation erfordern (z. B. Rotatorenmanschettenruptur bei älteren Patienten, Bankart-Läsion > ⅕ der kaudalen Glenoidfläche, instabile Humeruskopf-Mehrfragment-Fraktur).
- Bei einer nicht reponierbaren Schulterluxation aufgrund von Verhaken oder bei vaskulärem Schaden.
- Bei jungen, sportlich aktiven Erwachsenen mit hohem Funktionsanspruch an das Schultergelenk kann unabhängig von den absoluten Operationsindikationen ein primär operatives Vorgehen bei Erstluxation gerechtfertigt werden.
- Bei Reluxationen, die zu einem instabilen Schultergelenk geführt haben, welches sich ebenfalls nur operativ stabilisieren lässt.

Je nach Begleitverletzung, dem Stabilisierungsumfang sowie der Verfügbarkeit stehen ein operativ **offenes** und ein **arthroskopisches** Verfahren zur Verfügung. Die häufig begleitende Kapselerweiterung kann operativ mitversorgt werden.

MERKE

Therapie der Wahl bei unkomplizierter Erst-Schultergelenkluxation ist eine schnellstmögliche schonende geschlossene Reposition!

Wie müssen Sie posttherapeutisch vorgehen?

Bei einer Schulterluxation müssen immer **periphere Durchblutung, Motorik und Sensibilität vor und nach Reposition** untersucht werden, um vorbestehende sowie iatrogen durch die Reposition entstandene Gefäß- und Nervenschäden auszuschließen und zu dokumentieren. Im Anschluss an die Reposition ist eine Röntgenkontrolle indiziert.

Die reponierte Schulter wird für 2–3 Wochen oder schmerzadaptiert im **Gilchrist-** oder **Desault-Verband** ruhig gestellt. Eine **Sportkarenz** ist für 6–8 Wochen und bei Überkopfsportarten für 12 Wochen angezeigt. Vor allem die Abduktion und die Außenrotation sollten in den ersten 4–6 Wochen vermieden werden.

Antworten Sie bitte der Schülerin auf die Frage, ob so etwas wieder passieren kann!

Die Rezidivrate einer konservativ behandelten Schulterluxation ist bei unter 30-Jährigen mit 50 % hoch, unter 40-Jährige sind nur noch zu 10 % davon betroffen. Frühe sportliche Aktivität erhöht das Rezidivrisiko. Sportkarenz 6–8 Wochen.

ZUSAMMENFASSUNG

- Bei der Schulterluxation kommt es zum permanenten, kompletten Kontaktverlust vom Humeruskopf und seiner Gelenkpfanne.
- Die Inzidenz bei Jugendlichen wird mit 20 % sowie bei Kindern < 10 Jahren und Erwachsenen mit < 2 % angegeben.
- Schultergelenkluxationen können unterteilt werden in vordere, hintere und untere Luxationen, wobei die vordere Luxation mit etwa 95 % die häufigste ist.
- Vor und nach Reposition ist eine Röntgenaufnahme des Schultergelenks in zwei Ebenen notwendig.
- Als Komplikationen sind v. a. die Bankart-Läsion, die Hill-Sachs-Läsion, bei Älteren die Rotatorenmanschettenruptur, Läsionen des N. axillaris und selten Wachstumsstörungen bei Kindern zu nennen.
- Unkomplizierte Erstluxationen werden primär geschlossen reponiert und im Gilchrist-Verband ruhig gestellt. Operativ kann offen oder arthroskopisch vorgegangen werden.

4.13 Gelenkschwellungen

Anamnese

Eine 55-jährige Frau klagt über seit 8 Wochen dauerhaft bestehende schmerzhafte Gelenkschwellungen in beiden Handgelenken, beiden Zeige- und Mittelfingergrundgelenken sowie eine rasche Ermüdbarkeit. Am Morgen könne sie die Gelenke kaum bewegen, gegen Mittag werde die Beweglichkeit besser.

Auf Ihre Nachfrage verneint sie Hautausschläge, gastrointestinale oder urogenitale Infektionen. Sie leide nicht an Psoriasis oder einer chronisch-entzündlichen Darmerkrankung. Rheumatische Erkrankungen in der Familie sind ihr nicht bekannt.

Untersuchungsbefunde

55-jährige Frau in leicht reduziertem AZ und schlankem EZ. Symmetrische, teigige Schwellung beider Hand- und Metakarpophalangealgelenke 2 und 3. Keine Hautrötungen. Keine Fehlstellungen von Gelenken. Keine Haut- oder Nagelveränderungen. Die Gelenke sind leicht überwärmt und druckschmerzhaft. Das Gaenslen-Zeichen (Kompressionsschmerz der Metakarpophalangealgelenke bei Kapselschwellung) ist beidseits positiv. Schmerzbedingt besteht eine endgradige Bewegungseinschränkung der Hand- und Fingergrundgelenke, insbesondere die Palmarflexion der Handgelenke ist sehr schmerzhaft.

Die peripheren Pulse sind beidseits tastbar. Die grob neurologische Untersuchung ist unauffällig.

Fragen und Antworten

Wie lautet Ihre Verdachtsdiagnose? An welche Differenzialdiagnosen müssen Sie denken?

Die Anamnese und die klinischen Befunde sprechen für eine chronisch-entzündliche Erkrankung. Die häufigste Erkrankung aus dem rheumatischen Formenkreis ist die **rheumatoide Arthritis (RA,** ➤ Abb. 4.18).

Differenzialdiagnostisch sollten folgende Erkrankungen abgegrenzt werden:

- **Fingerpolyarthrose:** Befallsmuster, Entzündungsparameter
- **HLA-B27-assoziierte Spondyloarthritiden** wie z. B. Psoriasisarthritis (meist auch Hauterscheinungen, Strahlbefall der Finger oder Zehen), Spondylitis ankylosans (häufig Beschwerden an der Wirbelsäule, der Sakroiliakalgelenke und an Sehnenansätzen), reaktive Arthritis (vorausgegangener Infekt)
- **Kollagenosen und Vaskulitiden:** Hauterscheinungen, Sicca-Syndrom oder Raynaud-Syndrom, Beteiligung von inneren Organen
- **Gichtarthropathie:** meist Mon- oder Oligoarthritis, häufig ist das Metatarsophalangealgelenk betroffen
- **Eitrige Arthritis:** in der Regel Monarthritis mit deutlicher Überwärmung und Rötung
- **Pigmentierte villonoduläre Synovialitis:** in der Regel Monarthritis

Was wissen Sie über Ätiologie, Prävalenz und Verlauf der Erkrankung?

Die **Ätiologie** der RA ist **ungeklärt.** Es handelt sich um eine Autoimmunerkrankung. Bestimmte genetische Prädispositionen bestimmen das Krankheitsrisiko und die Schwere des Krankheitsverlaufs. Als Krankheitsauslöser werden exogene (virale oder bakterielle Infektionen) sowie immunologische und endokrine Pathomechanismen diskutiert.

Die RA ist weltweit homogen verbreitet. Die **Prävalenz** beträgt etwa 0,5–1 % und nimmt mit steigendem Lebensalter zu. Frauen sind dreimal häufiger betroffen als Männer. Alle Gelenke einschließlich der Wirbelsäule können betroffen sein.

Fast regelhaft sind nach langjährigem Verlauf symmetrisch die kleinen Gelenke an Händen und Füßen beteiligt. In allen Erkrankungsstadien können **extraartikuläre Manifestationen** auftreten (z. B. Tenosynovialitiden, Rheumaknoten, aber auch Perikarditis, Pleuritis, Glomerulonephritis).

Im Bereich der **Hände** zeigt sich das klinische Vollbild in der skoliotischen Achsabweichung des Handgelenks. Im Bereich der Langfinger kommt es zur Ulnardeviation sowie Schwanenhals- und Knopflochdeformität. Am Daumen wird die Knopflochdeformität auch als Z- oder Ninety-to-ninety-Deformität bezeichnet (➤ Abb. 4.18).

Wie gehen Sie diagnostisch weiter vor?

Für die Diagnose einer rheumatoiden Arthritis sind eine sorgfältige Anamnese und eine klinische Untersuchung wegweisend. Ergänzend sind folgende diagnostische Maßnahmen angezeigt:

Labor: CRP und **BSG** sind typischerweise erhöht und korrelieren mit der Krankheitsaktivität.

Rheumafaktor entwickelt sich zwar bei 80 % der Patienten im Verlauf der Erkrankung (sog. seropositive rheumatoide Arthritis), kann aber zu Beginn noch negativ sein und eignet sich daher nicht zur Frühdiagnose. Er ist auch nicht spezifisch für die RA, sondern kann auch bei infektiösen oder anderen Autoimmunerkrankungen sowie im höheren Lebensalter auftreten.

Deutlich spezifischer für eine RA (95 % Spezifität für eine rheumatoide Arthritis) sind **Antikörper gegen citrullinierte zyklische Proteine (ACPA).** Sie treten bei anderen Autoimmunerkrankungen nur selten auf. ACPA treten schon in frühen Phasen der Erkrankung, teilweise sogar Jahre vor der Krankheitsmanifestation auf und haben auch eine prognostische Bedeutung. Bei hohen ACPA-Titern ist das Risiko für einen schweren, destruierenden Krankheitsverlauf erhöht.

Weitere Laborparameter einschließlich der Synovia-Analyse dienen der differenzialdiagnostischen Abgrenzung von reaktiven oder infektiösen Arthritiden bzw. anderen Autoimmunerkrankungen.

Bildgebende Verfahren:

- **Konventionelle Röntgenaufnahmen** zeigen als typisch entzündliche Veränderungen im Frühstadium der Erkrankung eine periartikuläre Weichteilschwellung sowie eine gelenknahe Entkalkung (➤ Abb. 4.19), später eine konzentrische Gelenkspaltverschmälerung, Erosionen bzw. Destruktion der Gelenkflächen; im Endstadium entstehen knöcherne Ankylosen oder Gelenkluxationen.

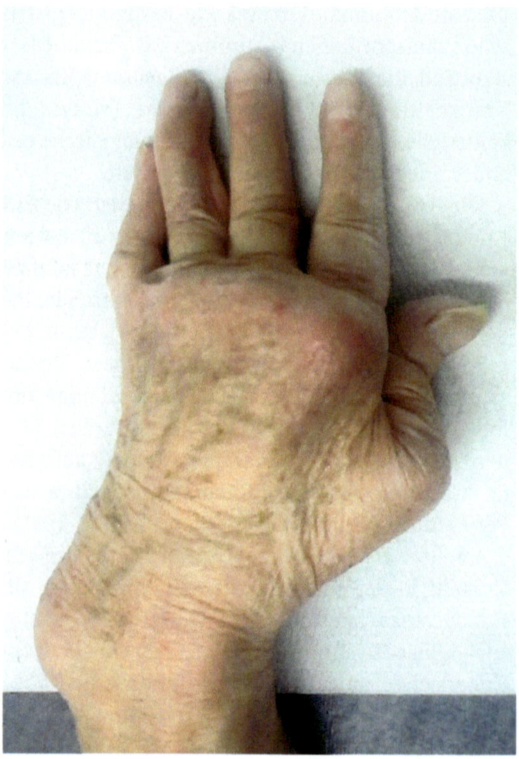

Abb. 4.18 Handdeformität bei RA. [T698]

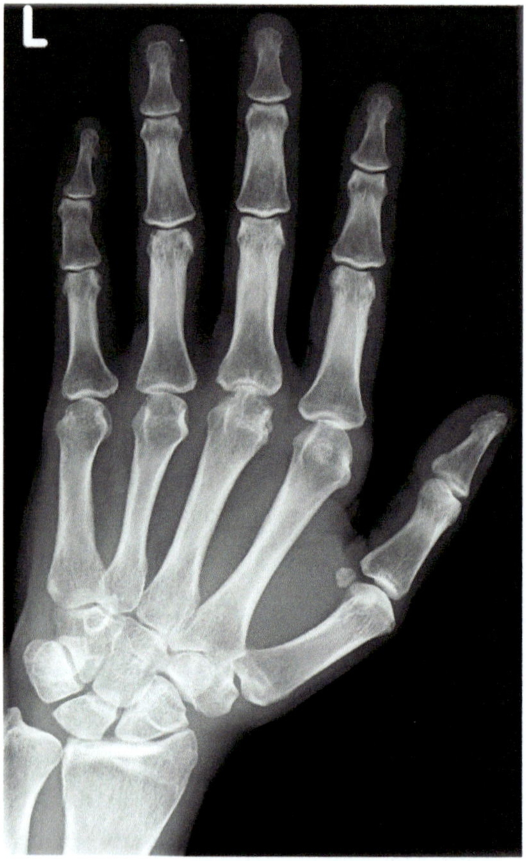

Abb. 4.19 Röntgenaufnahme der linken Hand bei RA mit gelenknaher Entkalkung und Gelenkspaltverschmälerung der MCP-Gelenke sowie Erosionen im Bereich des MCP 3 und der PIP-Gelenke 2–5. [T698]

- Die **Arthrosonografie** (einschließlich Power-Doppler) dient der Darstellung von Tenosynovialitiden, Gelenkerguss, Baker-Zysten und Bursitiden. Mittels Power-Doppler kann die vermehrte Vaskularisierung in der proliferierten Gelenkschleimhaut dargestellt werden. Diese kann als Maß für die Krankheitsaktivität im Verlauf z. B. das Ansprechen einer Therapie beurteilen.
- Die **Szintigrafie** hat ihren Stellenwert hauptsächlich in der Frühdiagnostik der rheumatoiden Arthritis zur Erfassung des Befallsmusters. **CT** oder **MRT** bleiben meist speziellen Fragestellungen vorbehalten, insbesondere im Bereich der Wirbelsäule.

Zählen Sie die Diagnosekriterien der Erkrankung auf!

Nach den lange gültigen Diagnosekriterien des American College of Rheumatology (ACR) von 1987 war von einer RA auszugehen, wenn ein Patient mindestens vier der folgenden sieben Kriterien erfüllte, wobei die Kriterien 1–4 für mindestens 6 Wochen bestehen mussten.

ACR-Kriterien für die Diagnose der RA:

1. Morgensteifigkeit von mindestens 1 Stunde Dauer
2. Mindestens drei Gelenkbereiche mit gleichzeitiger Weichteilschwellung oder mit Gelenkerguss
3. Mindestens eine Gelenkschwellung betrifft ein Hand-, Fingergrund- oder Fingermittelgelenk
4. Symmetrischer gleichzeitiger Befall der gleichen Gelenkregionen auf beiden Körperseiten
5. Rheumaknoten
6. Rheumafaktor im Blut nachweisbar
7. Typische radiologische Veränderungen auf einem Röntgenbild der Hand

Die Kriterien eignen sich nicht zur Frühdiagnose, deshalb wurden 2010 auf gemeinsame Initiative von **ACR und EULAR** (European League Against Rheumatism) neue Kriterien erstellt, die als wichtigsten Vorteil die Möglichkeit einer sehr frühen Diagnose und damit Therapie bieten (➤ Tab. 4.9).

Bei Erreichen von ≥ 6 Punkten liegt eine RA vor.

Voraussetzungen: gesicherte Synovialitis in mindestens einem Gelenk, Ausschluss anderer, die Synovialitis erklärender Diagnosen, keine typischen Erosionen im Röntgenbild (dann gilt die RA als gesichert).

Tab. 4.9 ACR-EULAR-Klassifikationskriterien für die RA von 2010

Gelenkbefall (Schwellung und/oder Druckschmerz)	Punktzahl
1 mittleres/großes Gelenk	0
> 1 mittleres/großes Gelenk, nicht symmetrisch	1
> 1 mittleres/großes Gelenk, symmetrisch	1
1–3 kleine Gelenke	2
4–10 kleine Gelenke	3
> 10 Gelenke, einschl. kleiner Gelenke	5
Serologie (RF + ACPA)	
Weder RF noch ACPA positiv	0
Mindestens 1 Test schwach positiv	2
Mindestens 1 Test stark positiv	3
Dauer der Synovialitis	
< 6 Wochen	0
≥ 6 Wochen	1
Akute-Phase-Proteine (CRP/BSG)	
Weder CRP noch BSG erhöht	0
CRP oder BSG erhöht	1

Wie wird die Erkrankung behandelt?

Eine Heilung der RA ist nicht möglich. Die Erkrankung verläuft chronisch progredient. Ungünstige prognostische Faktoren sind ein akuter Krankheitsbeginn mit Fieber, Gewichtsverlust, multilokulärer Befall, eine hohe Entzündungsaktivität (Höhe des CRP), positive ACPA, ein Auftreten von Rheumaknoten, eine schnelle Progredienz sowie eine Vaskulitis.

Eine frühzeitige konsequente Therapie (hit hard and early) entscheidet über die weitere Prognose. Therapieziele sind Schmerzlinderung, Stoppen bzw. Verlangsamung des entzündlichen Geschehens und Erhalt der Gelenkfunktionen.

Konservative Therapie: Grundlage aller Therapiemaßnahmen ist die medikamentöse Therapie. Hierfür stehen zur Verfügung:

- **DMARD** (Disease Modifying Antirheumatic Drugs): Sie besitzen sog. krankheitsmodifizierende Effekte, wirken also nicht nur symptomatisch, sondern beugen einer Gelenkzerstörung vor bzw. halten diese auf; z. B. Methotrexat (Mittel der 1. Wahl); Alternativen sind z. B. Leflunomid, Sulfasalazin, Hydroxychloroquin.
- **Biologika:** Sie werden bei fehlender oder ungenügender Remission der Krankheitsaktivität unter DMARD-Therapie eingesetzt und hemmen die Wirkung proinflammatorischer Zytokine.

Hierzu gehören z. B. die TNF-α-Inhibitoren, der IL-1-Rezeptorantagonist Anakinra, der IL-6-Rezeptorantagonist Tocilizumab, der T-Zell-Kostimulationsblocker Abatacept, der B-Zell-Antikörper Rituximab.

- **Kortikosteroide** und **NSAR** bzw. **COX-2-Inhibitoren:** Sie wirken analgetisch und antiphlogistisch, können aber die Gelenkzerstörung nicht aufhalten und werden wegen ihrer schnelleren Wirkung bis zum Wirkeintritt von DMARD oder Biologika (oft mehrere Wochen) und in Phasen gesteigerter entzündlicher Aktivität eingesetzt.

Begleitend kommen Physiotherapie, Ergotherapie, physikalische Maßnahmen, orthopädietechnische Hilfsmittel-, Schuh- und Schienenversorgung sowie infiltrative Maßnahmen wie Radiosynoviorthese und Kortisoninfiltrationen zum Einsatz.

Operative Therapie: Bei Persistenz einer Synovialitis länger als 3 Monate unter angepasster konservativer Therapie einschließlich Infiltrationen, sollte eine Operation in Betracht gezogen werden. Solange die Gelenkflächen und der Kapsel-Band-Apparat erhalten sind, kommen präventive arthroskopische oder offene **Synovektomien** zum Einsatz. Bei **bereits bestehenden Gelenkdestruktionen** sind je nach Gelenk und Grad der Destruktion (Teil-)Arthrodesen, Prothesenimplantationen, Sehnenrekonstruktionen oder gelegentlich auch Resektions-Interpositions-Arthroplastiken (RIAP) angezeigt.

ZUSAMMENFASSUNG

Die **rheumatoide Arthritis (RA)** ist mit einer **Prävalenz** von etwa 1 % die häufigste chronisch-entzündliche Systemerkrankung. Die **Ätiologie** der Autoimmunerkrankung ist nicht geklärt. Sie verläuft meist schubweise chronisch progredient. **Klinisch** treten meist symmetrische Arthritiden auf, die an den betroffenen Gelenken zu Schwellung, Schmerzen, Morgensteifigkeit, Funktionseinschränkungen und schließlich Gelenkdestruktionen mit typischen Deformitäten führen. **Diagnostisch** bedeutsam sind Klinik, Labor und konventionelle Röntgenaufnahmen. Die **Therapie** sollte möglichst früh mit dem Ziel der Remission beginnen. Basis ist die medikamentöse Therapie. Bei ungenügendem oder fehlendem Ansprechen oder bereits aufgetretenen Destruktionen sind operative Verfahren notwendig. Die **Prognose** hängt ab von Entzündungsaktivität, Ansprechen der Therapie und Komorbiditäten. Durch eine optimierte Therapie kann das gegenüber der Normalbevölkerung erhöhte Mortalitätsrisiko gemindert werden.

4.14 Strangbildung in der Hohlhand

Anamnese

Ein 43-jähriger Mann stellt sich wegen störender Knoten- und Strangbildung in der rechten Hohlhand und am Ring- und Kleinfinger in Ihrer Praxis vor. Beim festen Zugreifen habe er auch gelegentlich Schmerzen. Er leide an einem Diabetes mellitus Typ 2, der oral mit Metformin behandelt würde und einer Epilepsie, die mit Carbamazepin behandelt würde. Nikotinkonsum wird verneint. Alkoholkonsum 1 l Bier/Tag.

Untersuchungsbefunde

43-jähriger Mann in gutem AZ und adipösem EZ. In der rechten Hohlhand finden sich über dem 4. und 5. Strahl knotige Strangbildungen, die bis zu den Grundgliedern des IV. und V. Fingers reichen (➤ Abb. 4.20). Die Haut ist über den Strängen vermindert verschieblich. Keine Hautläsionen oder Ekzeme. Kein Druckschmerz. Die Streckung in den Fingergrund- und -mittelgelenken D4 und D5 ist eingeschränkt. Die Bewegungsausmaße betragen im

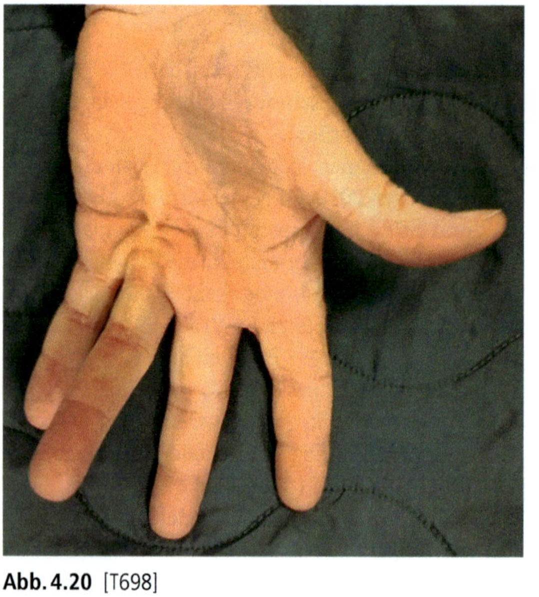

Abb. 4.20 [T698]

MCP D4 0/30/90°, MCP D5 0/50/90° und im PIP D4 0/10/90°, PIP D5 0/20/90°. Der Faustschluss ist möglich. Keine Durchblutungsstörungen, keine Sensibilitätsstörungen.

Fragen und Antworten

Wie lautet Ihre Verdachtsdiagnose? An welche Differenzialdiagnosen müssen Sie denken?

Es handelt sich um eine Dupuytren-Erkrankung bzw. **Morbus Dupuytren,** eine sog. Fibromatose mit progredienter Verdickung der Palmaraponeurose, die zu schmerzhaften Knoten und zunehmender Beugekontraktur der Finger mit entsprechenden Funktionseinbußen führen kann.

Differenzialdiagnostisch muss an eine Narbenbildung, eine Gelenkkontraktur (z. B. nach einer Verletzung oder bei fortgeschrittener Arthrose), eine stenosierende Flexorentenosynovialitis, Weichteiltumoren, sekundäre Veränderungen bei rheumatoider Arthritis und an eine Kamptodaktylie (angeborene Streckhemmung im PIP-Gelenk) gedacht werden.

MERKE
Die Diagnose eines Morbus Dupuytren erfolgt klinisch. Typisch sind Knoten und Strangbildungen in der Hohlhand, später Beugekontrakturen der Finger, bevorzugt am Ring- und Kleinfinger, meist beidseitig.

Was wissen Sie über die Ätiologie, Epidemiologie und Pathogenese der Erkrankung?

Der Morbus Dupuytren ist eine relativ häufige Erkrankung. In Deutschland sind ca. 1,9 Mio. Menschen betroffen. Die Erkrankung kommt hauptsächlich bei Nordeuropäern bzw. deren Nachfahren in Nordamerika und Australien, seltener bei Südeuropäern und bei Schwarzafrikanern oder Asiaten so gut wie nie vor. Der Morbus Dupuytren ist bei Männern häufiger. Dies legt den Schluss nahe, dass es sich um eine **idiopathische** genetische Erkrankung handelt. **Prädisponierende Faktoren** sind Diabetes mellitus, Alkoholabusus und Epilepsie sowie die Einnahme von Antiepileptika. Ob repetitive Traumata bzw. mechanischer Hohlhandstress/Zugbelastung die Entstehung des Morbus Dupuytren begünstigen, ist umstritten.

Die Erkrankung beginnt meist in der 4.–5. Lebensdekade zunächst einseitig, im Verlauf sind dann in der Regel beide Hände betroffen. Sie kann aber auch spontan und unabhängig vom Krankheitsstadium vorübergehend, manchmal auch dauerhaft zum Stillstand kommen. Vergesellschaftete Erkrankungen sind die Induratio penis plastica, der Morbus Ledderhose (Fibromatose der Plantaraponeurose) und der Morbus Ormond (Retroperitonealfibrose).

Die genauen **Pathomechanismen** sind noch **unklar.** Ausgangspunkt der Erkrankung ist der digitopalmare Bindegewebekörper, also die Hohlhand- und Fingerfaszien. Obwohl es zur tumorähnlichen Wucherung des Bindegewebes kommt, ist die Dignität gutartig. Verschiedene Wachstumsfaktoren werden aus unklaren Gründen (Sauerstoffradikale?) vermehrt freigesetzt und führen zur Proliferation von Fibroblasten und pathognomonischen Myofibroblasten. Diese produzieren Kollagen und Glykosaminglykane, Bestandteile der extrazellulären Matrix des Bindegewebes. Beim Morbus Dupuytren kommt es zur auffälligen Zunahme der Kollagenkonzentration, außerdem beobachtet man eine Abnahme des normalerweise vorherrschenden Typ-I-Kollagens und eine Zunahme von Typ-III-Kollagen. Im Blutplasma lassen sich erhöhte Glykosaminglykankonzentrationen (z. B. Hyaluronsäure) nachweisen, was die Annahme, dass es sich um eine systemische Bindegewebserkrankung handelt, nahelegt.

MERKE
Typischerweise tritt der Morbus Dupuytren bei Nordeuropäern familiär gehäuft auf. Männer sind häufiger betroffen. Die Erkrankung beginnt meist in der 4. Lebensdekade und verläuft über Jahre progredient.

Welche Diagnostik führen Sie durch und wie klassifizieren Sie die Erkrankung?

Der Morbus Dupuytren ist eine **Blickdiagnose.** Initial finden sich zunächst lokale Knoten, die später zu einer flächenhaften oder strangförmigen Induration in der Hohlhand und zu Beugekontrakturen von Fingergrund- und -mittelgelenken, selten auch von Fingerendgelenken führen. Am häufigsten findet man den sog. **Ulnar-Typ** mit Befall von Mittel-, Ring- und Kleinfinger (➤ Abb. 4.21). Beim sog. **Radial-Typ** sind auch Zeigefinger und Daumen betroffen, häufig kommt es dann zur Adduktionskontrak-

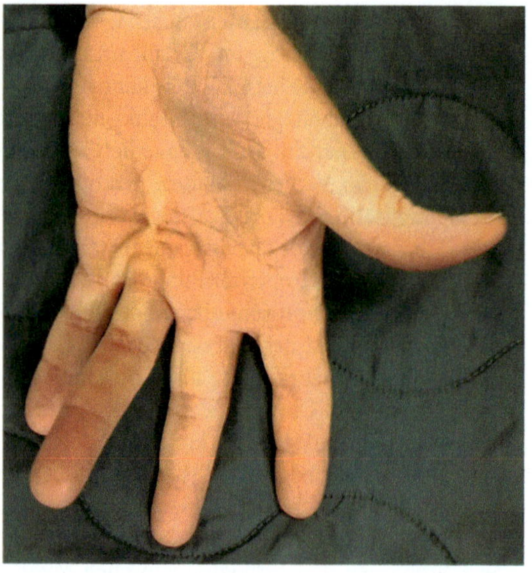

Abb. 4.21 Ulnar-Typ des Morbus Dupuytren. [T698]

tur des Daumens. Wichtig ist die Prüfung von Sensibilität und Durchblutung, da diese bei der Erkrankung beeinträchtigt werden kann. Dasselbe gilt für die Untersuchung auf Interdigitalekzeme bei entsprechenden Kontrakturen.

Röntgenaufnahmen der Hand in zwei Ebenen werden zum Ausschluss von knöchernen bzw. Gelenkveränderungen durchgeführt.

Eine fachneurologische Untersuchung sollte bei neurologischen Defiziten/Symptomen immer durchgeführt werden.

Die **Stadieneinteilung** des Morbus Dupuytren erfolgt nach Tubiana in sechs Stadien. Die Gesamtkontraktur berechnet sich aus der Summe des Streckdefizits aller Gelenke eines Fingers und wird für jeden Finger einzeln bestimmt.

- Stadium 0: keine Streckhemmung, keine Läsion.
- Stadium N (Nodus = Knoten): Knoten ohne Kontraktur.
- Stadium 1: Die Summe der Streckdefizite an sämtlichen Fingergelenken beträgt insgesamt bis zu 45°.
- Stadium 2: Die Gesamtkontratur beträgt zwischen 46 und 90°.
- Stadium 3: Die Gesamtkontraktur beträgt zwischen 91 und 135°.
- Stadium 4: Die Gesamtkontraktur beträgt über 135°.

Am **Daumen** entsteht im Krankheitsverlauf eine zunehmende Adduktionskontraktur. Für die Stadieneinteilung wird der **Verlust der Abduktion** gemessen. Hier existieren nach Tubiana fünf Stadien:

- Stadium 0: normale Abduktion, keine Knoten
- Stadium N: Knoten
- Stadium 1: Abduktion zwischen 45 und 30°
- Stadium 2: Abduktion zwischen 29 und 15°
- Stadium 3: Abduktion zwischen 14 und 0°

Welche Therapiemaßnahmen sind bei der Erkrankung sinnvoll?

Der langfristige Erfolg von **konservativen Therapiemaßnahmen** ist bislang nicht gesichert. Zur Anwendung kommen Strahlentherapie, Kortisoninjektionen, Kryotherapie, Stoßwellentherapie, Massage, N-Acethyl-L-Cystein (NAC/Antioxidans), Lasertherapie. Diese Maßnahmen sind nur im Anfangsstadium bei sehr kleinen und schmerzhaften Knoten oder bei Vorliegen von Kontraindikationen (Durchblutungsstörungen, ausgeprägtes Interdigitalekzem, mangelnde Fähigkeit des Patienten zur Mitarbeit bei der Nachbehandlung) für eine operative Therapie indiziert.

Operative Therapie: Bei Patienten mit Morbus Dupuytren sollten jährliche Verlaufskontrollen durchgeführt werden, da die Progredienz der Erkrankung nicht vorhersehbar ist. Die Operationsindikation sollte nicht zu früh gestellt werden, da dadurch das Fortschreiten der Erkrankung beschleunigt werden kann. Bei schmerzhafter Knotenbildung in der Hohlhand und/oder einem Streckdefizit von 20° mindestens eines Fingergelenks ist die **partielle oder totale Aponeurektomie** die Therapie der Wahl. Gelegentlich sind zusätzlich eine Arthrolyse von Fingergelenken sowie eine Neurolyse bzw. Arteriolyse erforderlich.

Bei stark infiltrierten Hautarealen müssen diese auch reseziert und die Defekte mit einem Vollhauttransplantat gedeckt werden. Bei kleineren Defekten kann auch eine offene Wundbehandlung (sog. Open-palm-Technik) durchgeführt werden.

Minimalinvasive Operationsmethoden wie die perkutane Nadelfasziektomie oder die Chordotomie sind als Palliativmaßnahmen nur bei Kontraindikationen gegen einen offenen Eingriff indiziert, da die Rezidivrate und das Risiko für Nerven- und Gefäßverletzungen hoch sind.

Postoperativ ist sofort, spätestens jedoch ab dem 5. postoperativen Tag eine **frühfunktionelle Nachbehandlung** unter physiotherapeutischer Anleitung anzustreben. Es sollten regelmäßige Wund- und Befundkontrollen durchgeführt werden. Zur Verbesserung von Streckdefiziten kann eine Quengel-Schienenbehandlung hilfreich sein. Bei entsprechender Schwellung sollte eine Lymphdrainage, ggf. auch eine Kompressionsbehandlung mit einem Kompressionshandschuh, erfolgen.

Welche Komplikationen können auftreten?

Die Rezidivrate beim Morbus Dupuytren ist hoch und liegt bei 10–40 %.

Komplikationen der operativen Therapie sind Wundrandnekrosen, Gefäß- und Nervenverletzungen, Algodystrophie. In sehr schweren Fällen oder bei postoperativen Durchblutungsstörungen können Fingeramputationen notwendig werden.

ZUSAMMENFASSUNG

Der **Morbus Dupuytren** ist eine in Nord-/Mitteleuropa häufig vorkommende Fibromatose der Palmaraponeurose und führt zu teils schmerzhafter Knoten- und Strangbildung in der Hohlhand und zu Beugekontrakturen der Finger. Meist sind Ring- und Kleinfinger betroffen. Die **Ätiologie** ist unklar, es kommt zum Umbau des Bindegewebes der digitopalmaren Faszien. Prädisponierend sind neben einer genetischen Disposition, männliches Geschlecht, Alkoholabusus, Diabetes mellitus, Epilepsie bzw. antiepileptische Medikation. Der Verlauf der Erkrankung ist nicht vorhersehbar, die Erkrankung kann auch sistieren. Die **Diagnose** wird klinisch gestellt. Die Stadieneinteilung nach Tubiana erfolgt anhand der Streckdefizite für jeden Finger einzeln. Die **Therapie** erfolgt bei schmerzhaften Knoten, Beugekontraktur und eingeschränkter Fingerfunktion in der Regel operativ mittels partieller oder totaler Aponeurektomie. Es besteht eine hohe Rezidivrate.

4.15 Schwellung am Sprunggelenk

Anamnese

Nach einem Waldspaziergang wird die 34-jährige Frau S. von ihrem Ehemann in die Notfallambulanz gebracht, nachdem sie über eine Baumwurzel gestolpert und mit dem rechten Fuß nach außen umgeknickt ist. Sie habe sofort ein „Knacken" und stärkste Schmerzen im rechten Sprunggelenk verspürt und habe nicht mehr auftreten können. Bis auf die Antibabypille nehme sie keine Medikamente ein, ihr sind keine Erkrankungen bekannt, auch sei sie noch nie operiert worden.

Untersuchungsbefunde

34-jährige Patientin in gutem AZ und schlankem EZ.

Körperliche Untersuchung (➤ Abb. 4.22): Starker DS sowohl über dem Innen- als auch über dem Außenknöchel. Beweglichkeit im rechten Sprunggelenk kann schmerzbedingt nicht geprüft werden, ebenso wenig die Stabilität des Bandapparates. Der rechte Vorfuß ist im Seitenvergleich kühler. Durchblutung, Motorik und Sensibilität sind regelrecht und seitengleich. Ansonsten unauffälliger Untersuchungsbefund.

Fragen und Antworten

Interpretieren Sie das Bild. Wie lautet Ihre Verdachtsdiagnose?

Der geschilderte Unfallmechanismus mit Umknicken im Sprunggelenk (**Supinations-** oder **Pronationstrauma** mit Inversion oder Eversion des Fußes) lässt auf eine Verletzung im Bereich des Sprunggelenks schließen. Außerdem fallen bei der Inspektion am rechten Sprunggelenk eine deutliche

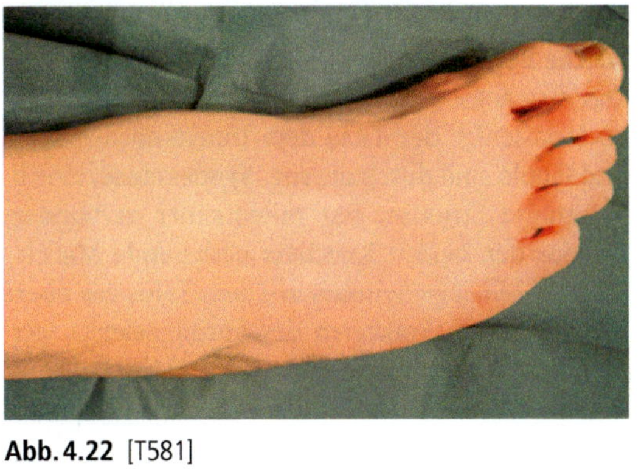

Abb. 4.22 [T581]

4

Schwellung sowie bei der Untersuchung deutliche Schmerzen und eine eingeschränkte Funktion **(unsichere Frakturzeichen)** auf. Daneben haben Sie eine leichtgradige Fehlstellung festgestellt **(sicheres Frakturzeichen).** Sie gehen daher von einer **Fraktur in der Knöchelregion** aus.

MERKE

Die Sprunggelenkfraktur ist eine der häufigsten Frakturen des Erwachsenen.

Welche diagnostischen Maßnahmen veranlassen Sie?

In Ergänzung zur sorgfältigen klinischen Untersuchung mit Überprüfung der peripheren Durchblutung, Motorik und Sensibilität wird eine **Röntgenuntersuchung** des oberen Sprunggelenks in zwei Ebenen veranlasst. Bei klinischem Verdacht auf hohe Fibulafraktur (Druck auf das Fibulaköpfchen) oder Mittelfußfraktur (Druck auf das Metatarsale-5-Köpfchen) müssen entsprechende Röntgenaufnahmen des proximalen Unterschenkels und des Mittelfußes ergänzt werden, da aufgrund des Unfallmechanismus Frakturen im Mittelfuß oder aber auch die ansonsten häufig übersehene Maisonneuve-Fraktur (unten) vorliegen können.

MERKE

- Bei isolierten Innenknöchelfrakturen ist eine zusätzliche hohe Fibulafraktur durch ergänzende Röntgenaufnahmen des Unterschenkels proximal auszuschließen!
- **Maisonneuve-Fraktur:** Sonderform der hohen Fibulafraktur im proximalen Drittel mit langstreckiger Zerreißung der Membrana interossea und Instabilität der Malleolengabel (wird häufig übersehen!).

Wie kann die Verletzung eingeteilt werden und welche Begleitverletzungen sind möglich?

Das distale Fibulaende entspricht dem Außenknöchel, dasjenige der Tibia dem Innenknöchel. Tibia und Fibula sind durch die sog. **Syndesmose,** eine ligamentäre Struktur, fest miteinander verbunden. Die aus den beiden Knöcheln bestehende Malleolengabel bildet gemeinsam mit dem Talus das **obere Sprunggelenk.** Frakturen des Sprunggelenks werden **nach Danis und Weber** je nach Höhenlokalisation der Außenknöchelfraktur in Bezug zur Syndesmose **eingeteilt:**

- **Typ Weber A:** Fraktur am Außenknöchel distal der tibiofibularen Syndesmose; z. B. Abrissfraktur an der Fibulaspitze
- **Typ Weber B:** Frakturzone am Außenknöchel in Höhe der Syndesmose; mit und ohne Beteiligung der Syndesmose
- **Typ Weber C:** Fibulafraktur proximal der Syndesmose mit Syndesmosenzerreißung

Mögliche **Begleitverletzungen** bei Außenknöchelfraktur können sein:

- **Bandrupturen** am Innenknöchel.
- **Bimalleoläre Sprunggelenkfraktur:** zusätzliche Fraktur des Innenknöchels.
- **Trimalleoläre Sprunggelenkfraktur (Volkmann-Dreieck):** zusätzlich Abbruch der Tibiahinterkante.
- **Luxationsfraktur:** Mit Zunahme der verletzten Strukturen kommt es zunehmend zur Instabilität im oberen Sprunggelenk und Luxation des Talus.

Auf den Röntgenaufnahmen von Frau S. (➤ Abb. 4.23) sind in der a. p. Aufnahme eine verschobene lange Schrägfraktur der Fibula in Höhe der Syndesmose, eine Querfraktur des Innenknöchels und eine Fehlstellung des Talus mit Dislokation nach lateral zu sehen, während in der seitlichen Aufnahme die Talusfehlstellung kaum sichtbar ist. Daher besteht hier eine **bimalleoläre Luxationsfraktur des oberen Sprunggelenks Typ Weber B.**

Welche Therapie leiten Sie ein?

Nicht dislozierte, isolierte Außenknöchelfrakturen vom **Typ Weber A** können konservativ mit Ruhigstellung im Unterschenkelgips bzw. einer speziellen Unterschenkelorthese behandelt werden. Bei **allen übrigen, dislozierten Sprunggelenkfrakturen** ist in der Regel die operative Therapie mit anatomiegerechter Reposition und Stabilisierung mittels Schrauben- und Plattenosteosynthesen (➤ Abb. 4.24) indiziert.

Eine **Luxationsfehlstellung** im oberen Sprunggelenk sollte möglichst bereits am Unfallort zumindest grob reponiert werden, um den begleitenden Weichteilschaden gering zu halten. Je schwerer die Dislokation bzw. Luxation, desto rascher ist eine Stabilisierung mittels **Osteosynthese** möglichst **innerhalb von 6 Stunden** nach dem Trauma anzustreben. Anderenfalls steigt das **Risiko von Weichteilnekrosen** mit konsekutiven Wundheilungsstörungen.

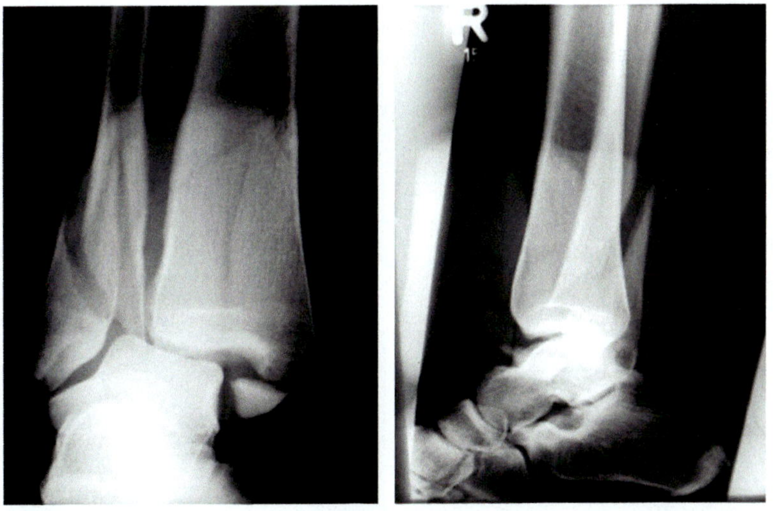

Abb. 4.23 Röntgenaufnahmen rechtes oberes Sprunggelenk in zwei Ebenen. [T581]

Bei erheblichen Weichteilschäden oder offenen Frakturen II° und III° kann als primäre Stabilisierung die Anlage eines **Fixateur externe** und nach Abschwellung der Weichteile der Umstieg auf ein internes Osteosyntheseverfahren indiziert sein.

MERKE

- Bei Versorgung einer Sprunggelenkfraktur ist intraoperativ die Syndesmose auf Festigkeit zu prüfen und diese bei Läsion ggf. zusätzlich mittels Naht und einer sog. Stellschraube zu versorgen.
- Neben regelmäßigen Kontrollen der Weichteilverhältnisse sind gerade in der frühen postoperativen Phase engmaschig periphere Durchblutung, Motorik und Sensibilität zu kontrollieren, um frühzeitig schwellungs- und druckbedingte Durchblutungsstörungen oder Nervenläsionen zu erkennen (Kompartmentsyndrom).

Wie sieht das weitere Behandlungskonzept aus?

Postoperativ ist je nach Stabilität der Osteosynthese und abhängig vom Verletzungsausmaß eine weitere **Ruhigstellung** im Unterschenkelgips bzw. mit einer speziellen Unterschenkelorthese für bis zu 6 Wochen mit ggf. möglicher **Teilbelastung** der betroffenen Extremität erforderlich.

Aufgrund der notwendigen Ruhigstellung und Entlastung des betroffenen Beins besteht ein erhöhtes **Thromboserisiko.** Oft bestehen, wie im vorliegenden Fall, weitere Risikofaktoren für eine Beinvenenthrombose wie die Einnahme von Kontrazeptiva oder eine Adipositas. Deshalb ist für die gesamte Zeit der Immobilisierung der verletzten Extremität, also auch über die Ruhigstellung durch einen Gipsverband hinaus, eine **Thromboseprophylaxe** mit einem niedermolekularen Heparinpräparat indiziert.

Welche Komplikationen bzw. Spätfolgen können auftreten?

- Eingeschränkte Beweglichkeit im oberen Sprunggelenk
- Chronische Instabilität durch Insuffizienz des Bandapparates
- Posttraumatische Arthrose durch Gelenkinkongruenzen bei unzureichender Reposition der Fraktur oder Instabilität des Syndesmosen- und/oder Bandapparates oder durch traumatische Knorpelläsionen

MERKE

Instabilitäten und Arthrosen können sekundär eine Arthrodese des oberen Sprunggelenks erforderlich machen.

ZUSAMMENFASSUNG

- Der häufigste Unfallmechanismus für eine Sprunggelenksfraktur ist ein Supinations- oder Pronationstrauma.
- Die Einteilung der Sprunggelenkfrakturen erfolgt nach Denis und Weber und wird durch die Lokalisation der Fibulafraktur in Bezug zur Syndesmose definiert.

- Häufig liegen zusätzliche Läsionen am Bandapparat bzw. am Innenknöchel und/oder der Tibiahinterkante vor.
- Eine Maisonneuve-Fraktur sollte nicht übersehen werden (hohe Fibulafraktur im proximalen Drittel mit langstreckiger Zerreißung der Membrana interossea und Instabilität der Malleolengabel).
- Mit Ausnahme der Weber-A-Fraktur ist in der Regel die Osteosynthese indiziert.

4.16 Symptomarme Prominenz am Tibiakopf bei einem 10-Jährigen

Anamnese

Ein 10-jähriger Junge wird in Ihrer orthopädischen Sprechstunde vorgestellt. Der Mutter fiel eine

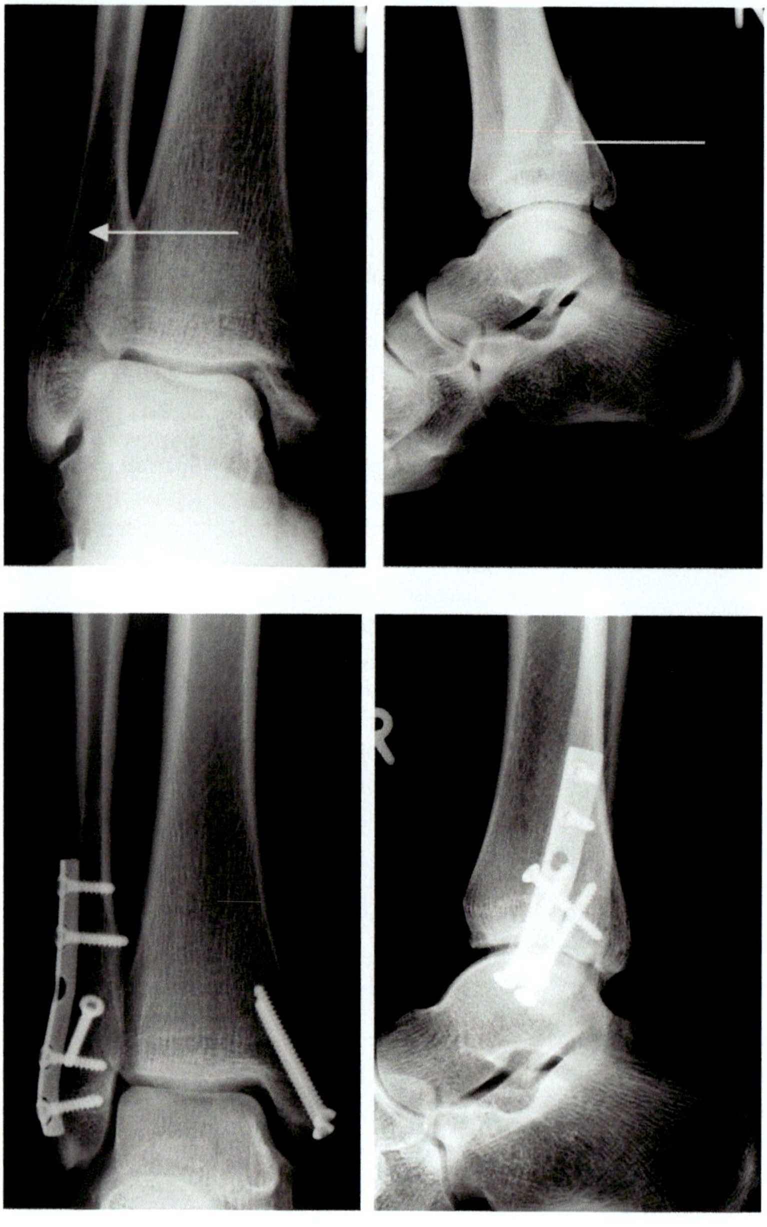

Abb. 4.24 Plattenosteosynthese einer einfachen Außenknöchelfraktur Typ Weber B mit interfragmentärer Zugschraube an der Fibula. [R234]

Schwellung im Bereich knapp unterhalb des rechten Kniegelenks auf. Ein vorausgegangenes Unfallereignis ist nicht bekannt. Der Junge selbst hat eigentlich nichts bemerkt, er gibt keine wesentlichen Schmerzen an. Es sind keine Vorerkrankungen oder frühere Unfallverletzungen bekannt. Der Junge ist sehr sportlich und spielt Fußball im Verein. Er konnte ohne Einschränkungen und Beschwerden am Training und an den Spielen teilnehmen.

Untersuchungsbefunde

Sie untersuchen einen 10-jährigen Jungen. Es besteht ein Beckengeradstand. Die Wirbelsäule ist lotgerecht. Beide Schultern stehen auf gleicher Höhe. Die Beinachsen sind physiologisch. Keine Fußfehlstatik. Bei der Untersuchung im Liegen sind die Hüft- und Kniegelenke frei beweglich. Am betroffenen rechten Kniegelenk ist kein Erguss nachweisbar. In Höhe des medialen Tibiakopfs ist ein etwa walnussgroßer, harter, nicht verschieblicher Tumor tastbar. Es besteht ein leichter Druckschmerz im Bereich der tastbaren Prominenz. Die Weichteile in der Region sind reizlos

Fragen und Antworten

Wie lautet Ihre Verdachtsdiagnose? Welche Differenzialdiagnosen sind Ihnen bekannt.

Im vorliegenden Fall besteht der Verdacht auf das Vorliegen einer **kartilaginären Exostose (Osteochondrom).** Dabei handelt es sich um einen gutartigen Knochentumor, der zu den chondrogenen Tumoren gezählt wird. Die knöchernen Auswüchse sind typischerweise mit einer Knorpelkappe überzogen und können breitbasig oder gestielt dem Knochen aufsitzen. Die typische Lokalisation ist an der Metaphyse der langen Röhrenknochen (Femur, Tibia, proximaler Humerus). Die Exostosen können einzeln vorkommen oder gehäuft im Rahmen der **multiplen kartilaginären Exostosenkrankheit (Osteochondromatose).** Hierbei handelt es sich um eine autosomal-dominante Erbkrankheit. Die multiplen Exostosen treten in der Regel ab dem 3. Lebensjahr auf, ihre Größenzunahme sistiert nach Abschluss des Wachstums, und sie haben ein höheres Entartungsrisiko.

Die **singuläre** kartilaginäre Exostose ist oft asymptomatisch. Durch Irritationen der umliegenden Weichteile können sich schmerzhafte Bursen bilden oder Sehnenansätze gereizt werden. In Extremfällen kommt es zu Läsionen benachbarter Nerven oder einer Kompression von Blutgefäßen.

Bei den **multiplen** kartilaginären Exostosen kann es aufgrund ihrer häufig epiphysenfugennahen Lage zu Wachstumsstörungen mit Achsabweichung und Störungen im Längenwachstum der betroffenen Knochen kommen.

Kartilaginäre Exostosen haben ein sehr charakteristisches Erscheinungsbild, sodass **differenzialdiagnostische** Überlegungen in der Regel **nicht erforderlich** sind.

Was wissen Sie über die Ätiologie, Epidemiologie und Pathogenese der Erkrankung?

Die kartilaginäre Exostose ist mit 45 % aller gutartigen Knochentumoren und 12 % aller primären Knochentumoren die **häufigste ossäre Neubildung.**

Der **Altersgipfel** der solitären kartilaginären Exostose liegt im 2. Lebensjahrzehnt. Jungen sind ebenso häufig betroffen wie Mädchen.

Die Exostosen entstehen aus **subperiostal versprengten Knorpelzellen** der Epiphysenfugen. Deshalb sistiert in der Regel ihre Größenzunahme mit Abschluss des Knochenwachstums.

Welche Untersuchungen sind von Bedeutung?

Die kartilaginäre Exostose stellt sich oft als **asymptomatische** Knochenvorwölbung dar. Beschwerden treten erst auf, wenn es durch das expansive Wachstum der Exostosen zu einer Irritation der umliegenden Weichteile kommt. Teilweise bilden sich schmerzhafte Bursen, Sehnenansätze können gereizt sein und durch Kompression von benachbarten Nerven (z. B. N. peroneus) können neurologische Symptome auftreten oder es kann zu vaskulären Kompressionen kommen.

Die multiplen kartilaginären Exostosen können komplexere Komplikationen hervorrufen. Durch ihr epiphysenfugennahes Wachstum kommt es häufig zu Deformierungen mit Achsabweichungen oder Störungen des Längenwachstums der betroffenenen Knochen. Ursache ist ein Verdrängen oder die Zerstörung der Wachstumsfuge.

Durch eine **Röntgenaufnahme** der betroffenen Region in zwei Ebenen ist die Diagnose in der Regel sicher zu stellen (➤ Abb. 4.25). Bei einer **stammnahen** Lokalisation (Becken, Wirbelsäule, Skapula) ist häufig eine **CT oder MRT** erforderlich. Zur Beurteilung der Dicke der Knorpelkappe im Hinblick auf ein evtl. Entartungsrisiko ist ebenfalls eine MRT durchzuführen.

Welche Therapiemaßnahmen sind bei der Erkrankung sinnvoll?

Die Therapie der solitären kartilaginären Exostose sowie der multiplen kartilaginären Exostosenkrankheit besteht in einer **chirurgischen Abtragung** der ossären Neubildung. Die Indikation für ein chirurgisches Vorgehen besteht aber lediglich bei symptomatischen Befunden, welche Schmerzen oder neurovaskuläre Kompressionssyndrome hervorrufen. Insbesondere Exostosen, die zu einer Wachstumsstörung mit Achsabweichungen und Störung des Längenwachstums führen, bedürfen der operativen Therapie. In diesen Fällen sind eine exakte Diagnostik und ein entprechender Behandlungsplan präoperativ zwingend notwendig, um ein langfristiges gutes Ergebnis zu erreichen. Gegebenenfalls sind in solchen Fällen Osteotomien notwendig, um eine Korrektur der Fehlstellung zu erreichen.

Da die **Rezidivgefahr** bei Kindern wesentlich größer ist als bei Erwachsenen, sollte nach Möglichkeit die Abtragung erst im jugendlichen Alter erfolgen, soweit es der Befund zulässt. Insgesamt muss darauf geachtet werden, dass der Tumor ohne Schädigung der Knorpelkappe und des Periosts komplett an der Basis abgetragen wird, um ein Rezidiv zu vermeiden. Da die Exostosen oft in unmittelbarer Nähe zur Epiphysenfuge liegen, ist darauf zu achten, dass es bei der Entfernung nicht zu einer Schädigung der Wachstumsfuge kommt. Bei schnell wachsenden Exostosen oder dem Verdacht auf eine maligne Entartung müssen die Exostosen entfernt werden. Deshalb ist es auch notwendig, bei der multiplen kartilaginären Exostosenkrankheit regelmäßige Befundkontrollen durchzuführen

Wie ist die Prognose?

Kartilaginäre Exostosen zählen zu den **gutartigen Knochentumoren** und sind häufig asymptomatisch. Insbesondere bei den multiplen kartilaginären Exostosen kann es aber zu schweren Wachstumsstörungen kommen, was ein komplexes therapeutisches Vorgehen zur Folge hat. Daneben besteht ein **malignes Entartungsrisiko** (Chondrosarkom), welches in der Literatur mit **0,9–5 %** angegeben wird. Deshalb sollten, insbesondere bei den multiplen kartilaginären Exostosen, **Befundkontrollen** durchgeführt werden.

ZUSAMMENFASSUNG

Kartilaginäre Exostosen (Osteochondrome) sind gutartige Knochentumoren, die charakteristischerweise eine Knorpelkappe haben. Sie zählen zu den chondrogenen Tumoren. Es handelt sich um den häufigsten Knochentumor. 45 % aller benignen Tumoren und 12 % aller

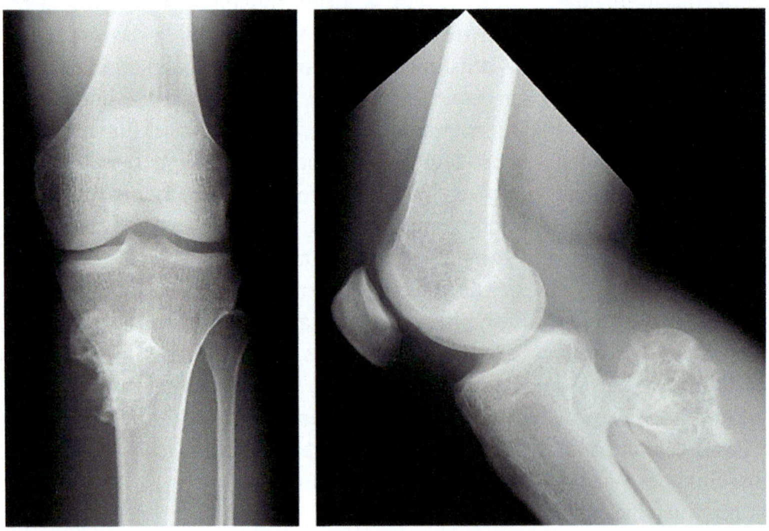

Abb. 4.25 Große kartilaginäre Exostose der proximalen Tibia. [T520]

primärer Knochentumoren sind kartilaginäre Exostosen. Sie können einzeln vorkommen oder gehäuft im Rahmen der hereditären multiplen kartilaginären Exostosenkrankheit (Osteochondromatose). Das **Erscheinungsbild** reicht von völlig asymptomatisch, über schmerzhaft durch lokale Irritation der umgebenden Weichteile, bis hin zu Wachstumsstörungen mit Achsabweichungen und Störung des Längenwachstums der betroffenen Knochen. Die **Therapie** besteht in der chirurgischen Abtragung der symptomatischen Exostosen oder bei Wachstumsstörung. Asymptomatische Befunde müssen nicht behandelt, sollten aber regelmäßig kontrolliert werden, da ein malignes Entartungsriko zum Chondrosarkom besteht.

4.17 Schmerzen im Handgelenk nach Jobwechsel

Anamnese

Eine 48-jährige, sportliche Frau sucht Ihre orthopädische Praxis auf und schildert Ihnen folgende Geschichte. Seit ca. 1 Monat leidet Sie unter Schmerzen im rechten Handgelenk, vor allem nach vermehrter Arbeit am Computer. Zunächst entstanden die Schmerzen ausschließlich bei Bewegungen, zumeist bei Beugung im Handgelenk. Seit ca. 1 Woche besteht ein Dauerschmerz. Die Schmerzen werden von der Patientin als ziehend bzw. stechend beschrieben. Darüber schildert sie eine regelmäßig auftretende, übermäßige Erwärmung der schmerzenden Stelle. Die Patientin betreibe seit Jahren Tennis und Golf. Eine sprunghafte Belastungssteigerung hat nicht stattgefunden. Bedingt durch einen Jobwechsel vor 3 Monaten arbeitet die Patientin länger am Computer. Auf Ihre Nachfrage verneint sie Gefühlsstörungen und Taubheitsgefühle der Hand. Vorerkrankungen der Hand seien nicht bekannt.

Untersuchungsbefunde

48-jährige Frau, Rechtshänderin, guter AZ, schlanker EZ. Die Hautverhältnisse der Hände sind äußerlich unauffällig. Keine Schwellungen, keine Rötungen. Es liegt eine schmerzhafte Bewegungseinschränkung der myotendinösen Funktionseinheit vor. Bei der Palmarflexion kommt es im rechten Handgelenk zu einem spürbaren Knirschen. Sehne und Gleitlager erweisen sich als druckdolent. Die Schmerzen können beim Widerstandstest durch aktive Anspannung und passive Dehnung provoziert werden. Durchblutungsstörungen und Gefühlsstörungen liegen nicht vor.

Fragen und Antworten

Wie lautet Ihre Verdachtsdiagnose? An welche Differenzialdiagnosen müssen Sie denken?

Anhand der Anamnese und vorliegender Untersuchungsbefunde kann bei der Patientin der Verdacht auf eine abakterielle, mechanische **Sehnenscheidenentzündung,** auch als **Tendovaginitis** bezeichnet, geäußert werden. Die überproportional hohe Beanspruchung durch monotone Computerarbeit löst eine Entzündung der Sehnenscheide aus und verursacht die vorliegenden Beschwerden. Es existiert eine Reihe weiterer Erkrankungen, die ähnliche Symptome hervorrufen und **differenzialdiagnostisch** ausgeschlossen werden müssen.

- **Styloiditis:** Bei der Styloiditis handelt es sich um durch Entzündungen des Proc. styloideus ausgelöste Schmerzphänomene. Betroffen sind vor allem Ulna, Radius und Ossa metacarpi. Ähnlich einer Tendovaginitis klagen Betroffene über stechende Schmerzen im Bereich der Handgelenke. Viele Patienten beschreiben darüber hinaus einen Druckschmerz über dem Proc. styloideus.
- **Rhizarthrose:** Diese degenerative Gelenkerkrankung betrifft das Daumensattelgelenk. Neben den typischen stechenden Schmerzen kommt es häufig zu starken Schwellungen im Bereich des Hand- und Daumensattelgelenks. Die Gelenkfunkion ist deutlich eingeschränkt.
- **Handgelenkarthrose:** Diese degenerativen Veränderungen von Knorpelgewebe an gelenkbildenden Knochenflächen des Handgelenks führen bei Betroffenen zu häufigen Bewegungseinschränkungen in Verbindung mit starken Schmerzen, Schwellungen und Deformierungen im Bereich des Handgelenks.
- **Ganglion:** Das Ganglion ist eine mit Flüssigkeit gefüllte Ausbuchtung der Sehnenscheide am

4

Handgelenk. Es verursacht meist keine Beschwerden, lediglich die Schwellung wirkt störend bei der Gelenkbewegung.

- **Karpaltunnelsyndrom:** Durch Verletzungen, Entzündungen oder degenerative Veränderungen können Schädigungen des Medianusnervs auftreten, die zu einer Atrophie der Daumenballenmuskulatur führen.
- **Tendovaginitis stenosans:** Diese, als Sonderform der Sehnenscheidenentzündung auftretende Erkrankung wird auch als **schnellender Finger** bezeichnet. Im Rahmen degenerativer Veränderungen kommt es zur Verdickung der Beugesehne der Hand. Betroffene Patienten sind nicht in der Lage, den gestreckten Finger zu beugen.

MERKE
Sehnen werden von Hüllen umgeben. Kommt es zu einer mechanischen Überbelastung der Sehne, kann sich diese Hülle entzünden.

Nennen Sie Ätiologie und Ursachen der vorliegenden Erkrankung.

Man unterscheidet grob zwischen infektionsbedingten und nichtinfektiösen Ursachen. Bei der **nichtinfektiösen** Tendovaginitis kommt es zu einer **mechanischen** Schädigung der Sehne durch Reibung am Knochenvorsprung, die zu einer ödematösen Schwellung der Sehnenscheide und der peritendinösen Gewebe führt. Die dadurch hervorgerufene Krepitation im Gleitgewebe lässt sich durch eine Fibrinausscheidung erklären. **Bakterielle Ursachen,** hervorgerufen durch gelenknahe Stichverletzungen, liegen in den seltensten Fällen vor. Als auslösende Erreger sind in diesen Fällen meist Staphylokokken oder Streptokokken zu nennen.

Im Rahmen einer rheumatoiden Arthritis steigt das Risiko, an einer Tendovaginitis zu erkranken. Es wird angenommen, dass eine Fehlfunktion der Fibroblasten einen entscheidenden Einfluss auf die Entstehung einer Tendovaginitis ausübt. In diesem Zusammenhang wird oftmals die Bildung von Kollagen Typ 13, anstatt Typ 1, angesprochen.

Da die Ursachen der abakteriellen Tendovaginitis auf eine **Überbeanspruchung** der Sehnen zurückzuführen ist, kommen vor allem Sportarten als Auslöser infrage, bei denen der Muskel-Sehnen-Apparat des Handgelenks besonders beansprucht wird. Golfsport, Tennis sowie Rudern oder Klettern zählen zu den Risikosportarten. Eine sprunghafte Belastungssteigerung ungewohnter Bewegungen gilt ebenfalls als belastungsabhängiger Auslöser. Neben diesen überbelastenden Sportarten zählt die **Arbeit am Computer,** bei der stereotype Bewegungen ausgeführt werden, als weitere Hauptursache für die Entwicklung einer Tendovaginitis.

Welche Untersuchungen sind von Bedeutung? Nennen Sie die Gründe.

Da die Ursachen für die Entstehung einer Tendovaginitis sowohl infektiöser als auch nichtinfektiöser Art sein können, muss eine umfassende Diagnose der Wahl der geeigneten Therapie vorangestellt werden.

Einen besonders wichtigen Aspekt stellt die **umfangreiche Anamnese** dar. Durch die Befragung des Patienten in Hinblick auf Schmerzqualität, -intensität und -lokalisation kann der behandelnde Arzt erste Hinweise auf das Vorliegen einer Tendovaginitis gewinnen. In den meisten Fällen äußert sich eine Tendovaginitis durch das Auftreten starker, stechender Schmerzen im Bereich des betroffenen Gelenks. Darüber hinaus weisen die meisten Patienten eine eingeschränkte Gelenkfunktion auf. In schweren Fällen treten Symptome in Form von Rötungen und Überwärmungen auf. Neben der Beschreibung der auftretenden Symptomatik nimmt auch die Auskunft über berufliche Tätigkeiten und mögliche Freizeitaktivitäten einen hohen Stellenwert ein. Darüber hinaus werden zur Diagnose in aller Regel spezielle **Tests** durchgeführt, die das Vorliegen einer Tendovaginitis mit hoher Wahrscheinlichkeit anzeigen.

- **Finkelstein-Test:** Beim Finkelstein-Test umfasst der behandelnde Arzt den Daumen des Patienten und versucht die Hand in Richtung Ulna zu bewegen. Werden dadurch Schmerzen provoziert, kann der Verdacht auf eine Tendovaginitis geäußert werden.
- **Eichhoff-Test:** Beim Eichhoff-Test legt der Patient den Daumen der schmerzenden Hand auf die Handfläche und umschließt ihn mit den anderen Fingern. Danach wird die Hand durch den Arzt in Richtung des kleinen Fingers bewegt. Patienten mit einer Tendovaginitis geben bei diesem Test einen in den Arm ausstrahlenden Schmerz an.

Den weiteren diagnostischen Weg bildet die körperliche Untersuchung. Durch Ausüben von Druck auf die betroffene Stelle nehmen die Schmerzen zumeist an Intensität zu. Beim Bewegen des betroffenen Gelenks lassen sich oft knirschende Geräusche feststellen.

Bei unklarem Befund ist es notwendig, weitere Untersuchungsmaßnahmen einzuleiten. Neben Symptomatik und körperlichem Befund kann eine Blutuntersuchung zum Nachweis spezieller **Entzündungsmarker** herangezogen werden.

Auch die Anfertigung einer **Röntgenaufnahme** oder eines **MRT** können bei der Diagnose der Tendovaginitis sinnvoll sein.

MERKE

Eine Sonderform der Tendovaginitis stellt die Tendovaginitis stenosans dar.

Welche Therapiemaßnahmen sind bei der Erkrankung sinnvoll?

Die adäquate Therapie ist abhängig von den auslösenden Ursachen sowie von Ausmaß und Häufigkeit der Beschwerden. Um Chronifizierungen vorzubeugen, muss die Therapie frühzeitig eingeleitet werden.

In der Regel reicht eine **medikamentöse** Therapie aus. Verschiedene Analgetika, z. B. NSAR, können dabei helfen, die stechenden Schmerzen im Bereich des betroffenen Gelenks zu lindern. Über diese schmerzlindernde Wirkung hinaus, wirken viele Analgetika zusätzlich entzündungshemmend und sind somit in der Lage, den Krankheitsverlauf einzudämmen und eine rasche Erholung der Sehnenscheiden herbeizuführen.

Des Weiteren kann eine temporäre **Ruhigstellung** des Handgelenks sinnvoll sein. In den meisten Fällen empfiehlt es sich, einen stützenden Verband anzulegen und entzündungshemmende Salben oder Cremes aufzutragen. Tritt die Tendovaginitis wiederholt auf, empfiehlt sich der Einsatz einer sog. **Kett-Schiene.** Sind die Ursachen der Tendovaginitis wie im beschriebenen Fall durch stereotype Arbeit am Computer begründet, muss an eine Anpassung der Arbeitsbedingungen gedacht werden. **Gelenkschonende Computerausrüstung** hilft dabei, einem erneuten Auftreten vorzubeugen.

Bei **chronischen** Verläufen kann über eine Applikation lokaler Anästhetika oder Kortisoninjektionen nachgedacht werden.

Erst bei Persistenz der Beschwerden trotz Schmerztherapie und Applikation lokaler Anästhetika, kann eine **chirurgische Korrektur** des gereizten Sehnenapparates in Erwägung gezogen werden. Die **Spaltung** der betroffenen Sehnenscheide reicht dabei in den meisten Fällen aus.

Welche Prognose ist zu erwarten und welche Komplikationen können auftreten?

Bei zeitnah einsetzender Therapie ist die **Prognose** im Allgemeinen **sehr günstig.** Obwohl der Verlauf der Tendovaginitis und die damit verbundenen schmerzhaften Intervalle langwierig verlaufen können, lässt sich die Therapie mit einfachen Mitteln gut und effektiv gestalten. Eine exakte Bestimmung der auslösenden Faktoren ist jedoch unumgänglich. Ein essenzieller Faktor für den erfolgreichen Heilungsverlauf ist das Vermeiden gelenkbelastender Tätigkeiten.

Unbehandelt kann aus dem akutem Stadium eine sog. **Repetive Strain Injury** (RSI) entstehen. Darüber hinaus kann eine über einen längeren Zeitraum anhaltende Tendovaginitis zu **entzündlichen Prozessen, Verdickungen** und **Funktionsverlusten** führen. Treten neben der Tendovaginitis **rheumatische Begleiterscheinungen** auf, erweist sich die Prognose als schlechter.

ZUSAMMENFASSUNG

Bei der **Tendovaginitis** handelt es sich um eine Entzündung der Sehnenscheiden. Die **Ursachen** sind in der Mehrzahl der Fälle auf eine **mechanische** Überbeanspruchung der Sehne zurückzuführen. Demzufolge sind vor allem Sportler und Berufsgruppen betroffenen, die eine erhöhte Belastung der betroffenen Gelenke aufweisen. Die Entstehung einer Tendovaginitis aufgrund bakterieller Ursachen liegt in den seltensten Fällen vor. Bei der **Diagnosestellung** sind vor allem die ausführliche Anamnese und die körperliche Untersuchung richtungsweisend. Ein MRT oder Röntgenaufnahmen werden nur in den seltensten Fällen bei unklarem Befund angefertigt. Die **Therapie** der abakteriellen Tendovaginitis zielt auf eine Ruhigstellung des betroffenen Gelenks in Kombination mit einer medikamentösen Behandlung. Bei adäquater Therapie ist die **Prognose** in fast allen Fällen **sehr günstig.** Um einem erneuten Auftreten vorzubeugen, sollten die auslösenden Faktoren beseitigt werden.

4.18 Schmerzende Hüfte nach Sturz

Anamnese

Nachts um 4 Uhr, nachdem Sie sich gerade eine halbe Stunde im Dienstzimmer schlafen legen konnten, werden Sie von der Notaufnahme angefunkt. Die Rettungssanitäter übergeben Ihnen den 81-jährigen Patienten Herrn F., der beim nächtlichen Toilettengang auf die rechte Hüfte gestürzt war. Der Patient wohne in einer Anlage für betreutes Wohnen, sodass er nicht lange auf Hilfe warten musste. Seine Medikamente und Erkrankungen stünden auf einem mitgegebenen Zettel. Herr F. sei während des Transports etwas verwirrt und tachykard, aber stabil gewesen.

Untersuchungsbefunde

81-jähriger Patient in altersentsprechendem AZ und schlankem EZ, HF 105/min, RR 160/95 mmHg.

Körperliche Untersuchung: Sie müssen die Hose des Patienten aufschneiden, da jegliche Bewegung des rechten Beins und somit ein Ausziehen schmerzbedingt nicht möglich ist. An der rechten Hüfte findet sich ein frisches Hämatom, außerdem besteht ein Ruheschmerz in der rechten Leiste sowie ein starker Druckschmerz über dem rechten Hüftgelenk.

Beckenübersichtsaufnahme ➤ Abb. 4.26.

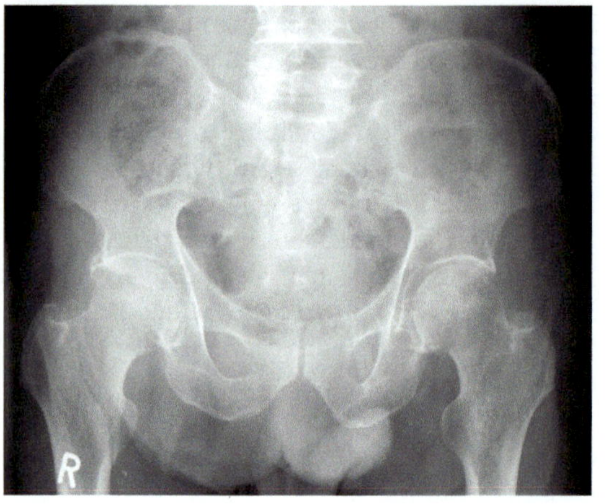

Abb. 4.26 [T579]

Fragen und Antworten

Welche klinischen Untersuchungen müssen Sie anschließen?

Auf dem Röntgenbild ist eine **proximale Femurschaftfraktur** zu erkennen. Bei diesen Femurfrakturen finden sich in der klinischen Untersuchung z. B.:

- Prellmarke
- Beinlängendifferenz
- (Außenrotations-)Fehlstellung
- Trochanterhochstand
- Eingeschränkte Beweglichkeit
- Druckschmerz über dem Hüftgelenk
- Stauchungsschmerz
- Bei Luxation federnde Fixation

Es ist wichtig, die **sensible und motorische** Überprüfung von **N. ischiadicus** und **N. peroneus** in die körperliche Untersuchung einzubeziehen. Dazu müssen die Sensibilität des Unterschenkels und des Fußes sowie – wenn schmerzbedingt möglich – die Kniebeugung sowie Dorsalextension und Plantarflexion des Fußes kontrolliert werden. Lassen sich die **Pulse** der A. poplitea, A. tibialis posterior und A. dorsal pedis nicht palpieren, so müssen sie dopplersonografisch aufgesucht und deren Verschlussdrücke gemessen werden.

MERKE

Bei einer proximalen Femurfraktur müssen die sensible und motorische Innervation durch den N. ischiadicus und den N. peroneus sowie die peripheren Fußpulse kontrolliert werden.

Welche bildgebende Diagnostik ist indiziert?

Bei proximaler Femurfraktur wird in der Regel eine **Beckenübersichtsaufnahme** angefertigt, auf der dislozierte Frakturen bereits gut diagnostiziert werden können. Als zweite Ebene kann eine **axiale Aufnahme** ergänzt werden, bei der die Kassette seitlich angestellt wird. Je nach Lage der Fraktur muss auch eine **Femuraufnahme a. p. und seitlich** angefertigt werden.

Okkulte Frakturen können oft erst in der **CT** oder bei Verfügbarkeit noch besser in der **MRT** diagnostiziert werden.

Welche klassischen Lokalisationen von Femurfrakturen kennen Sie und um welche handelt es sich in diesem Fall?

➢ Abb. 4.27 gibt die klassischen Lokalisationen von Femurfrakturen wieder. Allgemein gilt:

- **Proximale Frakturen** (Femurkopf-, Schenkelhals- oder pertrochantere Fraktur) treten eher beim **älteren Patienten,** bei Osteoporose, ggf. bei Metastasen und vor allem beim Sturz auf die Hüfte auf.
- **Femurschaft**- bzw. **distale Frakturen** ereignen sich v. a. im Rahmen von **Verkehrsunfällen** oder stärkeren Stürzen und widerfahren auch **Kindern.**
  - Bei Femurschaftfrakturen kann es zu erheblichen Blutverlusten mit Schocksymptomatik sowie aufgrund des Unfallhergangs auch weiteren knöchernen oder Weichteilverletzungen kommen.
  - Distale Femurfrakturen sind ebenfalls oft mit ausgeprägten weiteren Verletzungen kombiniert.

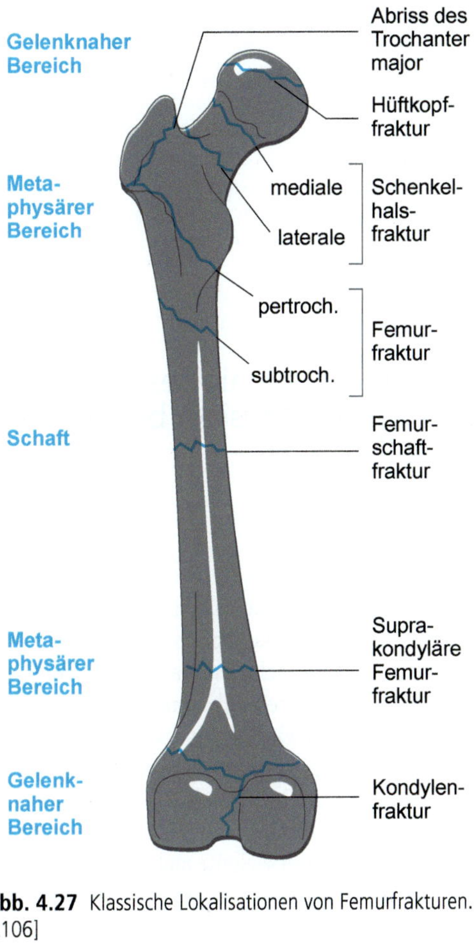

Abb. 4.27 Klassische Lokalisationen von Femurfrakturen. [L106]

In diesem Fall erkennt man auf der Beckenübersichtsaufnahme am rechten Femur eine **pertrochantäre Fraktur,** wie sie sich häufiger beim älteren Menschen findet. Es handelt sich um einen einfachen Frakturverlauf durch den Trochanter major und Trochanter minor mit mäßiger Dislokation. Es können bei dieser Frakturform auch Mehrfragmentfrakturen bis hin zur Trümmerfraktur vorliegen. Wenn der Trochanter minor abbricht, fehlt die mediale Abstützung, sodass die Fraktur instabil wird. Ungünstigstenfalls läuft die pertrochantäre Femurfraktur in den Femurschaft hinein.

4

Welche Sofortmaßnahmen führen Sie durch?

Wenn der Patient nicht bereits von den Rettungssanitätern **i. v. Zugänge** bekommen hat, sollten Sie ihm diese legen und eine **Ringer-Laktat-Infusion** anhängen. Aufgrund der starken Schmerzen sollte eine **suffiziente Schmerztherapie** z. B. mit Piritramid (Dipidolor®) erfolgen.

Eine **pertrochantäre Fraktur** sollte baldmöglichst **operativ** behandelt werden. Daher nehmen Sie dem Patienten zur OP-Vorbereitung Blut ab (Blutbild, Gerinnungs-, Entzündungs-, Nierenparameter etc.). Der Patient muss stationär aufgenommen werden; am Morgen vor der OP sollte dann noch ein Röntgen-Thorax und ggf. eine internistische Abklärung bezüglich der Operationsfähigkeit erfolgen. Gegebenenfalls muss eine **Extensionsbehandlung** bis zur OP begonnen werden. An eine **Thrombose- und Dekubitusprophylaxe** muss ebenfalls gedacht werden.

Sie veranlassen, dass Herr F. nüchtern bleibt, informieren die Anästhesie und klären den Patienten bereits für die anstehende Operation auf.

MERKE

Femurfrakturen sind sehr schmerzhaft, sodass eine suffiziente Schmerztherapie sowie Schockprophylaxe erfolgen muss.

Wie wird die hier vorliegende Femurfraktur behandelt? Wie verfahren Sie dabei genau?

Bei **pertrochantären Femurfrakturen** sollte bei Operationsfähigkeit des Patienten die operative Therapie – unabhängig von der Stabilität der Fraktur – immer vorgezogen werden. Zwar ist eine **konservative Therapie** grundsätzlich möglich, allerdings birgt die lange Immobilisation von etwa 12 Wochen gerade bei dem höheren Alter der Patienten die Gefahr von **Komplikationen** wie Thrombosen, Thromembolien, Dekubitus und nosokomiale Infektionen (z. B. Pneumonie).

Als **Osteosynthesematerial** werden je nach Komplexität der Fraktur sowie je nach Klinikvorlieben und Verfügbarkeit eingesetzt:

- Marknagel, vor allem proximaler Femurnagel (PFN), teilweise Gamma-Nagel.
- Dynamische Hüftschraube (DHS), bei jungen aktiven Patienten (weil sie weniger invasiv als der PFN ist).
- Bei sehr stark osteoporotischem Knochen, bei Verdacht auf eine Hüftkopfnekrose oder Trümmerfrakturen, die sich nicht fixieren lassen, ist ggf. ein Ersatz mittels **Hemiendoprothese** (HEP)/**Duokopfprothese** oder **Totalendoprothese** (TEP) indiziert.

Für den PFN wird zunächst der Trochanter major aufgesucht, eine Inzision kaudal des Trochanters gewählt, ein Loch in die Trochanterspitze gebohrt und der Femurnagel über einen Zielbügel eingeführt. Dann werden über ein Zielgerät die proximale Klinge und die distalen Verriegelungsschrauben gesetzt.

Über welche Komplikationen der Therapie müssen Sie den Patienten aufklären?

- Klassisch: **Blutungen, Infektionen, Wundheilungsstörungen, Thrombose, Embolie.**
- Über mögliche **Schädigungen** von umgebenem **Gewebe, Gefäßen** und **Nerven** muss aufgeklärt werden.
- Intraoperativ muss evtl. das **Verfahren gewechselt** werden, sodass im Extremfall eine Endoprothesenversorgung notwendig werden kann.
- Es kann zu **Dislokationen, Implantatlockerung** oder **-bruch,** anschließender **Fehlstellung** des Beins und einer **Re-Operation** kommen.
- **Hüftkopfnekrose, Koxarthrose** und **Pseudarthrose** sind gefürchtete Komplikationen nach Operationen im Hüftbereich.

Eine **Metallentfernung** wird normalerweise nur bei jüngeren Patienten angestrebt. Ziel ist es, den Patienten möglichst bald nach der Operation wieder zu mobilisieren, um die Komplikationen einer langen Immobilisation zu vermeiden. Dazu wird Osteosynthesematerial verwendet, das anschließend eine gewisse Sinterung – sog. Teleskopmechanismus – zulässt. Dadurch wird postoperativ oft eine sofortige Belastungsstabilität erreicht.

ZUSAMMENFASSUNG

- Die pertrochantäre Femurfraktur findet sich häufig bei älteren Patienten und gehört neben der Hüftkopf- und Schenkelhalsfraktur zu den proximalen Femurfrakturen.
- Bei proximalen Femurfrakturen finden sich klinische Befunde wie Frakturhämatom, Beinlängendifferenz, (Außenrotations-)Fehlstellung, Trochanterhochstand, eingeschränkte Beweglichkeit, Druckschmerz über dem Hüftgelenk und Stauchungsschmerz.
- Bei einer Femurfraktur müssen immer die sensible und motorische Innervation durch den N. ischiadicus und den N. peroneus sowie die peripheren Pulse überprüft werden.
- In der Regel reicht das konventionelle Röntgen zur Diagnose einer proximalen Femurfraktur aus; nur selten ist eine CT oder MRT notwendig.
- Als Sofortmaßnahmen gelten eine Infusions- und Schmerztherapie, wegen Schockgefahr gefolgt von der Operationsvorbereitung des Patienten.
- Die pertrochantäre Femurfraktur sollte operativ mit einem pertrochantären Femurnagel versorgt werden.

4.19 Mediale Kniebeschwerden nach Kniedistorsion beim Fußball

Anamnese

Ein 28-jähriger erfahrener Vereinsfußballer berichtet über eine Kniegelenkdistorsion des rechten Kniegelenks vor 2 Tagen beim Fußball. Bei einem Zweikampf sei er bei fest stehendem rechtem Kniegelenk und voller Körpergewichtsbelastung in einer Außenrotationsbewegung umgerissen worden. Er musste sich danach sofort auswechseln lassen, da das Knie vollständig belastungsintolerant war. Innerhalb der nächsten Stunden entwickelte sich ein schmerzhafter Kniegelenkerguss, der die Beuge- und Streckfähigkeit des Kniegelenks deutlich einschränkte.

Untersuchungsbefunde

Sie untersuchen einen 28-jährigen Mann in gutem AZ. Die Körpergröße beträgt 180 cm bei einem Körpergewicht von 75 kg.

Äußerlich zeigen sich am rechten Kniegelenk keine Verletzungen wie Hautabschürfungen oder Hämatome. Sensomotorische Defizite finden Sie ebenfalls nicht. Die Durchblutung des Beins ist unauffällig.

Die Kniegelenkkonturen sind verwaschen. Es besteht inspektorisch ein kräftiger intraartikulärer Erguss mit tanzender Patella rechts.

In den Bewegungsausmaßen finden Sie ein weiches Streckdefizit von 20°, die Beugung endet bei knapp über 90°.

Die Untersuchung der Bandstrukturen erweist sich aufgrund der Schmerzhaftigkeit und des Ergusses als schwierig. Kollateralbänder weisen – soweit untersuchbar – keine mediale oder laterale Aufklappbarkeit aus. Weiterhin kann keine ventrale oder dorsale Schublade nachgewiesen werden. Es besteht ein diffuser Druckschmerz über dem mediodorsalen Gelenkspalt, der in die mediale Kapsel einstrahlt. Meniskustests sind wegen der bestehenden Schmerzen nicht durchführbar.

Fragen und Antworten

Wie lautet Ihre Verdachtsdiagnose? An welche Differenzialdiagnosen müssen Sie denken?

Aufgrund der oben genannten Symptome und Informationen ist die Diagnosestellung nicht ganz einfach. Man muss aber am ehesten die Verdachtsdiagnose einer **medialen Meniskusruptur** äußern. Weitere Kollateralschäden wie eine Innenbandschädigung oder eine vordere Kreuzbandschädigung können aufgrund der begrenzten Untersuchbarkeit des Patienten nicht ausgeschlossen werden und müssen im Lauf der weiteren Diagnostik ebenfalls abgeklärt werden.

Eine Meniskusruptur stellt eine Verletzung eines der beiden Menisken dar, die aus elastischem Knorpel bestehen und wie Stoßdämpfer die Kraft bei der Übertragung vom Oberschenkel auf den Unterschenkel reduzieren.

Mediale Meniskusrupturen dominieren in der Häufigkeit, da der Innenmeniskus kleiner und unbeweglicher ist und bei entsprechenden Gewalteinwirkungen schlechter der eingeleiteten Kraft ausweichen kann.

Der Meniskus wird in drei Teile eingeteilt. Man unterscheidet das Vorderhorn, die Pars intermedia und das Hinterhorn. Besonders häufig kommt es zu Schädigung des Innenmenikushinterhorns.

Als **Diffenzialdiagnosen** müssen berücksichtigt werden:

- **Innenbandläsion:** Einen Innenmeniskusriss von einer Innenbandschädigung zu unterscheiden ist in der akuten Phase der Verletzung kaum möglich, da bei frischen Knieverletzungen die Untersuchung generell durch die Abwehrspannung schwierig ist. Gerade bei Innenbandrupturen bzw. -teilrupturen projiziert sich der Schmerz ebenfalls auf den medialen Kniegelenkspalt. In den meisten Fällen ist das Punctum maximum allerdings an der medialen Femurkondyle, also oberhalb des medialen Gelenkspalts, zu finden. Wenn eine vermehrte Aufklappbarkeit nachgewiesen werden kann, ist eine Innenbandläsion bewiesen.
- **Shelf-Syndrom:** Das Shelf-Syndrom tritt nach Überbeanspruchung, bei Muskeldysbalancen, infolge Knieverletzungen oder manchmal auch idiopathisch auf. Es wird durch eine Entzündung und das Anschwellen von Schleimhautfalten (Synovialfalten, Plicae) im Kniegelenk verursacht. Dies kann zu Schmerzen und Bewegungseinschränkungen im Kniegelenk führen. Besonders drei Schleimhautfalten des Knies können betroffen sein: die Plica suprapatellaris, die Plica mediopatellaris und die Plica infrapatellaris. Mit Abstand am häufigsten ist aber die Plica mediopatellaris betroffen, die bei der Beugung des Kniegelenks mediale Knieschmerzen verursacht.
- **Medialer Knorpelschaden:** Auch mediale Knorpelschäden der Femurkondyle und/oder des Tibiaplateaus können mediale Knieschmerzen verursachen. Im Allgemeinen entwickeln sich diese Schäden allmählich. Symptome, die auf einen medialen Knorpelschaden hindeuten, sind Varisierung der Beinachse, Anlaufschmerzen, aber auch Krepitation beim Durchbewegen des Kniegelenks unter Varusstress.
- **Freier Gelenkkörper:** Auch an freie Gelenkkörper, die sich im medialen Kompartiment befin-

den, muss gedacht werden. Ursache freier Gelenkkörper können u. a. Knorpeldissekate oder rupturierte Meniskusanteile sein.

MERKE

Schmerzen und Ausmaß des Meniskusrisses korrelieren insbesondere bei degenerativen Meniskusrissen nicht. Da der Meniskus frei von Schmerzfasern ist, kann ein Meniskusriss symptomlos sein oder werden.

Welche weiteren Untersuchungen sind von Bedeutung? Nennen Sie die Gründe!

4

Im Rahmen der manuellen Untersuchung des Kniegelenks überprüft der Arzt die sog. speziellen Meniskuszeichen. Dazu verwendet er bewährte Standardtests, z. B. die **Meniskustests** nach Steinmann, Apley-Grinding, Böhler, McMurray und Payr.

Alle Meniskustests zielen darauf ab, mechanischen Stress auf den Meniskusriss auszuüben. Hierbei wird in unterschiedlicher Form, z. B. in Streck-, Beuge- und Verdrehposition versucht, Oberschenkel- und Unterschenkelgelenkflächen aneinanderzupressen. Im Rahmen der Untersuchungsmethoden kann man dann Verletzungen des Außen- von Verletzungen des Innenmeniskus unterscheiden. Darüber hinaus geben diverse Tests auch Aufschluss über die Lokalisation des Risses.

Bei einem gesunden Meniskus können diese Tests keinen Schmerz am Gelenkspalt verursachen. Bei älteren degenerativen Rissen können die Tests allerdings ebenfalls negativ ausfallen.

Als bildgebende Verfahren sind weiterhin nützlich:

- **Röntgenbild in zwei Ebenen:** Ein Meniskusriss lässt sich im Röntgenbild nicht erkennen. Aber gerade bei Verdacht auf degenerative Meniskusschädigungen können Gelenkspaltverschmälerung und osteophytäre Anbauten im Bereich des verdächtigen Meniskus Hinweise auf einen entsprechenden Schaden geben.
- **MRT:** Der Goldstandard bei der Diagnose einer Meniskusläsion ist die MRT. Damit lässt sich die Lokalisation und Ausmaß präzise bestimmen.

MERKE

Es gibt unterschiedliche Formen eines Meniskusrisses. Je nach Lokalisation der Verletzung im Meniskusgewebe können sowohl im Bereich des Innen- als auch des Außenmeniskus folgende Rissformen unterschieden:

- **Korbhenkelriss** (= längs verlaufender Meniskusriss mit Verschiebung abgerissener Meniskusteile in das Gelenk hinein)
- **Querriss** (vom freien Rand bis zur Basis)
- **Lappenriss** im Hinter- oder Vorderhorn (= Kombination aus Längs- und Querriss)
- **Horizontalriss** (Einriss im Längsverlauf, wobei sich eine Ober- und eine Unterlippe ausbilden)
- **Abriss der Meniskusbasis**

Welche Therapiemaßnahmen sind bei der Erkrankung sinnvoll?

Die Therapie kann grundsätzlich operativ oder konservativ erfolgen. Welches Therapieregime eingeschlagen wird, hängt von vielen Faktoren wie Größe und Lokalisation des Risses, Alter des Patienten, sportlicher und beruflicher Anspruch u. v. m. ab.

Kleinere degenerative Risse bei älteren Patienten können **konservativ** behandelt werden. Eine Entlastung über Bandagen, Orthesen und Einlagen reichen mit entsprechender Zeit meist aus.

Die meisten Meniskusläsionen werden allerdings **arthroskopisch** behandelt. Hierbei stehen folgende arthroskopische Therapieoptionen zu Verfügung:

- **Teilentfernung** des Meniskus: Dies stellt den häufigsten Eingriff am Meniskus dar. Eingerissene Meniskusanteile werden sparsam entfernt und die verbliebenen Ränder geglättet, um eine Reruptur zu vermeiden. Es wird möglichst viel Meniskusgewebe belassen, um die stoßdämpfenden Eigenschaften nicht zu verringern.
- **Meniskusnaht:** Eine Meniskusnaht stellt eine Restitutio ad integrum dar. Leider können nur maximal 30 % der Menisken genäht werden. Ursächlich hierfür ist die Bradytrophie des Meniskusgewebes. Basisnahe und frische traumatische Meniskusrisse – wie bei unserem Patienten – lassen sich jedoch durch eine Meniskusnaht therapieren. Für eine Naht werden resorbierbare Verankerungssysteme oder klassische Nähte mit auflösbarem Nahtmaterial durch den Riss getrieben. Eine Heilung erfolgt danach über einen Zeitraum von 6–12 Wochen.
- **Meniskusimplantat:** In frustranen Situationen, wenn der gesamte Meniskus zerstört wurde, können heute Meniskusimplantate aus Spendermenisken (Leichenimplantate) oder auch künstliche

Menisken aus speziellen Kollagenen oder alternativen Strukturen implantiert werden. Die Implantation eines künstlichen Meniskus kann bei jungen Patienten in Erwägung gezogen werden, da eine vollständige ersatzlose Meniskektomie eine erhebliche präarthrotische Deformität darstellt. Trotzdem müssen immer der Kollateralschaden durch die Arthrotomie des Gelenks und ein Abstoßen des Implantats berücksichtigt werden.

Was sind die Folgen der Erkrankung?

Durch eine Meniskusläsion wird die Stoßdämpfereigenschaft des Meniskus geschädigt und damit die protektive Wirkung auf den hyalinen Gelenkknorpel vermindert.

Als direkte Folge dessen kommt es im Verlauf der unbehandelten Erkrankung zu **Knorpelaufbrüchen** im beteiligten Kompartiment mit **Schmerzen, Krepitation** und den typischen Zeichen einer einsetzenden **Arthrose.**

Die langfristige Folge ist die Leistungsminderung des Kniegelenks. Welches Ausmaß die Folgen haben, hängt entscheidend von Größe und Lokalisation des Meniskusrisses sowie den weiteren Rahmenbedingungen, insbesondere den Belastungsfaktoren für das Kniegelenk nach der Verletzung, ab.

ZUSAMMENFASSUNG

Die **Innenmeniskusläsion** (ICD-10: M23.32) ist eine häufige Verletzung in der Orthopädie, welche besonders bei jungen Männern im Rahmen sportlicher Betätigung auftritt. Da der Innenmeniskus eine geringere Beweglichkeit besitzt und auch im Gesamtvolumen schmächtiger ist als der Außenmeniskus, ist er deutlich häufiger von Verletzungen betroffen. Auch im Rahmen degenerativer Veränderungen kann der Meniskus spontan oder durch Bagatellverletzung reißen. Abhängig von der Form des Risses werden verschiedene Arten der Meniskusläsion unterschieden. Die **Diagnostik** besteht vor allem in der Untersuchung des Kniegelenks und der Durchführung verschiedener Meniskustests. Bei entsprechendem Verdacht auf eine Läsion des Meniskus kann dieser durch ein MRT bestätigt oder ausgeschlossen werden. Die **Therapie** kann konservativ oder operativ erfolgen. Der überwiegende Anteil wird operativ durch eine Arthroskopie versorgt. In der Regel wird eine Meniskusteilentfernung mit Glättung durchgeführt. Ein Meniskusriss stellt eine präarthrotische Deformität dar. Abhängig von Größe, Lokalisation und Belastungsfaktoren kann sich im Anschluss an die Menikusverletzung eine **Kniegelenkarthrose** entwickeln.

4.20 Pseudoradikuläre Schmerzsyndrome

Anamnese

Es kommt ein 45-jähriger Banker mit Schmerzen in der unteren LWS, die seit 2 Jahren bestehen, in Ihre Sprechstunde. Er arbeitet bis zu 12 Stunden pro Tag, vorwiegend im Sitzen. Zu regelmäßigem Training hat er keine Zeit. Wenn er es schafft, zum Sport zu gehen, bessern sich die Beschwerden. Beim Zurückbeugen verschlechtern sich die Beschwerden, beim Vornüberbeugen bessern sie sich. Wärme bessert die Beschwerden ebenfalls. Im Sitzen klagt er gelegentlich über eine Schmerzausstrahlung in die Rückseite beider Oberschenkel bis zum Knie. Taubheitsgefühle und eine Blasen- oder Mastdarmfunktionsstörung werden nicht angegeben. Vorerkrankungen werden verneint. Eine diagnostische Abklärung der Beschwerden ist bislang nicht erfolgt. An Therapiemaßnahmen hat er bislang NSAR und krankengymnastische Anwendungen bekommen, die ihm vorübergehend geholfen haben. Nach Beenden der Therapie, sind die Beschwerden in vollem Umfang zurückgekehrt. Er stellt sich jetzt in Ihrer Praxis vor, um seine Symptome gründlich abklären zu lassen. Des Weiteren möchte er seine Beschwerden loswerden und mithilfe eines richtigen Therapiekonzepts einen Lösungsansatz finden.

Untersuchungsbefunde

Sie untersuchen einen 45-jährigen Mann in altersentsprechendem, gutem AZ. Die Körpergröße beträgt 171 cm bei einem Gesamtgewicht von 85 kg. Bei der Inspektion zeigt sich eine schlecht trainierte Bauch- und Rückenmuskulatur. Im seitlichen Profil zeigt sich eine deutliche Hohlkreuzbildung.

Die körperliche Untersuchung ergibt einen Beckengeradstand, die Wirbelsäule ist im Lot, ein Klopfschmerz zeigt sich nicht. Die Kreuzdarmbeingelenke sind beidseits schmerzhaft, des Weiteren zeigt sich das Ilium ant. auf der rechten Seite. Die Inklination ist frei, in Reklination gibt er Schmerzen im Bewegungssegment L4/L5 an. Seitneigung und Rotation sind linksseitig frei, auf der rechten Seite zeigt sich eine schmerzhafte Bewegungseinschränkung. Der Fersenfalltest ist negativ. Im Liegen sind beide Hüftgelenke frei beweglich, der Lasègue ist beidseits negativ. Es zeigt sich eine funktionelle Beinlängendifferenz mit einem positiven Derbolowsky links. Periphere Durchblutung, Motorik und Sensibilität sind intakt. Die segmentale Untersuchung ergibt eine Hypomobilität im Segment L4/L5 auf der rechten Seite. Außerdem zeigt sich ein Facettendruckschmerz in diesem Segment.

Fragen und Antworten

Wie lautet Ihre Verdachtsdiagnose? An welche Differenzialdiagnosen müssen Sie denken?

Insgesamt sprechen Anamnese und klinischer Befund für das Vorliegen eines **unspezifischen Rückenschmerzes** bzw. **Lumbalsyndroms.** Dabei muss zwischen einer Funktionsstörung mit lokaler Beschwerdesymptomatik und muskulärer Verspannung, einem Facettensyndrom, einem diskogenen Kreuzschmerz und einer SIG-Affektion unterschieden werden. Insgesamt lassen die Gesamtkonstellation aus schlechter Bauch- und Rückenmuskulatur und die sitzende Tätigkeit an ein funktionelles Geschehen denken.

Als **Differenzialdiagnosen** müssen immer in Betracht gezogen werden:

- **Bandscheibenvorfall:** Beim Bandscheibenvorfall wird Bandscheibengewebe nach dorsal in den Rückenmarkkanal verlagert. Kommt es dabei zu einer Kompression einer Nervenwurzel, ist eine radikuläre Schmerzausstrahlung die Folge. Gegen den Bandscheibenvorfall spricht die fehlende radikuläre Symptomatik. Bei medialen Vorfällen kann die radikuläre Symptomatik allerdings fehlen.
- **Spinalkanalstenose:** Darunter versteht man eine Einengung des Rückenmarkkanals durch Weichteilgewebe oder knöcherne Strukturen. Charakteristisch sind auch hier der tieflumbale Rückenschmerz und ein atypischer Schmerz in beiden Beinen.
- **Blockierung:** Bei einer Blockierung handelt es sich um eine Funktionsstörung, die durch eine freie Bewegungsrichtung gekennzeichnet ist. Dabei kann es zu einer pseudoradikulären Schmerzausstrahlung kommen.
- **Osteochondrose:** Hier handelt es sich um eine Abnutzung des Bandscheibengewebes des entsprechenden Bewegungssegments.
- **Spondylarthrose:** Hier kommt es zu einer degenerativen Abnutzung der Facettengelenke. Aus diesem Grund spricht man hier auch vom **Facettensyndrom.**
- **Spondylolisthese:** Darunter versteht man ein Wirbelgleiten mit Verschiebung eines Wirbelkörpers auf den anderen. Auch hier kommt es meist zu einer pseudoradikulären Schmerzsymptomatik.

Weitere Differenzialdiagnosen, die abgeklärt werden müssen sind:

- Tumoren
- Osteoporotische und pathologische Frakturen
- Tumorbedingte Osteolysen

MERKE

Das Lumbalsyndrom ist ein symptombezogener Sammelbegriff für Erkrankungen im Bereich der LWS mit radikulärer und pseudoradikulärer Schmerzausstrahlung mit unterschiedlicher Schmerzintensität.

Nennen Sie Ursachen und Pathomechanismus der vorliegenden Erkrankung.

In den meisten Fällen liegt eine Funktionsstörung im Bereich der unteren LWS oder der Kreuzdarmbeingelenke vor. Ebenfalls ist an eine Funktionsstörung der Kopfgelenke zu denken. Durch die fehlende muskuläre Stabilisierung der unteren LWS kommt es zu einer **muskulären Dysbalance.** Durch die zu schwache Bauchmuskulatur kommt es zu einer **Ventralverkippung** des Beckens mit daraus resultierender Hyperlordose der LWS. Die Folge ist eine Mehrbelastung der Facettengelenke der LWS.

Welche Untersuchungen sind von Bedeutung?

Zur Abklärung des Rückenschmerzes gehören eine ausführliche Anamnese, die klinische Untersuchung und bildgebende Verfahren.

Da die Kreuzdarmbeingelenke druckschmerzhaft sind, müssen diese mittels weiterer **Blockierungs-**

tests (Klaff-, Cum-femore-, Hebe-Test) weiter untersucht werden. Das Ilium anterior mit der resultierenden Beinlängendifferenz und dem positiven **Derbolowsky-Zeichen** lassen auch an eine Beckenringstörung im Sinne einer Beckenverwringung denken. Da die Hüftgelenke frei beweglich sind, kann eine Ursache im Hüftgelenk jedoch zunächst einmal in den Hintergrund gestellt werden. Liegt eine Einschränkung der Hüfte in der Innenrotation und Extension vor, so ist das als präarthrotisches Zeichen zu werten. In diesem Fall muss die Hüfte strukturell weiter abgeklärt werden. Da die Facettengelenke des Bewegungssegments L4/L5 druckschmerzhaft sind, muss auch hier an eine strukturelle Ursache gedacht werden.

Zur Differenzierung zwischen einem Facettenschmerz und einem diskogenen Schmerz kommen gezielte **Facetteninfiltrationen** und ggf. eine **Diskografie** zum Einsatz.

Kommt es unter der Therapie oder bei der manualtherapeutischen Untersuchung zu einer Schmerzzunahme oder zum Auftreten von radikulären Symptomen, muss eine strukturelle Abklärung im Sinne einer **radiologischen Diagnostik** erfolgen:

- Konventionelles **Röntgen:** Im Röntgen können degenerative Veränderungen wie Spondylarthrosen, Osteochondrosen und Spondylosen diagnostiziert werden. Weiterhin können Aussagen hinsichtlich Fehlhaltungen und Statik des lumbosakralen Übergangs gemacht werden. Blockierungen werden nur durch eine manualtherapeutische Untersuchung festgestellt und können mit einer Bildgebung nicht diagnostiziert werden.
- **MRT:** Bestehen die Rückenschmerzen trotz fehlender radikulärer Symptomatik länger als 6 Wochen, müssen strukturelle Ursachen wie Tumoren oder entzündliche Prozesse ausgeschlossen werden.

MERKE

Es gibt eine Gruppe von Krankheitszeichen, die man als **Red Flags** bezeichnet:
- Radikulopathie
- Neurologische Ausfälle
- Fieber, hohe Entzündungszeichen
- Tumoranamnese
- Trauma

Welche Therapiemaßnahmen sind bei der Erkrankung sinnvoll?

Bestehen keine strukturellen Veränderungen und keine neurologischen Ausfälle, sollte zunächst konservativ therapiert werden. An **konservativen** Verfahren kommen zum Einsatz:

- Analgetika nach dem WHO-Stufenschema.
- Krankengymnastik, manuelle und physikalische Therapie.
- Bei Funktionsstörungen, wie einer Blockierung, sollte diese zunächst beseitigt werden. Im Anschluss wird die Muskulatur detonisiert. Zum Abschluss kommen stabilisierende Übungen zum Einsatz. Diese sollten in Zusammenarbeit mit dem Physiotherapeuten dem Patienten in Form von Eigenübungen demonstriert werden.
- Akupunktur.
- Infiltrationstechniken, wie Facetteninfiltrationen, Facettenkoagulationen, ISG-Infiltrationen oder epidurale Umflutungen.

Sind die Beschwerden durch die konservative Therapie nicht in den Griff zu bekommen, sollte zur **OP-Vorbereitung** die Schmerzursache sicher geklärt werden.

Besteht die Indikation zur Versteifung des entsprechenden Segments wird eine dorsale **Spondylodese** in Kombination mit einer ventralen Abstützung durchgeführt. Die ventrale Abstützung erfolgt mittels Knochenspan oder eines Cages.

Man unterscheidet drei **Formen** der Spondylodese:

- PLIF (posterior lumbar interbody fusion)
- TLIF (transforaminal lumbar interbody fusion)
- ALIF (anterior lumbar interbody fusion)

Dabei wird die Versteifung in PLIF- und TLIF-Technik von dorsal durchgeführt, während die ALIF-Technik von ventral und dorsal durchgeführt wird. Bei der Versteifung kann ein- oder zweizeitig vorgegangen werden.

Wird mittels Diskografie ein diskogener Schmerz diagnostiziert, kann auch der Einsatz einer **Bandscheibenprothese** diskutiert werden.

Kontraindikationen für eine Bandscheibenprothese sind:

- Spinalkanalstenose
- Große Bandscheibenvorfälle
- Spondylarthrose
- Größere Voroperationen an der Wirbelsäule oder im Bauchraum
- Osteoporose

4

4

Nennen Sie mögliche Komplikationen?

Bei der operativen Versorgung eines Lumbalsyndroms kann es zu einigen **intraoperativen** Komplikationen kommen. Diese sind vor allem:

- Duraeröffnung
- Blutung
- Nervenwurzelläsionen
- Lähmungen
- Inkompletter Querschnitt
- Wirbelkörpereinbruch
- Pedikelbruch
- Materialfehllage

Zu den **postoperativen** Komplikationen zählen:

- Kauda-Syndrom durch epidurale Hämatome
- Auftreten von Wundinfektionen
- Vernarbungen
- Materialbruch

Weiterhin sind **allgemeine Operationskomplikationen** zu nennen:

- Wundheilungsstörungen
- Infektionen
- Embolie
- Thrombose

Im weiteren Verlauf kann es zu **Anschlussinstabilitäten** kommen. In diesem Fall muss über eine Erweiterung der Spondylodese nachgedacht werden.

ZUSAMMENFASSUNG

Unter einem **Lumbalsyndrom** (ICD-10: M54.5) versteht man Erkrankungen im Bereich der LWS mit lokaler oder pseudoradikulärer Schmerzausstrahlung. **Diagnostisch** muss zwischen einer Funktionsstörung und einer strukturellen Ursache unterschieden werden. Dabei muss vor allem auf die Red Flags geachtet und bei Verdacht eine bildgebende Diagnostik (Röntgen, MRT) durchgeführt werden. Die meisten Lumbalsyndrome sprechen in der Regel gut auf die **konservative Therapie** (Schmerztherapie nach WHO, Physio- und manuelle Therapie, Akupunktur, lokale, Facetten- und ISG-Infiltrationen) an. Bei Beschwerdepersistsenz sollte der Schmerz mittels Facetteninfiltration oder Diskografie weiter differenziert werden. Wird die Indikation zur Versteifung des Segments gestellt, kommen dorsale und ventrale Verfahren zum Einsatz. Dabei kann die **Spondylodese** ein- oder zweizeitig durchgeführt werden. Ist der Schmerz diskogen, ist nach Ausschluss aller Kontraindikationen die Implantation einer Bandscheibenprothese das Verfahren der 1. Wahl.

4.21 Schwellung linkes Knie nach Verdrehtrauma

Anamnese

Die 35-jährige Frau B. stellt sich wegen Schmerzen und einer persistierenden Schwellung des linken Kniegelenks in der chirurgischen Ambulanz vor. Sie habe sich bei einem Sturz im Skiurlaub vor 10 Tagen das linke Knie verdreht. Dabei habe sie einen starken stechenden Schmerz im Knie verspürt, der sich zunächst nach Kühlen gebessert habe. Die Schwellung habe jetzt jedoch eher zugenommen und sie klagt über ein Unsicherheitsgefühl im linken Kniegelenk. Auch sei sie bereits mehrmals beim normalen Gehen im Knie weggeknickt. Frühere Verletzungen bestünden nicht. Sie ist aktive Freizeitsportlerin (Reiten, Tennis, Skifahren). Bis auf die „Pille" nehme sie keinerlei Medikamente ein. Auch sei sie bisher nie operiert worden.

Untersuchungsbefunde

35-jährige Patientin in gutem EZ und sportlichem AZ.

Körperliche Untersuchung: Konturen des linken Kniegelenks verstrichen, weitere äußere Verletzungszeichen sind nicht zu erheben. Sie ertasten einen leichten Kniegelenkerguss sowie einen deutlichen Druckschmerz medial in Höhe des inneren Gelenkspalts. Es besteht eine schmerzbedingte Bewegungseinschränkung sowohl passiv als auch aktiv mit einem Streckdefizit von 10° und einer Beugehemmung ab 90°. Bei der Stabilitätsprüfung der Seitenbänder ist medial eine leicht vermehrte Aufklappbarkeit vorhanden. Soweit schmerzbedingt und durch die Schwellung beurteilbar, scheint ein vorderes Schubladenphänomen auslösbar zu sein. Die weitere körperliche Untersuchung bleibt ohne Auffälligkeiten.

Fragen und Antworten

Welche klinischen Untersuchungstests für das Kniegelenk kennen Sie?

Bei Verletzungen des Kniegelenks können Läsionen von Menisken oder Kapsel-Band-Strukturen auftreten. Hinweise hierzu liefern folgende klinische Funktions- und Stabilitätsprüfungen:

- **Steinmann-I-Zeichen:** Bei gebeugtem Kniegelenk führt bei Läsion des Außenmeniskus die Innenrotation des Unterschenkels sowie bei Innenmeniskusschäden die Außenrotation zu Schmerzen.
- **Steinmann-II-Zeichen:** Wandern des Schmerzpunktes am Kniegelenkspalt bei Beugung.
- **Payr-Zeichen:** Schmerzen am inneren Gelenkspalt im Schneidersitz bei Innenmeniskusläsion.
- **Apley-Zeichen:** in Bauchlage Schmerzen bei Rotation und Kompression in 90°-Beugestellung am Gelenkspalt bei Meniskusschaden.
- **Vermehrte seitliche Aufklappbarkeit** durch Valgus- oder Varusstress bei Verletzung des Innen- oder Außenbandes.
- **Schubladentest:** In 90°-Beugestellung kann der Tibiakopf bei Ruptur des vorderen Kreuzbandes nach ventral subluxiert werden (entsprechend Subluxation nach dorsal bei Ruptur des hinteren Kreuzbandes).
- **Lachman-Test:** In 20°- bis 30°-Beugestellung wird die Verschieblichkeit des Femurs gegenüber dem Tibiakopf getestet.
- **Pivot-Shift-Test:** fühlbares Schnappen, wenn das gestreckte Kniegelenk unter Valgusstress und Innenrotation des Unterschenkels gebeugt wird.

Wie lautet Ihre Verdachtsdiagnose?

Bei der klinischen Untersuchung von Frau B. ließ sich ein Kniegelenkerguss als Ausdruck eines Kniebinnenschadens nach einem Trauma feststellen. Sie berichtete zudem über ein Instabilitätsgefühl und Einknicken im Kniegelenk **(Giving-Way-Symptomatik).** Außerdem waren eine vermehrte seitliche Aufklappbarkeit medial und ein vorderes Schubladenphänomen nachzuweisen, sodass der Verdacht auf eine **Ruptur des vorderen Kreuzbandes** evtl. kombiniert mit einer **Verletzung des Innenbandes** besteht.

MERKE

Bei einer Ruptur des vorderen Kreuzbandes kombiniert mit einer Läsion des Innenmeniskus und einem Riss des medialen Seitenbandes spricht man von einer Unhappy Triad.

Welche Erstmaßnahmen und Untersuchungen veranlassen Sie?

Zum Ausschluss einer Knochenläsion oder eines knöchernen Bandausrisses sollten **Röntgenaufnahmen des Kniegelenks** in zwei Ebenen sowie eine tangentiale Patellaaufnahme erfolgen. Bei Nachweis eines Kniegelenkergusses („tanzende Patella" bei Druck auf die Kniescheibe) kann zur Schmerzreduktion und zum Ausschluss eines Hämarthros eine **Gelenkpunktion** indiziert sein. Zu berücksichtigen ist hierbei das Infektionsrisiko.

Zur Analgesie werden **nichtsteroidale Antiphlogistika (NSAID)** wie Diclofenac oder Ibuprofen bei positiver Ulkusanamnese unter Magenschutz verordnet. Zudem sollte das betroffene Knie hochgelagert und gekühlt werden. Mithilfe von Unterarmgehstützen kann das betroffene Bein entlastet werden. Liegen Risikofaktoren, wie Adipositas, starke Immobilität oder Einnahme von Ovulationshemmern vor, ist zusätzlich eine **Thromboseprophylaxe** mit einem niedermolekularen Heparin angezeigt.

Aufgrund der Verdachtsdiagnose einer Läsion des vorderen Kreuzbandes ist im weiteren Verlauf eine **Magnetresonanztomografie (MRT) des Kniegelenks** indiziert. Hierbei können sämtliche Bandstrukturen und die Menisken beurteilt werden. Knochenläsionen wie das sog. **Bone Bruise** (= subchondrale ossäre Kontusion durch Stauchungsverletzungen), die der konventionellen radiologischen Diagnostik entgehen, sind hierbei ebenfalls sichtbar.

Bei Frau B. bestätigt sich in der MRT die vermutete Ruptur des vorderen Kreuzbandes (➤ Abb. 4.28). Zudem finden sich ein Riss am Innenmeniskusvorderhorn und eine Signalanhebung am Innenband passend zu einer Innenbandzerrung.

MERKE

Eine Gelenkpunktion muss immer unter streng sterilen Bedingungen durchgeführt werden.

Wie lautet Ihre Therapieempfehlung? Wie wird dabei vorgegangen?

Das vordere Kreuzband dient zur Gelenkstabilisierung und verhindert eine Subluxation des Tibiakopfes nach ventral sowie eine übermäßige Außenrotation bei Beugung des Kniegelenks. Zwar kann ein

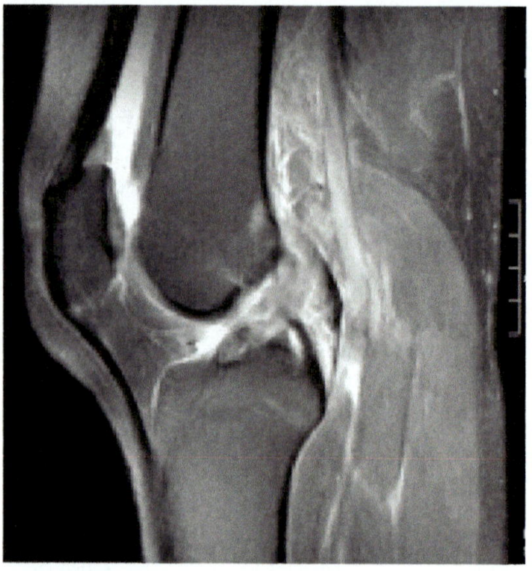

Abb. 4.28 MRT vom Knie in der seitlichen Ansicht mit Totalruptur des vorderen Kreuzbandes. [T579]

rupturiertes vorderes Kreuzband muskulär kompensiert werden, bei Kombinationsverletzungen kommt es jedoch häufig zu einer **chronischen Instabilität** mit degenerativen Veränderungen und Ausbildung einer **Gonarthrose.** Daher wird der **Ersatz des vorderen Kreuzbandes** empfohlen.

Da primäre Nähte des Ligaments keine guten funktionellen Ergebnisse brachten, wird das Band durch **Sehnentransplantate** aus der Semitendinosus- oder Patellarsehne ersetzt. Über Bohrkanäle im Tibiakopf und Femurkondylus wird arthroskopisch assistiert das Transplantat nach Resektion von noch evtl. verbliebenen Sehnenstümpfen des rupturierten Bandes entsprechend des ursprünglichen Bandverlaufs eingebracht. Über die Arthroskopie des Kniegelenks werden evtl. vorliegende Begleitverletzungen z. B. der Menisken oder Knorpelflächen mitversorgt.

Gegen einen Kreuzbandersatz können folgende Faktoren sprechen:

- Ältere Patienten mit evtl. schon bestehender Gonarthrose
- Patienten mit eingeschränkter Mobilität oder ohne Sportambitionen
- Fehlende oder nur minimale klinische Instabilität sowie allenfalls geringe Dehiszenz der Bandstümpfe in der MRT
- Allgemeine oder lokale OP-Kontraindikationen

Konservativ kann eine Kreuzbandruptur mittels Ruhigstellung durch eine Kniegelenkorthese behandelt werden.

Wie sieht Ihr Nachbehandlungskonzept aus?

Postoperativ erfolgt für etwa 6 Wochen die Versorgung mit einer speziellen **Kniegelenkorthese,** die für die Zeit der Einheilung des Sehnentransplantats die vollständige Streckung und Beugung um mehr als 90° im Kniegelenk verhindert. Bereits ab der 2. Woche nach der Operation kann mit einem insbesondere die Quadrizepsmuskulatur aufbauenden **Muskeltraining** begonnen werden.

Für die Zeit der Immobilisation ist aufgrund der fehlenden Muskelpumpe eine **Thromboseprophylaxe** obligat.

Das Kniegelenk stark belastende Sportarten oder berufliche Aktivitäten können nach 6–8 wieder aufgenommen werden.

ZUSAMMENFASSUNG

- Ein Verdrehtrauma des Kniegelenks mit fixiertem Unterschenkel kann zu einer Läsion des vorderen Kreuzbandes führen, die oft kombiniert mit Begleitverletzung der Menisken und der Seitenbänder vorliegt.
- Klinische Zeichen für eine vordere Kreuzbandruptur sind das Schubladenphänomen sowie ein positiver Lachman- und Pivot-Shift-Test.
- Eine nicht behandelte Kreuzbandruptur kann zur chronischen Instabilität im Kniegelenk mit nachfolgender Gonarthrose führen.
- Der Kreuzbandersatz erfolgt arthroskopisch assistiert unter Verwendung der Semitendinosus- oder Patellarsehne.

4.22 Fußdeformität bei einem Neugeborenen

Anamnese

Eine 23-jährige Erstgebärende bemerkt unmittelbar nach der Geburt bei ihrem Kind einen deutlich verformten und nach innen gedrehten rechten Fuß. Das Kind wird 3 Tage nach der Geburt in der kinderorthopädischen Sprechstunde vorgestellt. Schwangerschafts- und Geburtsverlauf waren unauffällig. Der Vater des Kindes berichtet, dass er ebenfalls eine angeborene Fußdeformität hatte und deswegen als Kind mehrfach operiert wurde.

Untersuchungsbefunde

Sie untersuchen einen 3 Tage alten männlichen Säugling. Bei der Untersuchung in Rückenlage mit gebeugtem Knie- und Hüftgelenk zeigt sich am rechten Fuß eine komplexe Deformität. Neben einer ausgeprägten Spitzfußstellung und invertierter Ferse ist der mediale Fußrand pathologisch angehoben. Zusätzlich bestehen eine Vorfußadduktion und eine deutliche Hohlfußkomponente. Die Fehlstellung lässt sich nur unzureichend manuell korrigieren. Die Achillessehne ist als derber Strang tastbar. Begleitende morphologische Auffälligkeiten der Extremitäten und der Wirbelsäule zeigen sich nicht. Die Hüftgelenksonografie ist ebenfalls unauffällig.

Fragen und Antworten

Wie lautet Ihre Verdachtsdiagnose? Welche Differenzialdiagnosen sind Ihnen bekannt.

Bei der Fußdeformität im vorliegenden Fall handelt es sich um einen **kongenitalen Klumpfuß** (Syn.: Pes equino-varus-adductus et excavatus congenitus, clubfoot). Beim kongenitalen Klumpfuß handelt es sich um eine dreidimensionale Fehlstellung mit subtalarer Innenrotation und Inversionsstellung im unteren Sprunggelenk. Die komplexe Fehlstellung betrifft das Talokalkaneal-, Talonavikular- und Kalkaneokuboidalgelenk. Fünf **Teilkomponenten** der Fehlstellung sind beim Klumpfuß charakteristisch (➢ Abb. 4.29):

- Spitzfuß (Equinus)
- Invertierte Ferse (Varus)
- Angehobener Fußinnenrand (Supinatus)
- Sichelfuß (Adduktus)
- Hohlfuß (Exkavatus)

Folgende **Differenzialdiagnosen** müssen in Betracht gezogen werden:

- **Klumpfußhaltung** (posturaler Klumpfuß): Hierbei handelt es sich um eine Fehlhaltung, die aktiv und passiv vollständig korrigierbar ist. Die Fehlstellung normalisiert sich nach wenigen Wochen.
- **Sichelfuß** (Metatarsus varus): Fußfehlstellung mit vermehrter Adduktionsfehlstellung im Vorfuß. Im Gegensatz zum Klumpfuß fehlen die Spitzfußstellung und die Varuskomponente. In der Regel Spontankorrektur bis zum Abschluss des Wachstums.
- **Kletterfuß** (Pes supinatus): Die Fußsohlen zeigen zueinander, sodass die Fußsohle um bis zu 90° zur Unterschenkelachse versetzt sein kann. Im Gegensatz zum Klumpfuß keine Spitzfuß- und Varuskomponente. Lässt sich passiv völlig redressieren. Diese Fehlstellung kann durch eine redressierende Bandagierung behandelt werden.

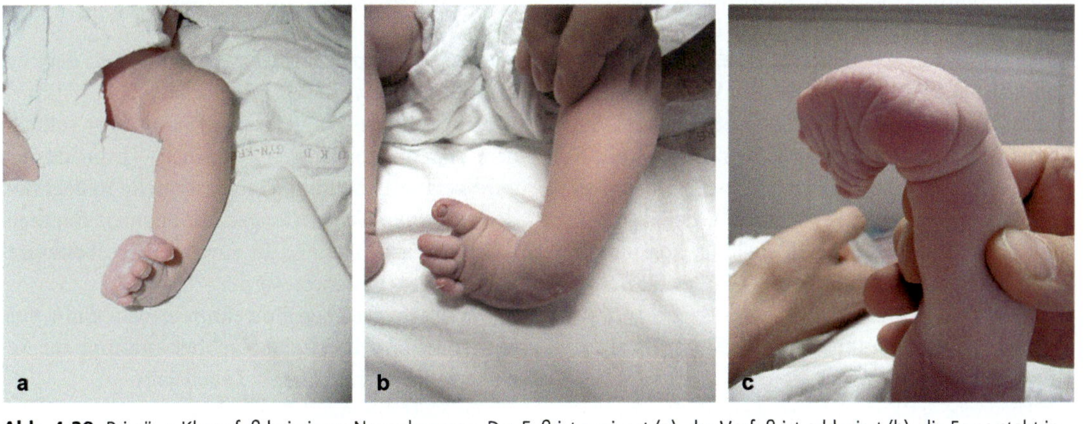

Abb. 4.29 Primärer Klumpfuß bei einem Neugeborenen. Der Fuß ist supiniert (a), der Vorfuß ist adduziert (b), die Ferse steht in Spitzfuß- und Varusstellung mit typischer dorsaler Hautfalte (c). [T520]

Was wissen Sie über die Ätiologie, Epidemiologie und Pathogenese der Erkrankung?

Der kongenitale Klumpfuß zählt neben der Hüftdysplasie zu den häufigsten angeborenen Skelettfehlbildungen. Die **Inzidenz** liegt in Mitteleuropa bei ca. 0,1–0,2 % der Neugeborenen. In etwa der Hälfte der Fälle tritt der Klumpfuß beidseitig auf. Jungen sind mit einem Verhältnis von 3 : 1 häufiger betroffen als Mädchen.

Die **Ätiologie** des primären kongenitalen Klumpfußes ist nicht abschließend geklärt. Es existiert eine Vielzahl von exogenen und endogenen Faktoren, die zu dieser Fußdeformität führen können. Insgesamt liegt eine **multifaktorielle** Genese vor.

Exogene Faktoren:

- Amniozentese
- Oligohydramnion
- Hemmung fetaler Bewegungen (intrauterine Lageanomalien)
- Umwelteinflüsse (Rauchen)

Endogene Faktoren:

- Genetische Faktoren
- Fibrosierung der Muskulatur und des Bindegewebes
- Neuromuskuläre Dysbalancen
- Störungen der Gefäßversorgung
- Fehlwachstum der tarsalen Knochen

Der **sekundäre Klumpfuß** kann im Rahmen von neurologischen Grunderkrankungen, wie der Spina bifida und der infantilen Zerebralparese oder bei angeborenen Gelenkkontrakturen, wie der Arthrogryposis multiplex congenitata, vorkommen.

Die Fehlstellung ist Folge einer Fehlrotation der subtalaren Knochen (Os naviculare, Kalkaneus und Kuboid) nach medial sowie einer Verkürzung von medioplantaren und einer Überdehnung von lateralen Sehnen-Band-Strukturen. Eine zentrale Rolle bei der Entstehung des Klumpfußes spielt dabei der M. tibialis posterior („key muscle"), der durch die Verkürzung zu einer Spitzfußstellung, horizontalen Innenrotation und Supination des Fußes führt.

Welche Untersuchungen und Klassifikationen sind von Bedeutung?

Die Diagnose des kongenitalen Klumpfußes kann direkt postpartal durch Inspektion und Palpation gestellt werden. Die Untersuchung erfolgt in Rückenlage mit gebeugtem Knie- und Hüftgelenk. **Inspektorisch** erkennt man die typischen Fehlstellungskomponenten. Der Rückfuß steht in Spitzfuß- und Varusposition, der Vorfuß in einer Adduktions- und Supinationsstellung. Daneben ist die Hohlfußkomponente zu erkennen. Häufig besteht durch die Fehlstellung eine dorsale und plantare Hautfalte.

Bei der **manuellen** Untersuchung kann die **verkürzte Achillessehne als derber Strang** getastet werden. Am lateralen oberen Sprunggelenk ist die Talusrolle und weiter distal der Taluskopf zu palpieren.

Zur Beurteilung des Schweregrades und zur Abgrenzung gegenüber der Klumpfußhaltung (posturaler Klumpfuß) wird die passive Korrigierbarkeit einzelner Fehlstellungen überprüft. Hierzu werden die Dorsalextension im oberen Sprunggelenk, die subtalare Derotationsfähigkeit und die Korrigierbarkeit der Hohlfußstellung beurteilt.

Röntgenaufnahmen sind in den ersten 3 Lebensmonaten nicht relevant und sind später dann indiziert, wenn ein komplexer operativer Eingriff geplant ist.

Zur Vergleichbarkeit der Befunde und Beurteilung der Therapieergebnisse hat sich im klinischen Alltag die **Klassifikation nach Dimeglio** bewährt. Das Schema basiert auf die Korrigierbarkeit der Einzeldeformitäten und wird in vier Grade eingeteilt (max. Ausprägung Grad IV).

Daneben kommt auch die **Klassifikation nach Pirani** zur Anwendung mit einem 6-Punkte-Score (max. Ausprägung 6 Punkte) zur Beurteilung der Rückfuß- und Mittelfußdeformität.

Welche Therapiemaßnahmen sind bei der Erkrankung sinnvoll?

Die Therapie des kongenitalen Klumpfußes sollte in den ersten Lebenstagen beginnen. Grundsätzlich wird bei der Behandlung eine **manuelle Redression** der einzelnen Fehlstellungskomponenten durchgeführt, die anschließend in einem **Oberschenkelretentionsgips** gesichert werden.

Nach erfolgreicher Korrektur erfolgt dann eine konsequente **orthetische Nachbehandlung** zur Rezidivprophylaxe bis zum 4. Lebensjahr.

Die **Methode nach Ponseti** hat sich dabei in den letzten Jahren besonders bewährt und findet heute eine breite Anwendung. Dabei wird zunächst eine Korrektur der Hohlfußkomponente mit manueller

Redression und anschließender Gipsretention durchgeführt. In einem zweiten Schritt erfolgt die Korrektur der Varus- und Adduktionskomponente. Es sind jeweils mehrere Redressionsbehandlungen mit anschließenden Gipsverbänden notwendig. Eine möglicherweise verbleibende Spitzfußstellung wird mit einer perkutanen Achillessehnentenotomie beseitigt. In über 90 % der Fälle kann mit diesem Vorgehen eine Korrektur des kongenitalen Klumpfußes erreicht werden. Die Behandlungsdauer beträgt ca. 6–9 Wochen.

Bei der deutlich seltener angewandten **„Französischen Methode"** erfolgt die Therapie im Rahmen eines mehrwöchigen stationären Aufenthalts über spezielle **dreidimensionale Bewegungsschienen,** intensiver physiotherapeutischer Behandlung und Redressionsverbänden mit elastischen Binden.

Komplexe **operative** Therapieverfahren kommen nur noch selten zur Anwendung und sind nur bei den extrem rigiden Fehlstellungen und bei Versagen der konservativen Therapiemaßnahmen indiziert.

Wie ist die Prognose der Erkrankung?

Die Prognose des kongenitalen Klumpfußes ist bei konsequenter und fachgerechter Therapie **gut.** Bei sorgfältiger Therapie ist eine gute Beweglichkeit mit plantigradem Auftritt zu erreichen, sodass ein unauffälliges Gangbild und sportliche Aktivitäten möglich sind. Nach Abschluss der Behandlung besteht Rezidivgefahr, deshalb ist es dringend notwendig, eine **konsequente Nachbehandlung** mit speziellen Orthesen durchzuführen.

ZUSAMMENFASSUNG

Der **kongenitale Klumpfuß** (Synonym: Pes equinovarus-adductus et excavatus congenitus, clubfoot) zählt zu den häufigsten angeborenen Skelettfehlbildungen. Es handelt sich dabei um eine komplexe dreidimensionale Fehlbildung des Fußes. Als **Ursache** des primären kongenitalen Klumpfußes wird eine Vielzahl endogener und exogener Faktoren diskutiert. Daneben kann ein sekundärer Klumpfuß auch im Rahmen von neuromuskulären Erkrankungen auftreten. Die **Diagnose** kann direkt postpartal durch Inspektion und Palpation gestellt werden. Die **Therapie** sollte in den ersten Lebenstagen beginnen und wird in der Regel nach der Ponseti-Methode durchgeführt. Häufig ist anschließend eine perkutane Tenotomie der Achillessehne erforderlich. Nach Abschluss der Therapie ist eine konsequente **Orthesenbehandlung zur Rezidivprophylaxe** bis zum Abschluss des 4. Lebensjahres notwendig. Die **Prognose** ist **gut.**

4.23 Rückenschmerzen nach Sturz vor 3 Wochen

Anamnese

Die 74-jährige, alleinstehende Frau B. wird vom Hausarzt wegen zunehmender, immobilisierender Rückenschmerzen stationär eingewiesen. Vor 3 Wochen sei sie zu Hause gestürzt. Nachdem sich die anfangs bestehenden Schmerzen zunächst gebessert hätten, seien diese in den letzten Tagen zunehmend stärker geworden, sodass sie nur noch mit großer Mühe aufstehen könne. Eine bereits am Unfalltag durch den Hausarzt veranlasste Röntgenuntersuchung der LWS in zwei Ebenen sei ohne Anhalt für eine Fraktur geblieben. Vor etwa 20 Jahren war aufgrund eines Zervixkarzinoms eine gynäkologische Totaloperation erfolgt. Ebenfalls nach einem Sturz war vor zwölf Jahren wegen einer Schenkelhalsfraktur und Koxarthrose eine Hüft-TEP links implantiert worden.

4

Untersuchungsbefunde

74-jährige Patientin in altersentsprechendem AZ und EZ. Schmerzbedingt kann sie sich nicht aus eigener Kraft von der Transport- auf die Untersuchungsliege bewegen. RR 150/95 mmHg, Puls 88/min.

Körperliche Untersuchung: Herz und Lungen: unauffällig. Rücken: keine äußeren Verletzungen. Deutlicher Druckschmerz beidseits paravertebral lumbal, zudem diffuser Klopfschmerz über der gesamten LWS und unteren BWS. Extremitäten: an beiden Beinen keine Sensibilitäts- oder Motorikstörungen, Patellar- und Achillessehnenreflexe beidseits vorhanden. Reizlose Narbenverhältnisse an der linken Hüfte.

Sie lassen eine Kontrollröntgenaufnahme der LWS anfertigen (➤ Abb. 4.30).

Fragen und Antworten

Welche Verdachtsdiagnose stellen Sie? Welche Differenzialdiagnosen kommen infrage?

Die von Frau B. angegebenen, zunehmenden Rückenschmerzen stehen vermutlich im Zusammen-

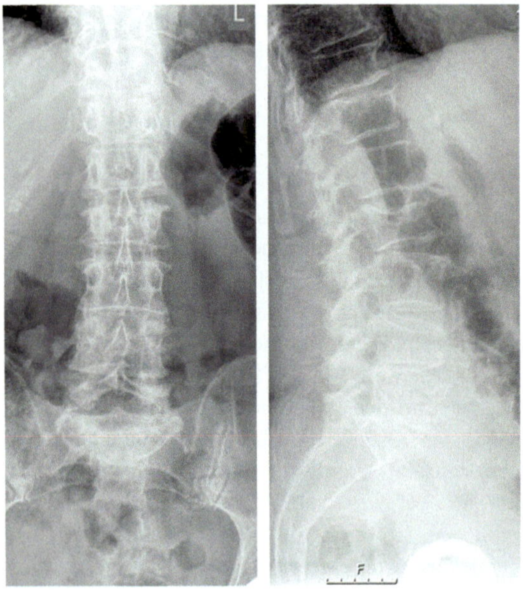

Abb. 4.30 [T580]

hang mit dem vorausgegangenen Sturzereignis. Anhand der Schmerzlokalisation ist eine Verletzung im Bereich der LWS anzunehmen. Bei unauffälligem Röntgenbefund am Unfalltag wäre zunächst eine **LWS-Prellung** anzunehmen. Jedoch ist es laut anamnestischen Angaben nach anfänglicher Besserung der Schmerzen jetzt zu einer deutlichen Beschwerdezunahme gekommen. Unter Berücksichtigung des Alters der Patientin und der zurückliegenden Schenkelhalsfraktur links ist daher primär eine **Wirbelkörperfraktur im Bereich der LWS durch Osteoporose** zu vermuten.

Differenzialdiagnostisch ist selten an maligne Wirbelsäulenveränderungen zu denken, wie das **multiple Myelom,** oder an **Knochenmetastasen** bei bekanntem Malignom in der Anamnese.

Befunden Sie das Bild nach bereits erfolgter operativer Intervention. Welche weiteren Untersuchungen sind zu veranlassen?

- **Röntgen:** Obwohl bereits am Unfalltag konventionelle Röntgenaufnahmen von BWS und LWS angefertigt worden waren, sollten diese aufgrund der Schmerzprogredienz mit dem Verdacht auf eine Wirbelfraktur wiederholt werden, da eine Fraktur durch Resorptionsvorgänge in der Frakturzone oder durch zunehmende Sinterung bei Osteoporose im konventionellen Bild erst mit zeitlicher Verzögerung nachzuweisen sein kann.
- **MRT:** Liegen keine zeitnah angefertigten Vergleichsaufnahmen zur Differenzierung zwischen frischer und alter Fraktur vor, ist eine spinale MRT indiziert. Hier ist im T2-gewichteten Bild bei frischer Fraktur eine Signalanhebung bei betroffenen Wirbelkörpern zu sehen (Knochenödem). Außerdem lässt sich der Spinalkanal beurteilen.

Auf den Aufnahmen der LWS (➤ Abb. 4.30) sehen Sie **Höhenminderungen** des 2. und 4. LWK sowie eine angedeutete **Keilwirbelbildung** des LWK 4, sodass Sinterungsfrakturen des 2. und 4. LWK vorliegen. Zudem fallen ein deutlich verminderter Mineralsalzgehalt der Knochenstrukturen durch eine **erhöhte Strahlentransparenz** als Hinweis auf eine **Osteoporose** sowie osteophytäre Ausziehungen an den Wirbelkörperkanten als Ausdruck von degenerativen Veränderungen auf.

MERKE

Auch bei initial unauffälligem Röntgenbefund muss die Röntgenuntersuchung bei anhaltenden Beschwerden durch CT und MRT ergänzt werden.

Nennen Sie eine Einteilung des Krankheitsbildes und seiner Ursachen.

Für die Wahl der geeigneten Therapie ist zunächst die **Stabilität einer Wirbelkörperfraktur** zu beurteilen. Hierzu benutzte man früher das **Drei-Säulen-Modell nach Denis:**

- Vordere Säule: vordere ⅔ des Wirbelkörpers und der Bandscheibe
- Mittlere Säule: Wirbelkörperhinterkante, hinteres Längsband und dorsaler Anteil der Bandscheibe
- Hintere Säule: Wirbelbogen, Intervertebralgelenke und hinterer Bandapparat

Bei zwei destruierten Säulen war eine OP-Indikation gegeben. Heute verwendet man die Einteilung der Wirbelfrakturen nach der **AO-Klassifikation** (➤ Tab. 4.10).

Beim alten Menschen ist die **Osteoporose** der häufigste prädisponierende Faktor, bei einem Sturz eine Fraktur zu erleiden. Folgende Formen der Osteoporose werden unterschieden:

- **Primäre Osteoporose:**
  - Juvenile Form: selten; idiopathisch; betrifft Kinder zwischen 8. und 14. Lebensjahr.

Tab. 4.10 AO-Klassifikation für Wirbelfrakturen

Typ A (relative OP-Indikation)	Kompressionsfrakturen	↓	Zunahme der Instabilität und neurologischer Ausfälle
Typ B (absolute OP-Indikation)	Die vordere oder hintere Zuggurtung ist gerissen (z. B. durch Ruptur des Lig. Longitudinale anterior) mit gleichzeitiger Knochenfraktur		
Typ C (absolute OP-Indikation)	Die Wirbelsäule ist verschoben (Translation)		

- Idiopathische Form: erhöhte Osteoklastenfunktion, tritt im frühen Erwachsenenalter auf.
- Postmenopausale Osteoporose: bei Frauen zwischen dem 50. und 75. Lebensjahr durch Östrogenmangel. Der Knochenabbau überwiegt = Typ-I-Osteoporose.
- Involutionsosteoporose: auch Alters- oder Typ-II-Osteoporose; ab dem 70. Lebensjahr mit verminderter Knochenneubildung.

- **Sekundäre Osteoporose:**
  - Tumorbedingt: Plasmozytom, Metastasen
  - Durch Mangel- oder Fehlernährung, z. B. phosphathaltige Getränke wie Cola
  - Endokrin: Cushing-Krankheit, Hyperparathyreoidismus
  - Medikamentös: Kortikoide, Heparin
  - Sonderform: lokale Osteoporose bei sympathischer Reflexdystrophie nach Ruhigstellung bei Frakturen (Inaktivitätsatrophie)

MERKE
- Die Wirbelkörperfrakturen werden nach AO-Klassifikation unterteilt.
- Die Osteoporose ist eine metabolische Erkrankung des Knochengewebes, die mit einer negativen Knochenbilanz und einem damit verbundenen erhöhten Frakturrisiko einhergeht.

Welche therapeutischen Möglichkeiten kennen Sie?

Bei Typ-A-Wirbelkörperfrakturen ist eine **konservative Therapie** möglich. Diese umfasst eine schmerzadaptierte Mobilisation unter ausreichender Analgesie (NSAID, ggf. in Kombination mit Opioiden), evtl. Versorgung mit einem Korsett.

Bei folgenden Befunden ist eine **operative Therapie** bei Typ-A-Frakturen indiziert:

- Konservativ nicht beherrschbare Schmerzsymptomatik
- Einengung des Spinalkanals mit neurologischen Ausfällen

Mögliche Verfahren zur **operativen Stabilisierung:**

- **Fixateur interne:** v. a. bei jüngeren Patienten. Oberhalb und unterhalb des betroffenen Wirbels wird das Segment über transpedikulär eingebrachte und über einen Stab miteinander verbundene Schrauben stabilisiert; ggf. in Kombination mit zusätzlich ventral eingebrachtem Knochenspan oder Metallkörbchen. Hierdurch kann die Fraktur ausheilen.
- **Verfahren, die lediglich Zement in den frakturierten Wirbelkörper einbringen:** v. a. ältere Patienten ohne neurologische Ausfälle:
  - **Vertebroplastie:** Über durch die Pedikel in den Wirbelkörper eingebrachte Hohlnadeln wird unter Druck Knochenzement eingespritzt und somit ein weiteres Sintern verhindert.
  - **Kyphoplastie:** Wie bei der Vertebroplastie werden Hohlnadeln in den Wirbelkörper eingeführt. Mithilfe eines über die Nadeln eingebrachten Ballonsystems wird der Wirbel aufgerichtet und anschließend mit Knochenzement aufgefüllt.

Im Fall von Frau B. mit einer osteoporosebedingten Kompressions- bzw. Sinterungsfraktur des 2. und 4. LWK mit deutlicher Schmerzsymptomatik ohne neurologische Ausfälle ist daher eine Stabilisierung mittels Kyphoplastie anwendbar (➤ Abb. 4.31).

Durch die Stabilisierung der frakturierten Wirbelkörper durch den Knochenzement wird unmittelbar nach dem Eingriff eine **rasche Schmerzfreiheit** und damit eine mögliche Mobilisation erreicht, sodass den durch Immobilisation bedingten Komplikationen einer Fraktur, wie Pneumonie, Embolien und Thrombose, vorgebeugt wird. Mögliche Komplikationen dieses Verfahrens sind Austritt von Knochenzement in den Spinalkanal mit neurologischen Ausfällen sowie embolische Ereignisse.

4

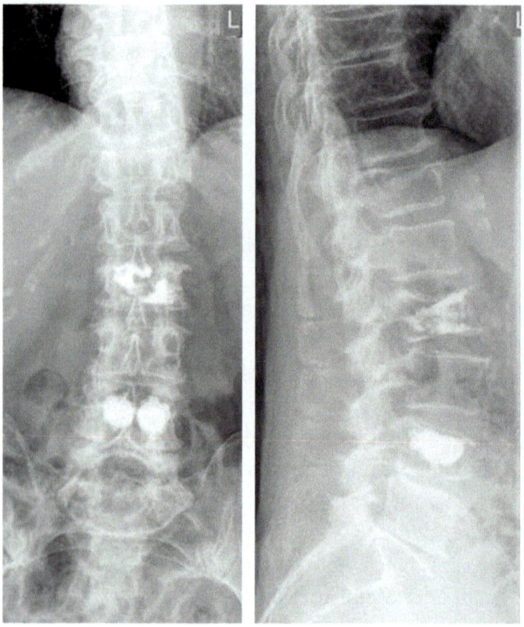

Abb. 4.31 Kyphoplastie von LWK 2 und 4. [T580]

Bei osteoporosebedingten Frakturen muss neben der Frakturbehandlung auch eine **Therapie der Osteoporose** eingeleitet werden, um das weitere Frakturrisiko zu minimieren. Dazu gehören neben der **Physiotherapie** zur Verbesserung der Knochenbilanz die **Vitamin-D-** und **Kalziumsubstitution** und die Gabe von **Bisphosphonaten** (z. B. Alendronat 70 mg/Woche).

Welche Spätfolgen können eintreten?

Nicht behandelte bzw. zunehmende Sinterungsfrakturen der Wirbelkörper führen zur **Keil-** oder **Fischwirbelbildung** und in deren Folge zu einer **zunehmenden Kyphosierung** mit Fehlbelastung sowie sekundären Facettensyndromen und **Sinterungsfrakturen weiterer Wirbel** sowie letztendlich zur **Immobilisierung.**

ZUSAMMENFASSUNG

- Wirbelfrakturen werden anhand ihrer Stabilität und nach dem Unfallmechanismus eingeteilt.
- Häufigster prädisponierender Faktor für eine Fraktur beim alten Menschen ist die Osteoporose.
- Die Osteoporose ist eine Erkrankung des Knochenstoffwechsels mit negativer Knochenbilanz.
- Als minimalinvasive Verfahren zur Stabilisierung einer osteoporotischen Wirbelkörperfraktur ohne neurologische Ausfälle stehen Vertebroplastie und Kyphoplastie zur Verfügung.
- Neben der Frakturbehandlung sollte beim älteren Patienten eine Osteoporosetherapie eingeleitet werden.

4.24 Rückenschmerzen und Fieber

Anamnese

Es kommt ein 78-jähriger Patient mit seit Wochen zunehmenden Rückenschmerzen in ihre Praxis. Er habe in letzter Zeit 5 kg an Gewicht verloren, fühle sich abgeschlagen und klagt über Fieber mit Schüttelfrost. Eine Schmerzausstrahlung in die Beine bestehe nicht. Eine Blasen- und Mastdarmfunktionsstörung wird verneint. Andere Krankheitszeichen liegen nicht vor. Vor 2 Wochen hat er gegen die Schmerzen vom Hausarzt eine Spritze in den Rücken bekommen. Andere Therapien gab es bislang nicht. An Vorerkrankungen bestehen eine koronare Herzerkrankung, eine Niereninsuffizienz und ein Diabetes mellitus. Weiterhin besteht ein langjähriger Alkoholabusus. Er stellt sich in Ihrer Praxis vor, da er sich Sorgen aufgrund der Rückenschmerzen macht. Er möchte von Ihnen eine exakte Diagnose und sich über weitere Therapieoptionen beraten lassen.

Untersuchungsbefunde

Sie untersuchen einen 79-jährigen Mann in deutlich schlechtem AZ. Die Körpergröße beträgt 175 cm bei einem Gesamtgewicht von 61 kg.

Bei der körperlichen Untersuchung zeigt sich ein Beckengeradstand, die Wirbelsäule ist im Lot mit einem diffusen Klopfschmerz im Bereich der unteren LWS. Der Fersenfalltest ist deutlich positiv, Zehenspitzenstand und Hackengang sind physiologisch. Die Bauch- und Rückenmuskulatur ist in einem schlecht trainierten Zustand. Aufgrund der schwachen Bauchmuskulatur hat der Patient ein deutliches

Hohlkreuz. Die Kreuzdarmbeingelenke sind beidseits frei ohne Vorlauf und ohne Hypomobilitätszeichen. Die Wirbelsäule ist im Flexions- und Extensionsmuster deutlich, die Seitneigung ebenfalls beidseits schmerzhaft eingeschränkt. Der Finger-Boden-Abstand ist schmerzbedingt nicht überprüfbar. Im Liegen sind die Hüften beidseits frei beweglich, der Lasègue beidseits negativ, eine Beinlängendifferenz zeigt sich nicht, periphere Durchblutung, Motorik und Sensibilität der unteren Extremität sind intakt. Der Blutdruck beträgt 160/90, Temperatur: 38,2°.

Fragen und Antworten

Wie lautet Ihre Verdachtsdiagnose? An welche Differenzialdiagnosen müssen Sie denken?

Insgesamt sprechen Anamnese und klinischer Befund für das Vorliegen eines entzündlichen Prozesses, genauer einer **Spondylodiszitis.** Der Rückenschmerz ist bei diesem Krankheitsbild eher untypisch. Je nach Aggressivität des Erregers entstehen im Verlauf Allgemeinsymptome mit febrilen oder subfebrilen Temperaturen, Nachtschweiß und Gewichtsverlust. Kommt es im Verlauf zu einem intraspinalen Abzess kann es zu einer radikulären Symptomatik mit Paresen kommen.

Als **Differenzialdiagnosen** müssen immer in Betracht gezogen werden:

- **Bandscheibenvorfall:** Beim Bandscheibenvorfall wird Bandscheibengewebe nach dorsal in den Rückenmarkkanal verlagert. Kommt es dabei zu einer Kompression einer Nervenwurzel, ist eine radikuläre Schmerzausstrahlung die Folge. Gegen den Bandscheibenvorfall sprechen die hier vorliegenden Allgemeinsymptome mit Fieber, Gewichtsverlust und schlechtem Allgemeinzustand.
- **Spinalkanalstenose:** Darunter versteht man eine Einengung des Rückenmarkkanals durch Weichteilgewebe oder knöcherne Strukturen. Charakteristisch ist auch hier der tieflumbale Rückenschmerz und ein atypischer Schmerz in beiden Beinen.
- **Blockierung:** Bei einer Blockierung handelt es sich um eine Funktionsstörung, die durch eine freie Bewegungsrichtung gekennzeichnet ist. Bei einer Blockierung kann es zu einer pseudoradikulären Schmerzausstrahlung kommen.

Weitere Differenzialdiagnosen, die abgeklärt werden müssen, sind:

- Tumoren
- Osteoporotische und pathologische Frakturen
- Tumorbedingte Osteolysen

MERKE

Es gibt eine paar **Definitionen,** die unterschieden werden müssen:

- Spondylitis: Die Spondylitis ist eine von den Abschlussplatten ausgehende Infektion, die in der Folge auf die Bandscheibe übergeht.
- Spondylodiszitis: Die Spondylodiszitis ist der primäre Befall der Bandscheibe, mit anschließender Ausbreitung der Infektion auf die benachbarten Wirbelkörper.
- Unspezifische Spondylodiszitis: Diese Form wird meist durch hämatogene Aussaat von Keimen wie Pilze und Bakterien verursacht. Der häufigste Erreger ist dabei der *Staphylococcus aureus.*
- Spezifische tuberkulöse Spondylodiszitis (selten): Diese Form der Spondylodiszitis wird durch das *Mycobacterium tuberculosis* verursacht. Typische Pott-Trias aus Gibbusbildung, Paresen durch die Einengung des Spinalkanals und ventralseitigem Senkungsabzess, die durch den Wirbelkörpereinbruch bedingt ist.

Nennen Sie Ursachen und Risikofaktoren der Erkrankung.

Bei erwachsenen Patienten beginnt die Infektion meist als **Spondylitis** und greift nach **sekundärer Erregeraussaat** sekundär auf die Bandscheibe als **Spondylodiszitis** über. Die Geschwindigkeit, mit der eine solche Ausbreitung erfolgt, hängt mit der Anzahl der Bakterien zusammen, die für die Infektion verantwortlich sind, und mit der allgemeinen Abwehrlage des Patienten. Entsprechend der gemeinsamen arteriellen Blutversorgung sind häufiger **zwei benachbarte Wirbelkörper** gleichzeitig von einer Entzündung betroffen. Bei schweren Entzündungen kann sich der Infekt weiter ausbreiten. Wird der Wirbelkanal erreicht, sind das Rückenmark und auch das Gehirn in Gefahr. Man spricht von einem epiduralen Abzess. Im Bereich der LWS kann sich die Entzündung entlang des M. psoas bis in den Oberschenkel als Senkungsabzess fortsetzen.

Die häufigsten **Risikofaktoren** sind:

- Offene Verletzungen, die eine lokale Infektion zur Folge haben, können zu einer Absiedlung von Bakterien führen.

4

- Bei Wirbelsäuleneingriffen können Bakterien über den Operationszugang in die Bandscheibe oder den Wirbelkörper gelangen.
- Wirbelsäuleninfiltrationen, bei denen die hygienischen Maßnahmen unzureichend sind.
- Alkoholismus
- Diabetes mellitus
- Tumorerkrankungen
- HIV
- Niereninsuffizienz
- Multimorbider Patient
- Rheumatische Erkrankungen
- Herz- und Kreislauferkrankungen

Welche weiteren diagnostischen Maßnahmen sind durchzuführen?

Für die Diagnose einer Spondylodiszitis kommen verschiedene **bildgebende Verfahren** zum Einsatz.

- Konventionelles Röntgen: In der Frühphase meist ohne Befund, später unscharf begrenzte Grund- und Deckplatten, ggf. mit ossären Destruktionen (➢ Abb. 4.32).
- MRT: Verfahren der Wahl mit hoher Sensitivität und Spezifität.
- CT: weniger sensitiv und spezifisch.
- Skelettszintigrafie: kein diagnostisches Mittel der ersten Wahl. Hier ist die Unterscheidung zwischen einer aktivierten Osteochondrose und Spondylodiszitis möglich.
- PET: Hier ist die Unterscheidung zwischen einer beginnenden Spondylodiszitis und degenerativen Veränderungen an den Endplatten der Wirbelkörper möglich. Eine Unterscheidung zwischen malignen Prozessen und einer Spondylodiszitis ist dagegen schwierig.

Labor: Im akuten Verlauf kommt es zu einer Erhöhung von Leukozyten, CRP und der Blutsenkungsgeschwindigkeit.

Der **Nachweis des Erregers** ist für die Therapie der Spondylodiszitis von entscheidender Bedeutung. Zunächst sollte mittels Blutkulturen, Biopsien oder intraoperativer Probenentnahme der Keimnachweis erfolgen.

Wie gehen Sie therapeutisch vor?

Ob eine konservative oder operative Therapie eingeleitet wird, sollte individuell entschieden werden.

Bis zum Erhalt des Antibiogramms sollte auf jeden Fall bereits mit einer **kalkulierten Antibiotikatherapie** begonnen werden. Anhand des Antibiogramms erfolgt die weitere Antibiotikatherapie in der Regel als Zweierkombination zunächst intravenös. Dabei ist die regelmäßige Kontrolle der Entzündungsparameter unabdingbar. Fallen die Werte und verbessert sich das klinische Bild, so kann die Antibiose oralisiert werden. Die Antibiotikatherapie sollte für einen Zeitraum von 6 Wochen bis zu 3 Monaten durchgeführt werden.

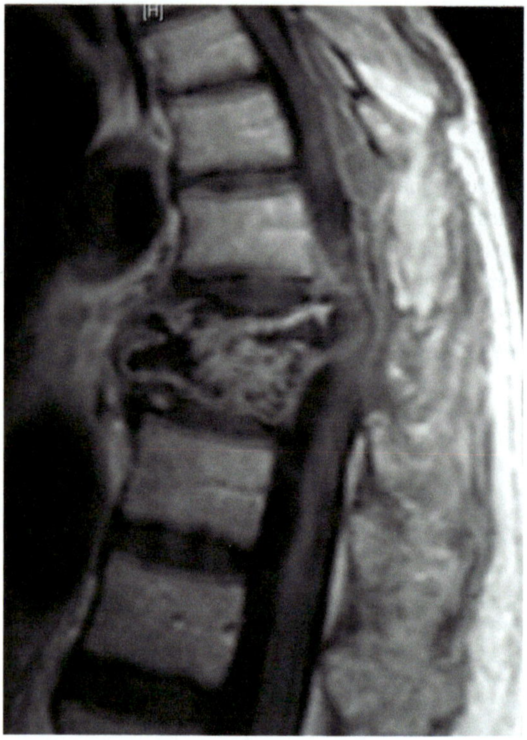

Abb. 4.32 Tuberkulöse Spondylodiszitis mit ossären Destruktionen und deutlich unscharf begrenzten Grund- und Deckplatten. [T520]

Es gibt eine Reihe von Gründen für einen **operativen Eingriff:**

- Abszedierung im M. psoas oder in den Spinalkanal
- Neurologische Defizite
- Ausgedehnte knöcherne Destruktion
- Instabilität
- Versagen der konservativen Therapie
- Septisches Krankheitsbild

An operativen Verfahren kommen ventrale, dorsale und kombinierte Verfahren zur Anwendung. Die Ruhigstellung des Segments erfolgt hierbei über einen **Fixateur interne** in Kombination mit einer **Cage-Implantation.**

Wird nicht operiert, erfolgt die Ruhigstellung durch initiale Bettruhe in Kombination mit einer entsprechenden Korsettanlage.

Liegt eine **tuberkulöse Spondylodiszitis** vor, so wird meist mit einer Viererkombination therapiert. Meist kommen Isoniazid, Rifampicin, Pyrazinamid und Ethambutol zum Einsatz. Die Therapie sollte in diesem Fall über einen Zeitraum von 18–24 Monaten durchgeführt werden.

Welche möglichen Komplikationen müssen bedacht werden?

Bei einer Spondylodiszitis kann es zu einigen Komplikationen kommen. Diese treten vor allem im Rahmen von Operationen auf. Wir unterscheiden intraoperative und postoperative Komplikationen.
Zu den **intraoperativen** Komplikationen zählen:

- Duraeröffnung
- Blutung
- Nervenwurzelläsionen
- Lähmungen
- Inkompletter Querschnitt
- Wirbelkörpereinbruch

Zu den **postoperativen** Komplikationen zählen:

- Kauda-Syndrom durch epidurale Hämatome
- Auftreten von Wundinfektionen
- Vernarbungen
- Materialbruch

Weiterhin sind **allgemeine Operationskomplikationen** zu nennen:

- Wundheilungsstörungen
- Infektionen
- Embolie
- Thrombose
- Dekubitus
- Pneumonie
- Instabilität des Segments
- Abzessbildung
- Entwicklung eines septischen Krankheitsbildes

ZUSAMMENFASSUNG

Unter einer **Spondylitis** versteht man eine Infektion der Wirbelabschlussplatten, die sekundär auf die Bandscheibe übergreift. Die **Spondylodiszitis** ist der primäre Befall der Bandscheibe mit Ausbreitung der Infektion auf die benachbarten Wirbelkörper. Meist sind multimorbide und immungeschwächte Patienten betroffen. Die **Symptomatik** ist sehr unspezifisch. Rückenschmerzen sind untypisch und gehen mit Verschlechterung des Allgemeinzustands, Fieber und Gewichtsverlust einher. **Diagnostisch** erfolgen in der Regel konventionelles Röntgen und MRT. Im Labor zeigt sich nur bei der akuten Form eine Erhöhung der Laborparameter. Ein Antibiogramm muss erstellt werden. Die antibiotische **Therapie** und die Ruhigstellung des betroffenen Segments sind entscheidend. Die Antibiose erfolgt in der Regel mittels Zweierkombination für 6 Wochen bis zu 3 Monate. Operativ kommen in der Regel dorsale, ventrale oder kombinierte Stabilisierungsverfahren zum Einsatz. Die tuberkulöse Spondylodiszitis wird in der Regel mit einer Viererkombination über 18–24 Monate therapiert.

4.25 Fehlstellung im Handgelenk

Anamnese

Die 66-jährige Frau U. wurde beim Fahrradfahren von einem Auto abgedrängt, geriet in die Straßenbahnschienen und stürzte. Sie fing sich mit der linken Hand auf der Straße ab. Passanten, die den Unfall beobachtet hatten, machten sich über die ausgeprägte Fehlstellung ihres linken Handgelenks Sorgen. Da Frau U. unter Schock zu stehen schien, brachten sie die Dame gleich zu Ihnen in die chirurgische Ambulanz.

Untersuchungsbefunde

In Ort, Person und Zeit orientierte, ängstliche 66-Jährige in normalen EZ. Vitalfunktionen gut.

Körperliche Untersuchung: Pupillen: seitengleich, rund, prompte Reaktion auf Licht, Trommelfell beidseits ohne Liquorrhö oder Blut. Schädelknochen unauffällig. Kein Kompressionsschmerz von Thorax oder Becken, Wirbelsäule und Nierenlager nicht klopfschmerzhaft. Lungen allseits gut belüftet. Abdomen weich. Linke Hand mit Schwellung und Druckschmerz v. a. am distalen Radius sowie an der distalen Ulna, Bewegungseinschränkung und Bajonett-Stellung (➤ Abb. 4.33), periphere Durchblu-

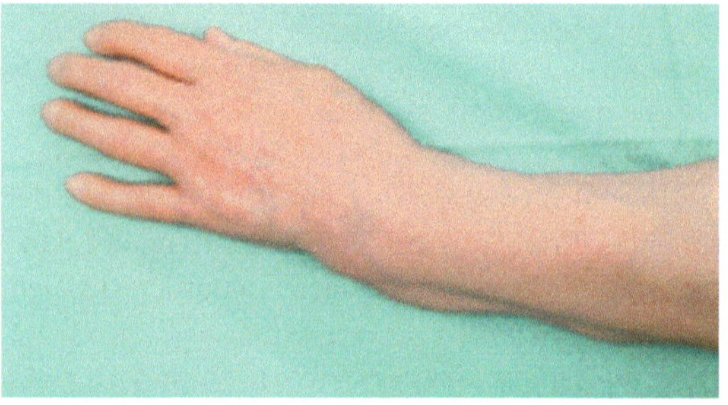

Abb. 4.33 Bajonett-Stellung. [T582]

tung, Motorik und Sensibilität intakt, sonstige Extremitäten frei beweglich ohne Druckschmerz.

Fragen und Antworten

Nennen Sie bitte die allgemeine Unterteilung von Frakturen nach ihrer Ursache!

Nach Ihrer **Ursache** können Frakturen allgemein in vier Gruppen unterteilt werden:

- **Traumatische Frakturen:** durch ein adäquates Trauma (einmalige direkte, indirekte oder kombinierte Gewalteinwirkung) entstandene Fraktur
- **Pathologische Frakturen:** ohne adäquates Trauma entstandene Fraktur aufgrund von bestehenden Knochenerkrankungen (z. B. Knochentumoren, -metastasen, Osteoporose)
- **Ermüdungsfraktur:** infolge von Mikrotraumata durch immer wiederkehrende Überbeanspruchung entstandene Fraktur (z. B. Marschfrakturen am Mittelfuß)
- **Refrakturen:** Frakturen an bereits ausgeheilten Frakturen, v. a. an Kortikalisschwachstellen wie z. B. Schraubenlöchern

Welche Frakturformen des Unterarms kennen Sie?

Frakturen am Unterarm können den **Radius** und/oder die **Ulna** betreffen. Meist handelt es sich um eine **distale Fraktur,** v. a. eine distale Radiusfraktur. Aber auch im **Schaftbereich** und **seltener proximal** können Frakturen am Unterarm vorkommen. Sind beide Unterarmknochen betroffen, spricht man von einer **„kompletten" Unterarmfraktur** (➤ Abb. 4.34).

- **Distale Radiusfraktur:** ist neben der Klavikulafraktur die **häufigste** Fraktur beim Erwachsenen. Sie macht etwa 25 % aller Frakturen aus. Man kann zwei Altersgipfel feststellen: 6–10 Jahre und 60–70 Jahre. Man unterscheidet fünf Formen der distalen Radiusfraktur
  - **Typ Colles: „loco typico"** mit einer Häufigkeit von 85 % aller Radiusfrakturen; **Extensionsfraktur,** da sie meist beim Abfangen eines Sturzes mit der nach dorsal flexierten Hand (Extension) entsteht. Klinisch finden sich eine

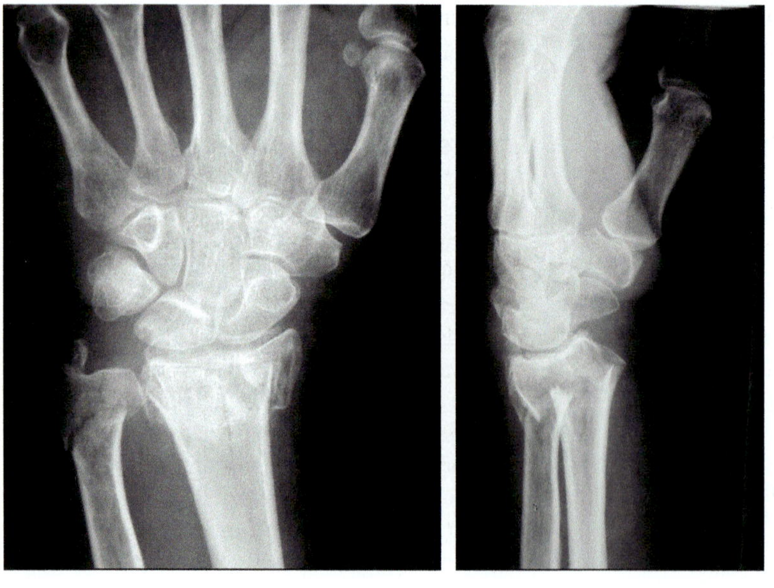

Abb. 4.34 Röntgen linkes Handgelenk in zwei Ebenen (a. p., seitlich). [T582]

Bajonett-Stellung bei Frakturdislokation nach dorsoradial und eine **Fourchette-(Gabel-)Stellung** bei Dislokation nach dorsal.
   - **Typ Smith:** Flexionsfraktur; Frakturdislokation nach volar (palmar); **instabile** Fraktur.
   - **Typ Barton:** dorsale Abscherung des Radius.
   - **Typ Reverse-Barton:** Abscherfraktur der volaren (palmaren) Gelenkfläche.
   - **Typ Hutchinson(-Chauffeur):** Abscherfraktur des Processus styloideus.
- **Galeazzi-Fraktur:** Es handelt sich um eine Fraktur des **distalen Radiusschafts** mit Schädigung der Membrana interossea sowie des distalen radioulnaren Bandapparates. Dadurch kommt es zum Auseinanderscheren des Radioulnargelenks mit **Luxation der distalen Ulna.** Die Galeazzi-Fraktur entsteht durch eine Gewalteinwirkung auf den supinierten Unterarm.
- **Monteggia-Fraktur:** Fraktur des **proximalen Ulnaschafts** mit Schädigung der Membrana interossea und des proximalen radioulnaren Bandapparates, wodurch es zur **Luxation des Radiusköpfchens** kommt. Unfallhergang ist eine Gewalteinwirkung auf den im Ellenbogen flexierten und pronierten Unterarm. Eine isolierte Subluxation des Radiusköpfchens ohne Fraktur kommt fast ausschließlich bei Kindern < 4 Jahren als **Chassaignac-Lähmung (Pronatio dolorosa)** vor, wenn sie z. B. die Eltern an der Hand oder dem Unterarm hochziehen (Nursemaid's Elbow).
- **Parierfraktur:** Werden Schläge, die auf den Oberkörper gerichtet sind, mit den Armen abgewehrt, so kann es zur Parierfraktur kommen. Normalerweise ist die Fraktur im Ulnaschaft zu finden. Dieser Frakturtyp kann ein Hinweis auf häusliche Gewalt sein (Battered-Child-Syndrom).
- **Radiusköpfchenfraktur:** Bei Sturz auf die Hand bei gestrecktem Ellenbogengelenk kann es zu einer Stauchungsfraktur im Radiusköpfchen kommen. Je nach Stärke des Traumas finden sich eine Meißelfraktur, eine Mehrfragmentfraktur oder auch die komplette Absprengung des Radiusköpfchens.

MERKE

Die häufigste Unterarmfraktur ist die Extentionsfraktur am distalen Radius, auch Colles-Fraktur genannt („loco typico").

Welche Diagnostik veranlassen Sie, um Ihre Verdachtsdiagnose zu stützen?

Die **Anamnese** kann bereits einen Anhalt für den **Unfallmechanismus** und somit für die zu **erwartende Frakturform** geben. In diesem Fall hat die Patientin ihren Sturz mit der linken Hand abgefangen, was häufig zu einer Colles-Fraktur am distalen Radius führt, wozu auch die deutliche Fehlstellung im Handgelenk im Sinne einer Bajonett-Fehlstellung passt.

Bei der **körperlichen Untersuchung** ist es wichtig, die betroffene Extremität auf ihre **druckschmerzhaften** Stellen als Frakturhinweis zu untersuchen. Dabei müssen auch die **angrenzenden Gelenke** untersucht werden, um eine Luxation des Radiusköpfchens oder der Ulna nicht zu übersehen. Außerdem müssen gezielt die **periphere Durchblutung, Motorik und Sensibilität** (pDMS) untersucht und dokumentiert werden.

Als primäre **apparative Diagnostik** bei dem Verdacht auf eine Unterarmfraktur reicht in der Regel die **konventionelle Röntgenaufnahme** je nach Untersuchungsbefund des **Handgelenks** (distale Radiusfraktur), des **Unterarms** („lange" Aufnahme) und bei Verdacht auf eine Monteggia-Fraktur zusätzlich des **Ellenbogens** jeweils in zwei Ebenen. Bei komplizierten und gelenkübergreifenden Frakturen kann auch eine CT oder MRT zur Therapieplanung notwendig werden, ist aber keineswegs die Regel.

Zur OP-Vorbereitung sollte noch eine **Blutuntersuchung** vor allem hinsichtlich der Gerinnungsparameter und des Blutbildes erfolgen.

Welche Therapieoptionen gibt es bei Unterarmfrakturen des Erwachsenen?

Die Therapieabwägung bei Erwachsenen v. a. bei Colles-Frakturen, die zu 90 % konservativ behandelt werden können, muss immer auch die **individuelle Lebenssituation** einbeziehen. Ein vereinfachtes Therapieschema der Unterarmfrakturen bei Erwachsenen zeigt ➤ Tab. 4.11.

Über welche Komplikationen müssen Sie die Patientin aufklären?

Selten kann beim Sturz auf die Hand zusätzlich eine **Skaphoidfraktur,** eine **Läsion des TFCC** (Triangula Fibrocartilage Complex) oder des **skapholunaren SL-Bandes** bestehen. Im Bereich der Osteosynthese, aber auch durch Druck des Gipses kann es zu **Ner-**

4

Tab. 4.11 Vereinfachtes Therapieschema der Unterarmfrakturen beim Erwachsenen

Distale Radiusfraktur	• **Colles:** grundsätzlich **konservativ** nach Reposition (ggf. in Bruchspaltanästhesie), erst 10 Tage dorsoradiale Unterarmschiene, dann 4–6 Wochen zirkulärer Unterarmgips; wenn instabil, nicht gut reponierbar, offene Fraktur oder lange Retentionszeit nicht möglich Kirschner-Draht-Osteosynthese (zwei oder drei Drähte), offen mittels Plattenosteosynthese oder primär Fixateur externe (höhergradig offene oder Trümmerfraktur) • **Smith:** immer instabil, daher **operative** Frakturversorgung, meist Abstützplatten-Osteosynthese
Galeazzi-Fraktur	**Operative Osteosynthese** zur Retention der Radiusschaftfraktur, zusätzlich Oberarmgips für 3–6 Wochen zur Ruhigstellung des distalen radioulnaren Bandapparates, ggf. temporäre Drahtfixierung des Radioulnargelenks bei persistierender Subluxation der Ulna
Monteggia-Fraktur	**Operativ** meist durch Plattenosteosynthese, ggf. Gelenkkapselnaht am Radiusköpfchen
Parierfraktur	Isolierte Ulnaschaftfraktur i. d. R. **konservativ,** 1. Woche Oberarmgips, dann 6–9 Wochen Schienung mittels „Brace"
Radiusköpfchenfraktur	Abhängig von Dislokation und Zahl der Frakturfragmente **konservativ** im Oberarmgips oder **operative** Osteosynthese, bei Erwachsenen ggf. Radiuskopfresektion

venschädigungen oder Reizungen z. B. des N. medianus mit Ausbildung eines **Karpaltunnelsyndroms** kommen. Als Folge z. B. einer mangelhaften Ruhigstellung, einer Dislokation und ungenügender Blutversorgung des Frakturbereichs kann sich eine **Pseudarthrose,** bei Infektion oder zu breitem Frakturspalt eine **Defekt-Pseudarthrose** entwickeln.

Eine oft langwierige und schmerzhafte Komplikation bei Trauma, längerer Ruhigstellung oder Operationen im Bereich von Hand und Unterarm ist das **CPRS (Complex Regional Pain Syndrome,** sympathische Reflexdystrophie). Betroffen sind hauptsächlich Erwachsene mit einem **Altersgipfel von 40–60 Jahren.** Die Pathogenese konnte bisher nicht hinreichend erklärt werden, jedoch scheinen vor allem das weibliche Geschlecht, eine ängstliche Persönlichkeitsstruktur sowie kalte und schweißige Hände als **Prädispositionsfaktoren** eine Bedeutung zu haben.

ZUSAMMENFASSUNG

- Frakturen können anhand ihrer Ursachen in traumatische, pathologische, Ermüdungs- und Refrakturen eingeteilt werden.
- Die häufigste Fraktur ist die distale Radiusfraktur. Sie kann unterteilt werden in Colles-Fraktur (85 %), Smith-Fraktur (Flexionsfraktur), Barton-, Reverse-Barton- und Hutchinson(-Chauffeur)-Fraktur und hat zwei Altersgipfel: 6–10 Jahre und 60–70 Jahre.
- Eine begleitende Luxation darf bei Unterarmfrakturen nicht übersehen werden (Galeazzi-, Monteggia-Fraktur). Die Parierfraktur kann auf häusliche Gewalt hindeuten.
- Eine Colles-Fraktur und eine isolierte Ulnaschaftfraktur können meist konservativ versorgt werden. Ansonsten steht die operative Osteosynthese im Vordergrund.
- Komplikationen: Skaphoidfraktur, Läsion von TFCC oder SL-Band, Nervenschädigung, Karpaltunnelsyndrom, (Defekt-)Pseudarthrose, Sudeck-Dystrophie.

KAPITEL

5 Die wichtigsten Fragen in Orthopädie und Unfallchirurgie

Andreas Ficklscherer und Alexander C. Paulus

Sie beherrschen nun Untersuchungstechniken, haben einen roten Faden in Anamnese, Diagnostik und Therapie und es naht die mündliche Prüfung. Auch wenn Sie sich nun mitunter dank dieses Buches gut vorbereitet haben, verbleibt immer eine Grundanspannung und Nervosität, insbesondere vor mündlichen Prüfungen. Denn diese sind schließlich schwierig zu steuern, es gibt kein Ausschlussverfahren und Grundsatzregeln des Kreuzens (nie ist nie richtig, immer ist immer falsch) treffen hier leider nicht zu. Letzten Endes hängt dann doch einiges von den Prüfern ab. Aber an dieser Stelle sei Ihnen anvertraut, der Prüfer hat ein ebenso großes Problem mit der Vorbereitung auf Prüfungen wie der Prüfling selbst. Daher wird er sich in den meisten Fällen an klassische, fachspezifische Krankheitsbilder klammern, mit denen er sich auskennt. Im Folgenden sollen Ihnen 50 Fragenszenarios dargestellt werden, um dem Prüfer ein wenig den Wind aus den Segeln nehmen zu können. Die Fragen entstammen reellen Prüfungssituationen. Wir hoffen, dass Sie sich damit gut in eine Prüfungsatmosphäre einfinden können.

TIPP

Immer schematisch vorgehen:
1. Anamnese
2. Körperliche Untersuchung
3. Röntgen/Sonografie
4. Labor/EKG
5. Schnittbildgebung
6. Therapie

Memo – Begeben Sie sich nicht auf's Glatteis, indem Sie Begrifflichkeiten nutzen, deren Hinterfragung gefährlich werden könnte.

5.1 Hüfte

5.1.1 Fall 1

Stellen Sie sich vor, Sie sind junger Assistenzarzt in Ihrem ersten Nachtdienst in der Notaufnahme. Rettungssanitäter bringen eine 82-jährige Patientin, die Übergabe des Rettungssanitäters lautet: „Ist ein Schenkelhals rechts." Er überlässt Ihnen das Protokoll und geht. Wie gehen Sie vor?

Die Übergabe des Rettungssanitäters ist unbefriedigend. Sie beginnen mit einer vollständigen Untersuchung:

- **Anamnese:** Am häufigsten ist der Stolpersturz, abzugrenzen sind Stürze internistischer/neurologischer Genese (kardiale Genese, Hypoglykämie, Synkope, Epilepsie, etc).
- **Körperliche Untersuchung:** Klassischer Befund: Das rechte Bein liegt verkürzt und außenrotiert. Deutlicher Leistendruckschmerz rechts, Trochanterklopfschmerz rechts, Stauchungsschmerz. Beweglichkeitsprüfung nicht möglich, schmerzbedingt. Funktionsprüfungen sind ebenfalls nicht möglich. Keine Druckschmerzen über angrenzendem Kniegelenk. Periphere Durchblutung, Motorik und Sensibilität sind intakt.
- **Differenzialdiagnosen:** Beckenfraktur, Hüftkopffraktur, mediale/laterale Schenkelhalsfraktur, pertrochantäre Femurfraktur, subtrochantäre Femurfraktur.
- **Bildgebung:** Beckenübersicht (**cave:** Beckenfraktur) und Hüfte rechts axial nach Lauenstein: **pertrochantäre Femurfraktur rechts,** nebenbefundlich zeigt sich eine Knochendichteminderung.
- **Laborchemie:** Blutbild, Kreatinin, Kalium, Natrium, Glukose, Quick/PTT und Blutgruppe.
- **Prozedere:** Pertrochantäre Frakturen werden immer operativ versorgt, konservative Maßnahmen sind nicht zielführend. OP-Technik: geschlossene

Reposition und Versorgung mittels Nagelosteosynthese (Gamma-Nagel, proximaler Femurnagel).

Was sollte nach der operativen Versorgung weiter abgeklärt werden?

TIPP

Denken Sie an Ihren eigenen roten Faden: Anamnese, Inspektion, Palpation, Funktionstests, weitere Diagnostik usw. Eine solche Vorgeschichte soll zu einer frühzeitigen Diagnosestellung verleiten und Sie auf's Glatteis führen.

Bei postmenopausalen Patientinnen mit Frakturen muss immer an eine Osteoporose gedacht werden. Eine laborchemische und radiologische Messung (DXA, QCT) sind erforderlich.

5

5.1.2 Fall 2

Ihnen wird ein Röntgenbild gezeigt. Zu sehen ist eine Beckenübersichtsaufnahme (> Abb. 5.1). Abgelichtet sind der komplette knöcherne Beckenring, beide Hüftgelenke und das proximale Femur rechts wie links. Rechtsseitig ist eine Koxarthrose zu sehen. Der Prüfer fragt Sie: „Was sehen Sie?".

TIPP

Natürlich wären auch hier Anamnese und Untersuchungsbefund schön, aber das will der Prüfer nicht hören. Auch hier gilt es, nicht mit der Tür ins Haus zu fallen. „Koxarthrose rechts" ist zweifellos die richtige Diagnose, aber das ist nicht die Frage.

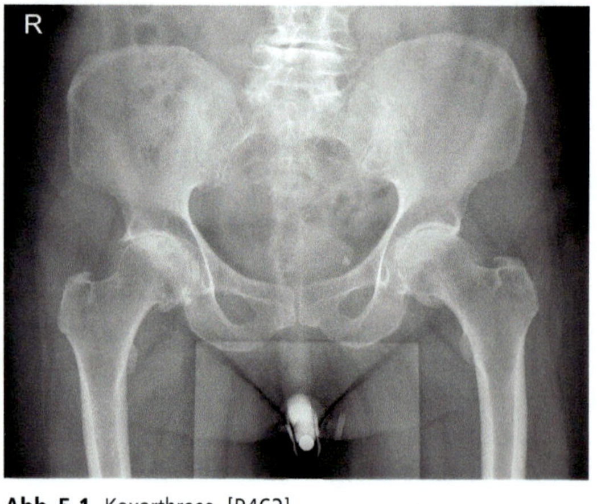

Abb. 5.1 Koxarthrose. [P463]

Beschreiben Sie detailliert die Röntgenaufnahme: Name, Alter, Datum der Aufnahme, Seitenmarkierung, abgelichtete Strukturen: Ossa ilia, ischiadica et pubis, Hüftgelenke, proximale Femora. Eine ergänzende Bildgebung wäre sinnvoll. Es fehlt die 2. Ebene. Am rechten Hüftgelenk zeigen sich **Arthrosezeichen:**

- Subchondrale Sklerosierung
- Gelenkspaltverschmälerung
- Geröllzysten
- Osteophytäre Anbauten

Da diese Kriterien erfüllt sind kann die **Diagnose einer Koxarthrose** gestellt werden.

Welche therapeutischen Maßnahmen sind angezeigt?

Vorerst sollten die konservativen Therapiemaßnahmen ausgereizt werden. Diese sind letzten Endes bei (nahezu) jeder Arthrose eines großen Gelenks anwendbar:

- Schmerztherapie nach WHO-Stufenschema
- Krankengymnastik zum Funktionserhalt
- Physikalische Maßnahmen
- Intraartikuläre Steroidinfiltration

Bei Versagen der konservativen Therapiemaßnahmen und schmerzbedingten und funktionseinschränkungsbedingten Beeinträchtigungen im Alltag: Implantation einer Hüfttotalendoprothese.

Welche Prothesentypen kennen Sie?

TIPP

Die Zeit ist hierbei Ihr wichtigster Verbündeter in der Prüfungssituation. Gerade bei „Bildfragen" sollten Sie primär deskriptiv vorgehen, und nicht sofort die Diagnose nennen. Sonst geben Sie dem Prüfer Zeit und Gelegenheit in die Tiefe zu gehen und das Fragenniveau zu erschweren.

Unterscheidung patientenaltersabhängig in zementfreie, teilzementierte und vollzementierte Hüftprothesen. Unterscheidung nach Gleitpaarung (Kopf/Pfanneninlay):

- Hart/Hart-Gleitpaarung
  - Metall/Metall
  - Keramik/Metall
  - Keramik/Keramik
- Hart/Weich-Paarung
  - Keramik/Polyethylen
  - Metall/Polyethylen

5.1.3 Fall 3

Welche Krankheiten des Hüftgelenks kennen Sie, die zu einer sekundären Koxarthrose führen?

Unterscheidung in Erkrankungen des Kindes und des Erwachsenen. Im **Wesentlichen sind zu nennen beim Kind:**

- Morbus Perthes
- Hüftgelenksdysplasie
- Epiphyseolysis capitis femoris
- Bakterielle Koxitis

Beim Erwachsenen:

- Traumafolge nach hüftgelenksnaher Fraktur
- Bakterielle Koxitis
- Femurkopfnekrose

Wie erkennen Sie eine Femurkopfnekrose beim Erwachsenen?

Die Anamnese schließt meist Traumata aus, hauptsächlich sind Männer mittleren Alters betroffen. Es treten meist **spontan belastungsabhängige Schmerzen** in der Leiste auf.

Welche Bildgebung veranlassen Sie?

Primär **Röntgendiagnostik,** falls nicht aussagekräftig **MRT** des Hüftgelenks.

Was sieht man in der Bildgebung?

Das ist stadienabhängig. Im Initialstadium nach ARCO 0 und 1 ist die Röntgendiagnostik unauffällig, **Stadium 1 ist nur in der MRT sichtbar.** Erst ab Stadium 2 zeigt sich eine Nekrosezone in der Hauptbelastungszone des Femurkopfes im Nativröntgenbild. **Stadium 3 ist definiert durch einen Einbruch des Femurkopfes,** Stadium 4 stellt die sekundäre Arthrose nach Femurkopfnekrose dar. Bei Nekrosenachweis sollte die Gegenseite mit dargestellt werden, da ein kontralateraler Befall häufig ist.

Was sehen die therapeutischen Maßnahmen aus?

Konservative Maßnahmen bringen keine Heilung. Daher prinzipiell OP. Bis einschließlich Stadium 2 sollte die Nekrosezone **retrograd angebohrt** werden (Core Decompression), **ab Stadium 3 empfiehlt sich die Implantation einer Hüfttotalendoprothese.**

5.1.4 Fall 4

Ihnen wird ein 12-jähriger, übergewichtiger Junge vorgestellt. Er klagt über Schmerzen im Knie auf der rechten Seite. Den Eltern fiel ein humpelndes Gangbild mit einer Entlastung des rechten Beines auf. Welche Verdachtsdiagnose haben Sie?

Vervollständigung der Anamnese: Die Beschwerden bestehen seit 1 Woche, ein Trauma ist nicht erinnerlich.

Fragen Sie nach einem körperlichen Untersuchungsbefund. Der Prüfer ergänzt: Beckengeradstand, das rechte Bein steht in leichter Außenrotation. Eine Belastung ist noch möglich. Bei der Bewegungsprüfung von Knie und Hüfte fällt ein positives Drehmann-Zeichen mit Innenrotationsschmerz an der Hüfte auf. Das Knie stellt sich klinisch unauffällig dar.

Die Konstellation aus Alter, Übergewicht, Projektionsschmerz auf das Knie und positivem Drehmann-Zeichen lässt eine **Epiphysiolysis capitis femoris lenta** vermuten.

Wie grenzen Sie die ECF acuta ab?

Die ECF acuta zeigt sich klinisch durch einen perakuten Beginn und schmerzbedingter vollständiger Immobilisation des betroffenen Beines.

Welche Diagnostik ist zur Diagnosesicherung erforderlich?

Eine Beckenübersicht und eine Hüfte axial nach Lauenstein **(zwingend 2 Ebenen!).**

Wie behandelt man eine ECF?

PLUS

Bei unklaren Knieschmerzen des Kindes muss eine Untersuchung der ipsilateralen Hüfte zwingend durchgeführt werden.

Eine ECF wird grundsätzlich **chirurgisch** versorgt. Bei einer ECF bis 30° wird die Epiphyse mit **Kirschner-Drähten oder -Schrauben** transfixiert. Bei höhergradigem Abrutschen wird in der Regel eine **Korrekturosteotomie nach Imhäuser** (sub- oder intertrochantär, valgisierend, rekurvierend, derotierend) durchgeführt. Wichtig ist (zumindest in

5

Deutschland/Europa) die prophylaktische **Transfixation der Gegenseite,** bei einem Risiko der beidseitigen Erkrankung von bis zu 50 %.

5.1.5 Fall 5

Warum wird im Rahmen der U3 der Kindervorsorgeuntersuchung eine Sonografie der Hüftgelenke durchgeführt?

Die Sonografie dient der Detektion oder dem Ausschluss einer **Hüftdysplasie** oder einer Hüftreifungsstörung.

Welche Strukturen erkennen Sie auf dem Ultraschallbild (➤ Abb. 5.2)?

Hier gilt es, drei Strukturen zu erkennen: **Das Os ilium, das Labrum acetabulare und den knöchernen Pfannenerker.** Im Fall einer Luxation reicht die Erkennung des Hüftkopfes und einer Dezentrierung aus der Pfanne aus.

Warum macht man bei der U3 kein Röntgenbild der Hüfte?

Natürlich auch aus Gründen des Strahlenschutzes beim Säugling. Ansonsten kann eine sichere Beurteilung der Säuglingshüfte erst nach dem 3. Lebensmonat durchgeführt werden. Die knöchernen Strukturen sind zum Zeitpunkt der U3 noch nicht ausreichend ausgereift.

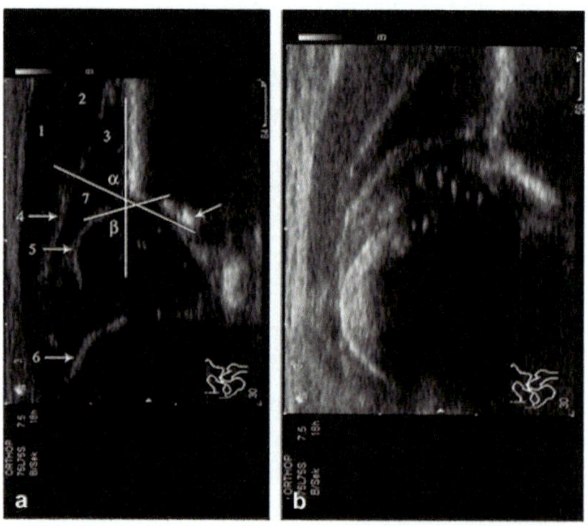

Abb. 5.2 Sonografie Säuglingshüfte. [M332]

Tab. 5.1 Einteilung der Hüftdysplasie nach Graf

Typ	Beschreibung
Ia	• Physiologischer Wert • Pfannenerker ist eckig • Keine Therapie
Ib	• Physiologischer Wert • Pfannenerker ist stumpf • Keine Therapie
IIa	• Reifungsverzögerung der Hüfte (Dysplasie) • Pfannenerker ist rund • Kontrolle nach 3. Lebensmonat
IIb	• Reifungsverzögerung der Hüfte (Dysplasie) • Pfannenerker ist rund • Abspreizbehandlung (z. B. Tübinger Schiene)
IIc	• Beginnende Reifungsverzögerung der Hüfte (Dysplasie) • Pfannenerker ist rund bis flach • Abspreizbehandlung (z. B. Tübinger Schiene)
IId	• Reifungsverzögerung der Hüfte (Dysplasie) • Pfannenerker ist rund bis flach • Sofortige Spreizbehandlung, sichere Immobilisation (z. B. Spreizgips) erforderlich
IIIa/b	• Dezentrierte Hüftgelenke (Dysplasie mit Fehlstellung) • Pfannenerker ist flach • Sofortige Behandlung zwingend • Stationäre Aufnahme in ein Krankenhaus, dort geschlossene Korrektur der Hüftposition, Immobilisation mit Gips
IIV	• **Hüftluxation** • Sofortige Behandlung zwingend • Stationäre Aufnahme in ein Krankenhaus, dort geschlossene/offene Korrektur der Hüftposition, ggf. Overhead-Extension, im Anschluss Immobilisation mit Gips

Können Sie grob die sonografische Einteilung der Hüftdysplasie nach Graf und die entsprechende Behandlungsempfehlung skizzieren?

Die Klassifikation richtet sich vornehmlich nach den erhobenen **Alpha- und Betawinkeln.** Insgesamt werden vier Stadien unterschieden, welche teilweise untergliedert sind. ➤ Tab. 5.1 gibt einen Überblick über die Einteilung **nach Graf.**

5.1.6 Fall 6

Es stellt sich eine Frau bei Ihnen vor, sie ist 43 Jahre alt, aus Afrika stammend und seit 2 Monaten in

Deutschland. Sie beklagt Rückenschmerzen und einen „Knubbel" in der Leiste. Was machen Sie?
Eine ausführliche Anamnese des zeitlichen Verlaufs der Beschwerden und Vorerkrankungen.

Sie hat Fieber mit 38,5 °C. Bei der klinischen Untersuchung tastet sich die Raumforderung in der Leiste tennisballgroß, prall-elastisch und druckempfindlich. Sie hat zudem einen Klopfschmerz über der LWS. Wie verfahren Sie weiter?
Es ist eine weitere Diagnostik erforderlich: Bei Fieber sollte ein Labor mit Blutbild, CRP und Blutkulturen abgenommen werden. Zudem sollte ein Röntgenbild der LWS in 2 Ebenen und eine Sonografie der weichteiligen Raumforderung durchgeführt werden.

Im Röntgenbild erkennen Sie eine Destruktion der Wirbelkörper um das Bandscheibenfach LWK 2/3. Woran denken Sie?
An einen Tumor oder bei Infektzeichen an einen Leistenabszess. Aufgrund der Herkunft ist eine **TBC** wahrscheinlich mit **Senkungsabzess entlang des M. iliopsoas** in die Leiste.

Was machen Sie zur Diagnosesicherung?
MRT der LWS zur Abgrenzung einer **Spondylodiszitis.** Ferner Abszess/Tumor punktieren für Mikrobiologie und Pathologie.

Das MRT spricht für eine Spondylodiszitis und die Punktion ergibt den Nachweis von säurefesten Stäbchen. Wie sieht die Therapie aus?
Die Therapie erfolgt antibiotisch (➤ Tab. 5.2):

Zum anderen ist eine chirurgische Therapie erforderlich: Abszessspaltung und -drainage, ggf. operative Versorgung der LWS (Infektausräumung, dorsale Instrumentierung, Cage/Wirbelkörperersatz).

Trotz leitliniengerechter Therapie zeigt sich keine Besserung. Wieso nicht?
Das kann am **Resistenzspektrum** der zugrunde liegenden Keime liegen. Eine Alternativtherapie wäre erforderlich.

5.2 Knie

5.2.1 Fall 7

Beim Fußball wird ein 27-jähiger Sportler gefoult und kommt zu Sturz. Er hat starke Schmerzen am linken Knie, eine Belastung ist nicht mehr möglich. Er wird mit RTW in Ihre Klinik verbracht. Sie sind dort diensthabender Arzt. Wie gehen Sie vor?
Begonnen wird mit der Anamnese: Sturz auf Knie oder Distorsionstrauma (Rotationsbewegung bei fixiertem Unterschenkel). Bei der klinischen Untersuchung: Wieder wichtig (wie immer), die Reihenfolge genau einhalten: Inspektion, Palpation, Funktion.

Inspektorisch ist das linke Knie stark geschwollen, Sie vermuten einen Gelenkerguss. Wie finden Sie das heraus?
Durch die Ergusspalpation und das **Zeichen der tanzenden Patella.** Man streicht v. a. den oberen Recessus aus, die Flüssigkeit wird unter die Patella verdrängt. Durch Druck auf die Patella ergibt sich ein federnder Widerstand, das Zeichen ist somit positiv. Bei klinisch unklarem Befund wäre eine Sonografie möglich.

Zurück zu unserem Sportler: Das Kniegelenk ist massiv geschwollen, hat eine Streckhemmung von 30° und ist bis maximal 80° zu beugen, da es

Tab. 5.2 Fall 6: Antibiotische Therapie bei Tuberkulose

Substanz	Dosis [mg/kg KG]	Dosisbereich [mg/kg KG]	Min.-/Max.-Dosis [mg]	Dosis bei 70 kg KG [mg]
Isoniazid	5	4–6	200/300	300
Rifampicin	10	8–12	450/600	600
Pyrazinamid	25	20–30	1.500/2.500	1.750
Ethambutol	15	15–20	800/1.600	1.200

massiv schmerzhaft ist. Eine mediolaterale Instabilität liegt soweit Sie es erfassen können nicht vor. Was vermuten Sie und wie geht es weiter?

Differenzialdiagnostisch liegt bei der vorliegenden **Kniegelenkbinnenverletzung** vor: Meniskusläsion, Fraktur, Kreuzbandläsion. Ergänzend sollten **Provokationstests** zur Meniskusbeurteilung durchgeführt werden. Der Erguss wird mittels einer Punktion entlastet, anhand der **Ergussqualität** lässt sich die Diagnose weiter eingrenzen:

- Bernsteinfarben: Meniskussriss
- Blutig: Kreuzbandläsion
- Blutig mit Fettaugen: Fraktur

Der Erguss ist bernsteinfarben, einen Hinweis auf eine Fraktur gibt es nicht. Dementsprechend wird **die Diagnose einer Meniskusläsion mit Einklemmung** gestellt.

5

Sie informieren Ihren diensthabenden Oberarzt. Was berichten Sie ihm?

PLUS

Patientenvorstellungen sollten wie Anamnese und Untersuchung einem roten Faden folgen und insbesondere bei Vorstellungen (an Vorgesetzte) auf das Wesentliche begrenzt sein, damit sich derjenige umgehend ein Bild von der Situation machen kann.

27-jähriger Patient, männlich, Distorsionstrauma beim Fußball. V. a. eingeklemmten Meniskuskorbhenkelriss links, Bewegungsumfang Extension/Flexion 0–30–80°, Provokationstests positiv für Innenmeniskus, bernsteinfarbenes Punktat, kein Hinweis auf Begleitverletzung.

Welche Therapie ist notwendig?

Aufgrund der **Streckhemmung** ist eine **sofortige Reposition oder operative Versorgung** indiziert. Die Tendenz geht insbesondere beim jungen Patienten prinzipiell zur Naht des Meniskus, insbesondere bei basisnahen Verletzungen. Bei basisfernen Rissen werden die instabilen Anteile entfernt.

5.2.2 Fall 8

Eine adipöse 48-jährige Patientin stürzt eine Leiter hinab und fällt auf die gestreckten Beine. Sie veranlassen ein Röntgenbild bei starken Schmerzen, Sie erhalten dieses Bild (➤ Abb. 5.3). Was sehen Sie und wie sieht die korrekte Therapie aus?

TIPP

Erneut: Beschreiben Sie detailliert die Röntgenaufnahmen: Name, Alter, Datum der Aufnahme, Seitenmarkierung, abgelichtete Strukturen!

Es zeigt sich eine **mehrfragmentäre Tibiakopffraktur mit Gelenkbeteiligung.** Bei Frakturen mit Gelenkbeteiligung erfolgt in aller Regel eine operative Reposition und Retention. Die Gelenklinie sollte anatomisch wiederhergestellt werden, diese Eingriffe können am Kniegelenk arthroskopisch gestützt durchgeführt werden. Zur Fixation eignet sich in aller Regel eine winkelstabile Plattenosteosynthese. Im Anschluss darf das Knie frei bewegt werden, eine Belastung sollte für mind. 6 Wochen ausgesetzt werden.

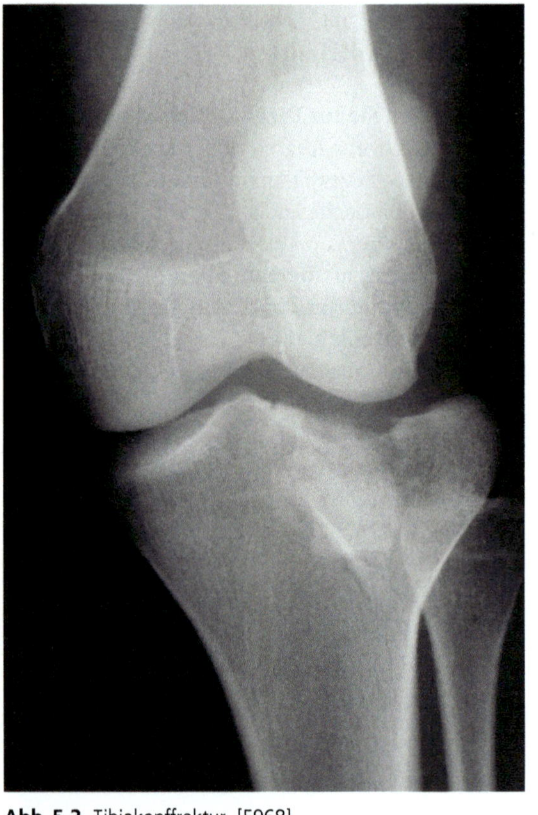

Abb. 5.3 Tibiakopffraktur. [E968]

Was ist die häufigste Komplikation der Tibiakopffraktur wie im beschriebenen Fall?
Die sekundäre Gonarthrose tritt häufig nach solchen Verletzungen auf, fallabhängig bereits 1–2 Jahre nach Trauma.

Wie ist die Gonarthrose zu therapieren?
Vorerst sollten die konservativen Therapiemaßnahmen ausgereizt werden. Dies sind letzten Endes bei (nahezu) jeder Arthrose eines großen Gelenks anwendbar:

- Schmerztherapie nach WHO-Stufenschema
- Krankengymnastik zum Funktionserhalt
- Physikalische Maßnahmen
- Intraartikuläre Steroidinfiltration

Nach Ausreizen der genannten Maßnahmen oder bei zunehmender Achsabweichung (insbesondere nach isoliert medialen oder lateralen Plateaufrakturen) ist die Implantation einer Knietotalendoprothese indiziert.

Welche Knieprothesentypen kennen Sie?
Bei unikompartimenteller Gonarthrose (rein medial/lateral) ist die Implantation einer **unikondylären Schlittenprothese** möglich. Bei isolierter Arthrose des Femoropatellargelenks kann auch ein Patellofemoralersatz vorgenommen werden. Bei bikompartimenteller Arthrose kommt der **bikondyläre Oberflächenersatz** zum Einsatz. Bei den gennannten Typen ohne Kopplungsmechanismus sind eine vorhandene Bandstabilität und eine adäquate Beinachse Voraussetzung. Die natürliche Roll-Gleit-Bewegung des Kniegelenks bleibt erhalten.

Bei ossären Defektsituationen, Instabilitäten oder schwerer Varus-/Valgusgonarthrose kann ein gekoppeltes Implantat notwendig werden. Bei zunehmendem Kopplungsgrad handelt es sich um ein Scharniergelenk.

Die Patientin ist aktuell 48 Jahre alt. Stellt eine Knieprothese für die Patientin ein Problem dar?
Mittel- bis langfristig schon. Grund ist die zu erwartende Standzeit einer Prothese von ca. 15 Jahren. Dann kommt es zur aseptischen Prothesenlockerung, eine Wechseloperation ist erforderlich.

5.2.3 Fall 9

Ein 12-jähriges Mädchen wird Ihnen vorgestellt, sie hat seit 2 Monaten Knieschmerzen. Nebenbei erwähnt die Mutter einen grippalen Infekt, der mit Fieber einhergeht und nicht verheilt. Der niedergelassene orthopädische Kollege findet nichts und verweist sie deshalb zu Ihnen an die Universitätsklinik. Wie machen Sie weiter?
Eine gezielte Anamneseführung zur Beschwerdecharakteristik liefert nicht belastungsabhängige Schmerzen am Kniegelenk und am Oberschenkel distal. Traumata sind nicht aufgetreten. Bei der klinischen Untersuchung stellt sich das Kniegelenk unauffällig dar, die angrenzenden Gelenke ebenso. Es verbleibt ein leichter Druckschmerz auf Höhe der distalen Femurmetaphyse. Als weitere Diagnostik ist ein Röntgenbild des Kniegelenks in 3 Ebenen zu veranlassen, aufgrund des Fiebers eine laborchemische Untersuchung mit CRP, LDH, Blutbild.

Das Röntgenbild zeigt eine Mehrsklerosierung, zusätzlich aber bei genauerem Hinsehen sehen Sie eine Unregelmäßigkeit der Kortikalis am distalen Femur (➢ Abb. 5.4).
Wie lautet Ihre Verdachtsdiagnose und welche Untersuchung veranlassen Sie?
Es handelt sich um einen tumorösen oder entzündlichen Prozess. Bei B-Symptomatik, Knieschmerzen und Tumorverdacht muss an ein **Ewing-Sarkom** gedacht werden. Als weitere Diagnostik ist ein **MRT des Kniegelenks** indiziert. Bei Bestätigung des Verdachts ist eine Biopsie zur Gewebeprobe der nächste Schritt.

Es bestätigt sich der Verdacht auf ein Ewing-Sarkom. Im Staging gibt es keine Hinweise auf Filialisierung. Skizzieren Sie den Therapieplan.

PLUS
Bei Kindern mit unklarem Schmerzsyndrom gelenknah mit nicht erklärbarer B-Symptomatik muss an ein Ewing-Sarkom gedacht werden. Ein Extremitätenerhalt bei Sarkomen im Kindes- und Erwachsenenalter kann heutzutage in 80–90 % erreicht werden.

Die Therapie besteht aus einer **neoadjuvanten Chemotherapie,** gefolgt von einer **operativen Resektion**

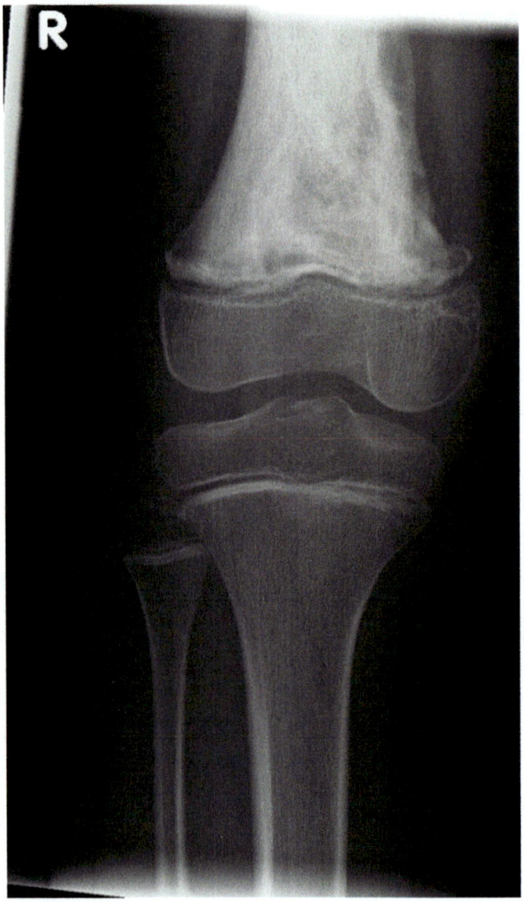

Abb. 5.4 Tumor am Knie. [M332]

unter Resektion aller beteiligten Strukturen mit Sicherheitsabstand. Dies macht gelenknah häufig den Einsatz einer Tumorprothese notwendig. Bei ausgedehntem Weichteilbefall, insbesondere der Gefäße, muss eine Amputation proximal des Tumors erwogen werden. Nach der operativen Versorgung folgt eine Nachbestrahlung und eine adjuvante Chemotherapie.

5

5.2.4 Fall 10

Ein 54-jähriger Patient verunfallt bei hoher Geschwindigkeit und prallt frontal gegen einen Baum. Er ist mit seinem rechten Bein unter dem Armaturenbrett eingeklemmt und muss befreit werden, sein rechtes Knie kann er anschließend nicht mehr bewegen und hat stärkste Schmerzen am Knie und am Unterschenkel. Der Patient wird unter starken Schmerzen zu Ihnen in die Notaufnahme gebracht. Weitere Verletzungszeichen hat er nicht. Wie helfen Sie dem Patienten?

TIPP

Unter stärksten Schmerzen können sich Patienten zumeist kaum äußern, geschweige denn ist eine Untersuchung möglich. Dementsprechend steht hier die analgetische Therapie an erster Stelle, insofern keine lebensrettenden Maßnahmen erforderlich sind.

Nach der Übergabe durch den Rettungsdienst folgt eine kurze Anamnese, wie bereits erwähnt hat der Verunglückte **stärkste Schmerzen.** Zunächst muss dem Patienten ein **intravenöser Zugang** gelegt und ein **Analgetikum, z. B. 1 g Metamizol i. v. oder 1 g Paracetamol i. v. oder ggf. ein Opiat** verabreicht werden, um das primäre Leid zu lindern.

Anschließend erfolgt eine Inspektion des rechten Beines. **Die Bekleidung wird aufgeschnitten,** wenn sich der Patient nicht selbst oder mit Unterstützung daraus befreien kann. Der rechte Unterschenkel ist nach dorsal **in eine tiefe hintere Schublade** in E/F 0–80–80°disloziert.

Die Sensibilität am rechten Unterschenkel/Fuß ist eingeschränkt, aber noch erhalten, die Fußpulse sind nicht palpabel. Welche Arbeitsdiagnose haben Sie und welche weiteren Untersuchungen sind indiziert?

Es besteht der Verdacht auf eine **Kniegelenkluxation/Luxationsfraktur rechts** mit Gefäßbeteiligung. Eine Röntgendiagnostik ist nicht aussagekräftig genug, eine CT des rechten Beines mit Angiografie sollte durchgeführt werden.

Ihre Verdachtsdiagnose bestätigt sich: Dorsale Kniegelenkluxation mit Ruptur der A. poplitea rechts. Reicht eine Gipsruhigstellung aus?

Selbstverständlich nicht. Es besteht eine **sofortige OP-Indikation.** Das Kniegelenk sollte reponiert und vorerst z. B. mit einem **Fixateur externe** ruhig gestellt werden, eine **gefäßchirurgische Naht oder Rekonstruktion** muss versucht werden.

Was muss nach erfolgreicher Re-Anastomisierung bedacht werden? Und wie geht es mit dem Kniegelenk weiter?

TIPP

Kniegelenkluxationen sind eine hochkritische Verletzung. Es muss immer an eine Gefäß- und Nervenbeteiligung gedacht werden.

Es bestand wahrscheinlich eine lange **Ischämiezeit,** es kann zu einem **Kompartmentsyndrom** kommen oder zu einer **Crush-Niere** im Sinne eines prärenalen akuten Nierenversagens infolge der **Muskelnekrose.** Das Gelenk ist hoch instabil und bedarf einer kompletten **ligamentären Restabilisierung.** Zur Detektion der weichteiligen Schäden ist **präoperativ ein MRT** sinnvoll.

5.2.5 Fall 11

Eine 32-jährige, sportliche Patientin stellt sich erstmalig bei Ihnen vor, sie berichtet von einem Instabilitätsgefühl am Knie rechts seit einem Skiunfall vor 6 Monaten. Schmerzen hatte sie kaum, außer direkt nach dem Sturz, und ist deswegen auch nie zum Arzt gegangen. Erläutern Sie Ihr Vorgehen.

Begonnen wird mit einer **Anamnese zum Sturzgeschehen** (direktes Trauma, Distorsionstrauma) und zu Details nach dem Sturz. Die Patientin berichtet von einer Knieschwellung über ca. 2 Wochen, welche selbstlimitierend war. Vorschäden sind nicht bekannt, ebenso wenige weitere Unfälle zwischenzeitlich. Im Anschluss wird eine klinische Untersuchung durchgeführt.

Bei der klinischen Untersuchung ist das Knie frei beweglich, hat einen minimalen Erguss, ist seitenbandstabil geführt, das Lachman-Zeichen ist positiv, die Meniskuszeichen sind sämtlich negativ. Was lautet Ihre Verdachtsdiagnose und wie bestätigen Sie Ihren Verdacht?

Der positive Lachman-Test spricht für eine vordere Kreuzbandruptur rechts. Ein MRT des rechten Kniegelenks ist indiziert.

Nach dem MRT stellt sich die Patientin erneut vor. Dieses Bild wird vorgelegt (➤ Abb. 5.5). Was sehen Sie?

Zunächst erfolgt eine detaillierte Beschreibung des Bildes: **Name, Seite, Gelenk, Untersuchungsdatum, MRT-Sequenz, Benennung der Strukturen.** Auf

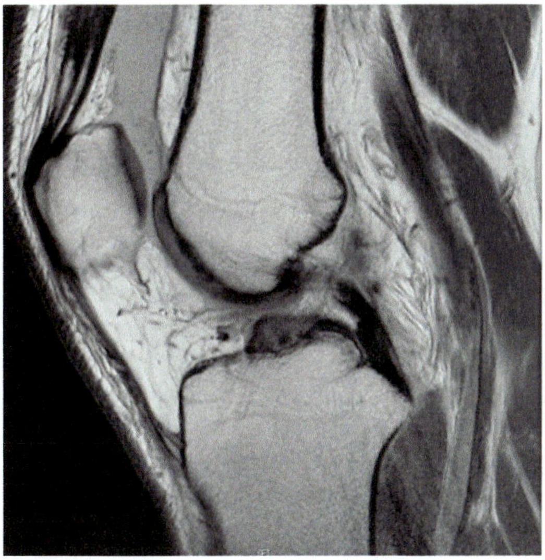

Abb. 5.5 MRT Knie. [G713]

dem Bild ist das VKB nicht als Rupturzeichen dargestellt, das HKB weist das sog. **Kinking-Zeichen (Buckelung)** auf. Begleitverletzungen sind nicht dargestellt. Damit steht die Diagnose VKB-Ruptur rechts.

Wie sieht die weitere Versorgung aus?

Eine junge sportliche Patientin mit einem Instabilitätsgefühl sollte **operativ** versorgt werden, das Risiko für **sekundäre Schäden** wie Meniskusläsionen und eine sekundäre Gonarthrose ist ohne OP höher. Von operativer Seite sollte eine **VKB-Plastik mit autologem Sehnentransplantat** (z. B. Semitendinosus, Gracilis → Patellarsehne) durchgeführt werden. Der Eingriff wird heutzutage meist minimalinvasiv arthroskopisch gestützt durchgeführt.

Wie ist der postoperative Verlauf?

Es folgt eine lange physiotherapeutische Nachbehandlung, eine Vollbelastung ist meist binnen 2 Wochen erlaubt bei freiem Bewegungsumfang. Sport sollte für 6 Monate pausiert werden.

5.2.6 Fall 12

Was ist eine Osteochondrosis dissecans?

Bei einer Osteochondrosis dissecans (OD) handelt es sich um eine umschriebene **aseptische Osteochondrose,** die mit Abstoßung eines **Knorpel-Kno-**

5

chen-Fragments (Gelenkmaus) und Hinterlassen eines Gelenkflächendefekts (Mausbett) einhergehen kann. Die Ätiologie ist unklar. Pathogenetisch liegt eine **subchondrale Vaskularisationsstörung** zugrunde. Sie tritt **zumeist am Kniegelenk** und während des Wachstums auf.

Wie wird eine OD festgestellt?

Die Klinik ist häufig silent bis auf **belastungsabhängige Schmerzen** am Knie und **Blockierungserscheinungen** nach Lösen des Dissekats. Im Initialstadium ist eine OD nur mittels **MRT** darstellbar, erst nach Lösen des Fragments kann sie im Röntgenbild dargestellt werden. Eine OD tritt zumeist femoral auf und lässt sich mittels **Tunnelaufnahme nach Frick** darstellen.

Wie wird eine OD klassifiziert?

Die Klassifikation erfolgt nach Dipaola und Guhl (➤ Tab. 5.3).

Wie stellen sich die Behandlungsoptionen dar?

Im Stadium I und II erfolgt eine konservative Behandlung mit guten Ergebnissen. Dabei hat die juvenile OD eine bessere Prognose als die adulte OD.

Tab. 5.3 Fall 12: Klassifikation der Osteochondrosis dissecans

Stadium	MRT	Arthroskopie
I	Knorpelverdickung und geringe Signaländerung	Knorpel intakt, mechanisch normal
II	Gelenkknorpel verletzt, geringes Signal randständig am Fragment als Korrelat für faserigen Anhang	Knorpel intakt, meist leicht eindrückbar, Demarkierung des Knorpels zirkulär
III	Gelenkknorpel verletzt, hohe Signaländerungen randständig am Fragment als Korrelat für Gelenkflüssigkeit zwischen Fragment und subchondralem Knochen	Dissekat in situ, kann mit Haken unterfahren werden, teilweise Fixation des Dissekats, häufig Synovialitis
IV	Freier Gelenkkörper	Dissekatbett leer, Knorpel abgerundet, ausgefranst, Dissekat frei flottierend, Synovialitis

Stadium-III- und Stadium-IV-Läsionen und konservative Non-Responder der juvenilen OD sowie die meisten adulten OD sollten einer **operativen Versorgung** zugeführt werden. Sie können mit unterschiedlichen Verfahren behandelt werden. Eine **Dissekaterhaltung und Refixierung ist knorpelrekonstruierenden Verfahren überlegen.** Die Einheilung, insbesondere die Knorpelrestitution, kann mehrere Jahre dauern.

5.2.7 Fall 13

Ein 32-jähriger Motorradfahrer wird Ihnen nach einem Sturz in die Nothilfe gebracht, der begleitende Notarzt berichtet von einer zweitgradig kompletten Unterschenkelfraktur rechts. Die pDMS sind intakt, keine weiteren Verletzungszeichen. Nennen Sie bitte die sicheren Frakturzeichen.

- Offene Fraktur (mit sichtbaren Knochenfragmenten)
- Dislokation
- Krepitation
- Abnorme Beweglichkeit

Das Bein des Patienten ist am Unfallort fachmännisch verbunden worden und in einer Vakuummatratze gelagert. Wie gehen Sie weiter vor?

Kurze Anamnese (Schmerzlokalisationen, weitere Beschwerden, **Tetanusimpfstatus**), Schmerztherapie, körperliche Untersuchung: Einschluss eines kompletten Bodychecks, Untersuchung der angrenzenden Gelenke, **Überprüfung der Weichteile, KEINE Wundkontrolle,** periphere Durchblutung, Motorik und Sensibilität. **Das frakturierte Bein bleibt vorerst immobilisiert.**

Welche weitere Diagnostik veranlassen Sie und warum?

Laborchemie mit **Blutbild** (Blutverlust, Thrombozytenzahl), **Gerinnung** (Blutungskontrolle), **Kreatinin** (Nierenfunktion), **Kreatinkinase** (bei schwerer Verletzung Gefahr des prärenalen Nierenversagens). **Röntgen des Unterschenkels** mit angrenzenden Gelenken in 2 Ebenen, ggf. ergänzende CT.

Im Röntgenbild erkennen Sie eine komplexe AO-42-C1-Fraktur. Die OP-Indikation steht. Wann und wie würden Sie das versorgen?

Es besteht eine **sofortige OP Indikation.** Versorgungsmöglichkeiten sind ein **Fixateur externe,** offene Frakturen bis Grad 2 können auch direkt mittels Nagel- oder Plattenosteosynthese versorgt werden. Der Fixateur externe ist ideal zur Primärversorgung beim polytraumatisierten Patienten, da schnell und ökonomisch unter **Damage Control,** einzubringen.

Die Fraktur wurde primär mittels Fixateur externe versorgt. Sie werden postoperativ auf die Station gerufen, weil der Patient ca. 6 Stunden post-OP nun erneut über massive Schmerzen am operierten Bein klagt. Wie lautet Ihre Verdachtsdiagnose und wie bestätigen Sie sie?

Kompartmentsyndrom. Diagnosestellung klinisch durch neurologische Ausfallerscheinungen, einen prallen Unterschenkel und massive Schmerzen. Falls vorhanden, technische Kompartmentdruckmessung in allen 4 Kompartimenten.

Der Verdacht bestätigt sich. Was nun?

PLUS

Das Weichteilmanagement bei Frakturen ist letzten Endes entscheidend, im Zweifelsfall ist einer primären Versorgung mit Fixateur externe der Vorzug zu geben. Kompromissloses Débridement ohne Rücksicht auf sekundäre Deckung. Die Klassifikation der Weichteilschäden erfolgt nach Tscherne oder Gustilo Anderson.

Erneute Operation mit **Kompartmentspaltung** aller 4 Kompartimente.

5.3 Sprunggelenk und Fuß

5.3.1 Fall 14

Was ist mitunter die häufigste Verletzung des Sprunggelenks?

Das **Supinationstrauma.**

Welche Verletzungen können dabei entstehen?

Am häufigsten ist eine Verletzung des **Ligamentum fibulotalare anterius (LFTA),** gefolgt von einer **Syndesmosenruptur,** einer **Abrissfraktur der Basis des Metatarsale V,** knöchernen Verletzungen der **Sprunggelenkgabel** bis hin zur **Maisonneuve Fraktur** und einer Luxationsfraktur.

Untersuchen Sie ein Sprunggelenk!

Inspektion, Palpation der Peronealsehnen und der Sehne des M. tib. posterior, der vorderen Syndesmose und des LFTA, des Malleolus medialis/lateralis und der Basis des Metatarsale V sowie Palpation der hohen Fibula. Prüfung des Bewegungsumfangs in OSG und USG nach Neutral-Null-Methode, Prüfung der Seitenbandstabilität, Talusvorschub. Überprüfung von Sensibilität, Motorik und Durchblutung.

Welche diagnostischen Mittel werden bei Sprunggelenksverletzungen eingesetzt?

Röntgen OSG in 2 Ebenen, ergänzend ggf. mit Fuß zum Ausschluss einer Metatarsale-V-Fraktur (Jones-Fraktur), **Sonografie des Bandapparats, MRT.**

Wie wird eine OSG-Fraktur klassifiziert?

Klassisch entsprechend Frakturlokalisation **nach Weber** A (unterhalb der Syndesmose), B (auf Höhe der Syndesmose) und C (oberhalb der Syndesmose). Ansonsten Einteilung **nach AO (44-A/B/C).**

Wie werden OSG-Frakturen therapiert?

Weber-A-Frakturen können konservativ im Unterschenkelgips behandelt werden, **Weber-B- und Weber-C-Frakturen gelten als instabil** (aufgrund der Beteiligung der Syndesmose) und werden operativ versorgt. Etabliert hat sich hier eine **Zugschraubenosteosynthese mit Neutralisationsplatte** (Drittelrohr) und Stellschraubenosteosynthese der OSG-Gabel, wahlweise mit Rekonstruktion der Syndesmose.

5.3.2 Fall 15

Was ist eine der häufigsten Fußdeformitäten, die Ihnen in einer Fußsprechstunde begegnen wird?

Spreizfuß mit Hallux valgus.

5

Wie erkennt man einen Spreizfuß?

Die Patienten (zumeist Patientinnen) beklagen eine **Verbreiterung des Vorfußes** und eine **Metatarsalgie mit Schuhkonflikt,** da es aufgrund der Quergewölbeabflachung zu einer Druckbelastung der Metatarsaleköpfchen II–IV kommt. Es bilden sich **schmerzhafte Schwielen** aus. Eine **Mittelfußkompression** ist schmerzhaft, es bestehen Druckschmerzen zwischen und über den Metatarsaleköpfchen II–IV. Die Zugrichtung der Sehnen ändert sich, sodass häufig **sekundär Fehlstellungen wie ein Hallux valgus** entstehen.

Wie wird ein Spreizfuß behandelt?

PLUS

Fußverschmälernde Eingriffe werden extrem selten durchgeführt.

5

Mittels **Einlagenversorgung mit retrokapitaler Abstützung.** Bei anhaltender Metatarsalgie kann eine Weil-Osteotomie durchgeführt werden.

Wie wird ein Hallux valgus diagnostiziert?

Neben dem klinischen Eindruck sollte ein Röntgenbild des Fußes im Stehen veranlasst werden. Hier werden der **Hallux-valgus-Winkel,** der **intermetatarsale Winkel** und die Gelenkkongruenz des Großzehengrundgelenks betrachtet.

Wie wird ein Hallux valgus therapiert?

Konservativ: Einlagenversorgung, Nachtschienen. Die Deformität kann konservativ jedoch nicht gebessert werden. Die operative Therapie des Hallux richtet sich nach Beschwerdebild und Ausmaß der Deformität. Dementsprechend wird entweder eine **distale oder proximale Metatarsale-I-Umstellungsosteotomie** (in schweren Fällen kombiniert) durchgeführt, ggf. mit einer Arthrodese des Großzehengrundgelenks oder einer OP nach Keller-Brandes (Resektionsarthroplastik).

5.3.3 Fall 16

Im Rahmen der U2 wird Ihnen ein Neugeborenes vorgestellt, durch den Kinderarzt wurde ein Klumpfuß festgestellt. Was genau ist ein Klumpfuß?

Der Klumpfuß ist eine komplexe Fußdeformität (➤ Abb. 5.6), die sich aus mehreren Fehlstellungen zusammensetzt: **Pes equinovarus, excavatus et adductus** (Spitzfuß, Supinationsstellung des Fersenbeins, Hohlfuß, Sichelfuß).

Welche weitere Diagnostik veranlassen Sie?

Keine. Ein Klumpfuß ist eine klinische Diagnose. Röntgenuntersuchungen sind ungefähr ab einem Alter von 3 Monaten sinnvoll und werden hauptsächlich zur Verlaufskontrolle durchgeführt: seitliches Fußskelett beim Neugeborenen. Durch Fersenhochstand kommt es zur Parallelstellung von Talus und Kalkaneus.

Wie sieht die Therapie des Klumpfußes aus?

TIPP

Die „Klumpfußsehne" ist die Sehne des M. tibialis posterior. Die kräftigste Sehne ist die Achillessehne, diese ist häufig einer alleinigen Redressionsbehandlung nicht zugänglich und wird deshalb beim Gipsen ignoriert. Eine Achillotomie ist lokaler Betäubung ist dann meist ausreichend.

Die **Therapie nach Ponseti** hat sich etabliert. Es handelt sich um eine dreistufige Therapie. Während der **Redressionsphase** wird versucht, den Fuß sukzessiv zu redressieren und täglich/wöchentlich in einem Gips zu retinieren. Hierdurch werden alle Fehlstellungen korrigiert bis auf den Spitzfuß. Hierzu ist der 2. Schritt notwendig, die **Tenotomie** der Achillessehne. Im Anschluss folgt die Therapie mittels **Dennis-Brown-Schienen** ganztägig, nach 3–4 Monaten kann auf 15 Stunden pro Tag reduziert werden. Die Schienen können später nur noch zur Nacht getragen werden, dies ist aber für mind. 4 Jahre erforderlich.

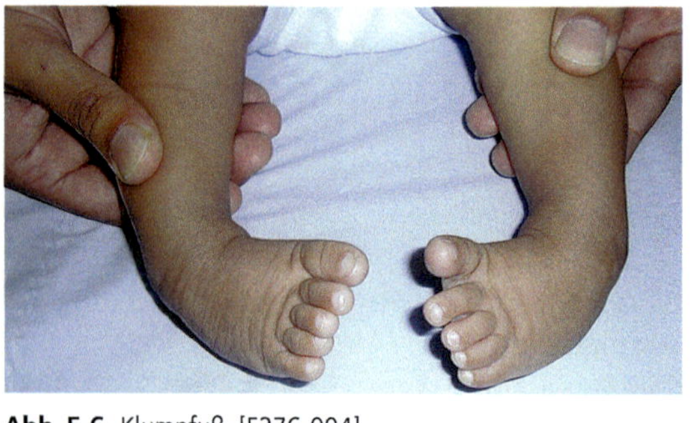

Abb. 5.6 Klumpfuß. [F276-004]

5.3.4 Fall 17

Was ist die häufigste Ursache für eine Fersenbeinfraktur?
Ein **Sturz aus großer Höhe** mit axialer Stauchung.

Wie wird eine solche Fraktur diagnostiziert und therapiert?

TIPP
Kalkaneusfrakturen werden häufig im konventionellen Röntgenbild übersehen. Bei begründetem Verdacht ist daher eine Computertomografie zwingend.

Neben der typischen Anamnese und klinischen Untersuchung (Schwellung und Druckschmerzen des Rückfußes, Verstreichen der Falten des Fußgewölbes aufgrund Frakturhämatom) mittels **Röntgen und CT.** Gerade gering oder nicht dislozierte Frakturen werden erst im CT offenkundig.

Wie sieht die Therapie einer Fersenbeinfraktur aus?
Nicht dislozierte Frakturen ohne Gelenkbeteiligung werden **konservativ** mit Gips und Rückfußentlastungsorthese versorgt. **Zumeist** ist aber ein **operatives Vorgehen** notwendig. Bei allen Fersenbeinbrüchen mit Gelenkflächenbeteiligung oder Versetzung von mehr als 1 mm Breite oder mit Fehlstellung des Rückfußes sollte operiert werden, **meist mit einer Plattenosteosynthese.**

Was ist eine häufige Komplikation einer Kalkaneusfraktur?
Aufgrund der schlechten Weichteilverhältnisse werden **Wundheilungsstörungen und Infektionsraten bis zu 60 %** angegeben.

5.3.5 Fall 18

Ihnen stellt sich ein adipöser 79-jähriger Rentner vor mit einer Schwellung am gesamten rechten Fuß seit mehreren Wochen. Ein Trauma sei ihm nicht wiederfahren, Schmerzen habe er keine. Was wollen Sie noch wissen?
Allgemeine Anamnese: Vorerkrankungen und Dauermedikation. Spezielle Anamnese: Voroperationen, **zurückliegende Frakturen des Fußes oder banale Verletzungen,** aktuelle Schuhversorgung, Schmerzcharakter, Schmerz belastungsabhängig. Zudem ist eine Untersuchung des Fußes notwendig: **Inspektion** des Fußlängs- und Quergewölbes, **Schwielenbildungen, Temperatur des Fußes,** Druckschmerzpunkte, Bewegungsumfang OSG/USG, **Schweiß- und Geruchsbildung,** periphere Durchblutung, Motorik und Sensibilität.

Der Patient reicht Ihnen einen Zettel, auf dem diverse Medikamente stehen. Unter anderem ASS, Pregabalin und Metformin. Klinisch ist der rechte Fuß geschwollen, diffus schmerzhaft und gerötet. Trotz deutlichen Drucks mit Ihrem Finger auf den Fuß gibt der Patient keine Schmerzen an. An welche Diagnosen denken Sie?

Charcot-Fuß bei Diabetes mellitus, DD Osteomyelitis.

Welche Diagnostik schließt sich an und warum?
Röntgenbild des Fußes zur Beurteilung des Skeletts und der Statik, ggf. **CT** zur Detektion von Ermüdungsfrakturen, ein **MRT** zum Nachweis von reaktiven Knochenmarködemen der Fußwurzelknochen, ggf. eine **Leukozytenszintigrafie** zum Ausschluss einer Osteomyelitis.

Welche weitere Diagnostik ist darüber hinaus angezeigt?
Eine **quantitative sensorische Testung,** die Schwellen für thermische und mechanische Schmerzreize sind erhöht.

PLUS
95 % aller Patienten sind Diabetiker.

Kennen Sie eine Einteilung des Charcot-Fußes (➤ Tab. 5.4)?

Wie wird der Charcot-Fuß therapiert?
Zunächst **vollständige Ruhigstellung mit vollständiger Druckentlastung,** ggf. stationär. Nach Abklingen der Akutphase **Anlage eines Gipsverbandes,** Zwei-Schalen-Orthese oder starrer Kunststoffverband bis zur Ausheilung der ossären Destruktion. Langfristig muss ein **orthopädisches Schuhwerk**

5

Tab. 5.4 Fall 18: Stadieneinteilung der diabetischen, neuropathischen Osteoarthropathie (DNOAP) nach Eichenholtz und Levin

Verlaufsstadium	Radiologische Zeichen	Klinische Zeichen
0 Initialstadium	Röntgen-nativ: unauffällig MRT: Knochenmarködem	Schmerzlose Weichteilschwellung und -rötung ohne Anhalt für Infektion
I Destruktionsstadium	Röntgen/MRT: Demineralisation	Zeichen der Entzündung (Schwellung, Rötung, Überwärmung) Gelenkdeformation durch Gelenkerguss
Ia Fragmentationsphase	Osteolyse Ossäre Fragmentation	Gelenkinstabilität Zunehmende Ausbildung der Fußdeformität
Ib Luxationsphase	Gelenkdestruktion	Entwicklung meist schmerzlos aufgrund der Polyneuropathie
II Reparationsstadium	Remineralisierung Fragmentresorption Knochenneubildung (Bildung von Osteophyten, Kallus, Sklerosierung)	Schwellung, Rötung und Überwärmung bilden sich zurück
III Konsolidierungsstadium	Knöcherne Fusion mit Gelenkeinsteifung (Ankylose)	Bleibende Fußdeformität
IV Ulkusstadium	Deformiertes Fußskelett	Deformierter Fuß mit hohem Risiko der Ulkusbildung und Gefahr der Wundinfektion, Fuß ist schmerzlos

5

getragen werden. Wesentlich ist zudem eine adäquate **Therapie des Diabetes mellitus** mit einer Patientenschulung.

5.4 HWS

5.4.1 Fall 19

Eine 21-jährige Patientin erlitt einen Auffahrunfall bei niedriger Geschwindigkeit (ca. 20 km/h). Sie konnte noch selbstständig aus dem Fahrzeug aussteigen. Passanten riefen einen Krankenwagen, die sehr ängstliche Patientin wurde mit dem Rettungswagen ins Krankenhaus gebracht. Ihr wurde ein Stiffneck angelegt. Welche Untersuchungen veranlassen Sie?

Vor jeglicher Diagnostik stehen auch hier wieder Anamnese und körperliche Untersuchung an erster Stelle. Die Patientin wird befragt zu Ort, Zeit, Person und Situation. Frage nach Bewusstseinsverlust durch Unfall, Erbrechen, Übelkeit, Doppelbildern, neurologischen Auffälligkeiten. Frage nach Schmerzen. Körperliche Untersuchung: Erheben des GCS (➤ Tab. 4.2), Pupillenreaktion, Okkulomotorik, Sensibilität und Motorik Gesicht, Arme, Beine. Grober Bodycheck: Inspektion des Körpers (Wunden, Prellmarken, Gurtmarken) Klopfschmerzen HWS, BWS, LWS. Beckenstabilität, Bewegungsprüfung HWS, und sämtlicher großen Gelenke, Fingerspiel (im vorliegenden Fall keine neurologische Auffälligkeit, keine Schmerzangabe, anamnestisch und klinisch kein Hinweis auf Unfallfolgen). Dementsprechend ist keine weitere Untersuchung notwendig.

TIPP

Eine detaillierte Anamnese und klinische Untersuchung reichen hier aus. Eine Röntgendiagnostik der HWS bei fraglichem Schleudertrauma ist hier nicht erforderlich, die Anlage eines Stiffneck im Rettungsdienst gehört zur Routine und ist nicht wertend für die Verletzungsschwere. Entscheidend sind der Traumamechanismus, das Fehlen von Schmerzen und ein freier Bewegungsumfang, Alter und neurologischer Status.

Wie verfahren Sie mit der Patientin?

Beruhigendes Gespräch, Entlassung nach Hause.

Die Patientin stellt sich mit Nackenschmerzen am Folgetag erneut in der Notaufnahme Ihres Kran-

kenhauses vor. Sie berichtet, dass die Schmerzen am Morgen des Folgetags aufgetreten seien. Sie könne sich kaum bewegen. Welche Diagnostik veranlassen Sie nun und wie gehen Sie weiter vor?
Erneut ist keine Bildgebung erforderlich. Die Patientin sollte **analgetisch nach dem WHO-Stufenschema** therapiert werden. Aufklärung der Patientin über einen möglicherweise wochenlangen Verlauf.

Welches Hilfsmittel zur Abwägung der Notwendigkeit einer Röntgendiagnostik haben Sie?

Canadian C-Spine Rule (CCSR). Hier kann anhand diverser Unfallangaben (GCS, stabile Vitalzeichen, Alter, Lähmung, vorbekannte Wirbelsäulenerkrankung, Bewegungsumfang, Nackenverspannung, Unfallmechnismus) abgeschätzt werden, ob eine Bildgebung erfoderlich ist.

Wie lautet Ihre abschließende Diagnose?
HWS-Beschleunigungsverletzung Erdmann I°. Erdmann-Klassifikation ➤ Tab. 5.5.

Tab. 5.5 HWS-Beschleunigungsverletzung nach Erdmann

Kriterien	Grad 0 (kein Trauma)	Grad I (leicht)	Grad II (mittel)	Grad III (schwer)	Grad IV (tödlich)
Symptomatik	Keine	Schmerzen der Halsmuskulatur und/oder HWS, die bewegungseingeschränkt sein kann, meist nach Intervall („steifer Hals“)	Wie I, aber meist ohne Intervall, möglich sind sekundäre Insuffizienz der Halsmuskulatur, Schmerzen im Mundboden-/Interskapularbereich, Parästhesien der Arme	Wie I und II, primäre Insuffizienz der Halsmuskulatur möglich; Brachialgien, Armparesen, evtl. kurze initiale Bewusstlosigkeit	Hohe Querschnittslähmung, Tod im zentralen Regulationsversagen, meist am Unfallort, Bulbärhirnsyndrom
Symptomfreies Intervall	Entfällt	Häufig, meist > 1 h, max. 48 h, typisch 12–16 h	Selten, meist < 1 h, bis 8 h möglich	Fehlt meist	Nicht vorhanden
Beschwerdedauer	Entfällt	Meist Tage bis Wochen, < 1 Mon.	Wo. bis Mon.	Oft Mon., selten > 1 J.	Meist Tod am Unfallort
Bettlägerigkeit	Entfällt	Meist nicht gegeben	Häufig	Sehr häufig	Dauerhaft möglich
Neurostatus	Normal bzw. unverändert	Keine Ausfälle, evtl. Bewegungseinschränkung der HWS	Keine Ausfälle, schmerzhafte Bewegungseinschränkung der HWS	Sensible und/oder motorische Reiz- und Ausfallserscheinungen	Tetrasymptomatik, Schädigung vitaler Medulla-oblongata-Zentren möglich
Morphologie	Keine Läsion	Distorsion, Dehnung und Zerrung des HWS-Weichteilmantels	Wie I; Gelenkkapseleinrisse, Gefäßverletzungen möglich (retropharyngeales Hämatom, Muskelzerrungen)	Wie II über mehr als ein Segment, Diskusblutung oder -riss, Bandruptur, Wirbelkörperfraktur, Luxation, Nerv-, Wurzel-, Rückenmarksläsion	Markkontusion, evtl. sogar Markdurchtrennung, Schädigung der Medulla oblongata bzw. des untersten Hirnstamms, Schädelbasis- und Kopfgelenkbrüche möglich
HWS-Röntgen	Unverändert	Unverändert, evtl. neu aufgetretene Steilstellung	Evtl. neu aufgetretene Steilstellung, kyphotischer Knick leichte Instabilität	Fraktur, Fehlstellung, Aufklappbarkeit bei Funktionsaufnahmen	Frakturen mit Dislokationen
Kollisionsgeschwindigkeit	0–8 km/h	> 8–30 km/h	> 30–80 km/h	> 50–> 100 km/h	> 80 km/h
Kopfbeschleunigung	< 4 g	4–15 g	16–40 g	> 20–40 g	> 40 g

5

Tab. 5.5 HWS-Beschleunigungsverletzung nach Erdmann *(Forts.)*

Kriterien	Grad 0 (kein Trauma)	Grad I (leicht)	Grad II (mittel)	Grad III (schwer)	Grad IV (tödlich)
Fahrzeugschaden	Beulen, Bruch von heckseitigem Glas	Karosseriestauchung, abhängig von Bauweise, oft mehrere Zentimeter	Wie I, beginnende Intrusion der Fahrgastzelle	Stärkere Intrusion der Fahrgastzelle	Fahrgastzelle praktisch immer deutlich verformt

5.4.2 Fall 20

Nach einem Treppensturz beklagt eine 80-jähige Patientin Nackenschmerzen, als sie zu Ihnen ins Krankenhaus gebracht wird. Ihr wurde ein Stiffneck angelegt. Ein Sturz auf den Kopf ist fraglich, an Nebenerkrankungen hat sie ein persistierendes Vorhofflimmern und einen arteriellen Hypertonus, entnehmen Sie dem Protokoll der Sanitäter. Weitere Schmerzen hat sie nicht. Welche Diagnostik veranlassen Sie?

Anamnese, körperliche Untersuchung, neurologischer Status, Bodycheck (➤ Kap. 5.4.1). Aufgrund des fraglichen **Schädel-Hirn-Traumas** unter Antikoagulanzieneinnahme (VHF!) mit **Nackenschmerzen** sind ein **CT des Schädels und ein Röntgen der HWS und eine Denszielaufnahme** indiziert.

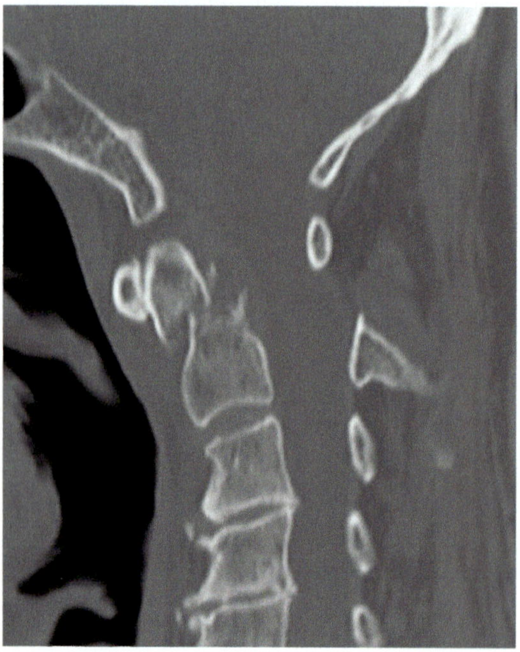

Abb. 5.7 CT HWS. [G714]

Das CCT ist unauffällig, das Röntgen der HWS nicht beurteilbar. Aufgrund des Stiffneck kann das Röntgen nicht gebessert werden.

Dann muss ein CT der HWS erfolgen. Eine Abnahme des Stiffneck ist nicht vertretbar, ebenso wenig darf ein inadäquates Röntgenbild akzeptiert werden.

Das CT der HWS erbringt Sie dieses Bild (➤ Abb. 5.7): Was diagnostizieren Sie?

Eine Fraktur der Dens axis Typ II nach Anderson-D'Alonso (➤ Tab. 5.6).

Wie wird diese Verletzung therapiert?

Typ-II-Verletzungen werden beim älteren Patienten zumeist operativ versorgt. Die Versorgung ist dringlich, muss aber nicht notfallmäßig erfolgen, insofern keine neurologischen Ausfallerscheinungen bestehen. Zwischenzeitlich erfolgt eine Immobilisation in einer HWS-Orthese.

Tab. 5.6 Klassifikation der Densfraktur nach Anderson-D'Alonso

Typ	Beschreibung	Therapie
I	Die Bruchlinie verläuft schräg durch den oberen Teil des Dens	Konservativ mittels Zervikalstütze für 2 Wochen
II	Der Bruchspalt trennt den Dens an der Basis vom Wirbelkörper	Meist operativ aufgrund der hohen Pseudarthrosenrate, insbesondere beim älteren Patienten > 60 Jahre
III	Die Bruchlinie strahlt von dem unteren Drittel des Dens in den Körper des zweiten Halswirbels ein	Halo-Weste für 12 Wochen

5.5 LWS

5.5.1 Fall 21

Was ist der Unterschied zwischen einer Lumbago und einer Lumboischialgie?
Eine **Lumbago ist der eigentliche Kreuzschmerz,** im Volksmund auch **„Hexenschuss“** genannt. Eine radikuläre Komponente ist hier nicht eingeschlossen. Im Gegensatz hierzu tritt bei einer **Lumboischialgie** ein Kreuzschmerz auf, der entlang der N. ischiadicus meist in ein Bein ausstrahlt.

Nennen Sie einen einfachen Test zur Unterscheidung.
Der Test nach **Lasègue oder nach Bragard** löst einen **Nervendehnungsschmerz** aus. Beim Test nach Lasègue wird beim Patienten, der auf dem Rücken liegt, das zu untersuchende Bein angehoben. Ab einem gewissen Winkel kann im positiven Fall ein elektrisierender Schmerz ausgelöst werden. Beim Test nach Bragard wird das Bein knapp unter die bisherige Schmerzschwelle abgesenkt und eine Dorsalextension mit dem Fuß durchgeführt. Die Schmerzen werden im positiven Fall erneut verstärkt.

Ist in der ersten Akutphase eine bildgebende Diagnostik erforderlich?
Nein, es sei denn es sind sogenannte **Red-Flag**-Kriterien erfüllt: Unfall, Osteoporose und Bagatelltrauma, Tumoranamnese, Infektion, Gewichtsverlust, Fieber, Schmerzverstärkung in der Nacht, Nervenausfälle, nachlassende Schmerzen und Parese, Kauda-Syndrom, Miktionsstörung (typischerweise Harnverhalt, Überlaufblase, ggf. Inkontinenz).

Ein junger Patient kommt nun zu Ihnen, er sagt er könne seit 5 Tagen seinen rechten Fuß nicht mehr heben. Ist nun eine Bildgebung erforderlich? Falls ja, welche?
Differenzialdiagnostisch kommen ein **L4/5-Syndrom oder eine Peroneusläsion** in Betracht. Ist eine Peroneusläsion unwahrscheinlich sollte ein **MRT der LWS** durchgeführt werden.

Wie entsteht denn eine Peroneusläsion?
Meist handelt es sich um einen **Druckschaden,** z. B. in einem hohen Skistiefel, bei Druck im Liegen auf einer Bank. Durch Traumata kann sie durch eine proximale Fibulafraktur entstehen, auch im Rahmen einer **Maisonneuve-Fraktur.**

In einer MRT bestätigt sich nun bei unserem jungen Patienten der V. a. einen Bandscheibenprolaps mit Kompression der Wurzel L5 rechts. Welche neurologische Einschränkung wäre noch bemerkbar? Und wie werden die Ausfallerscheinungen unterteilt?
Ein **sensibles Defizit an der ventralen Tibiakante** sowie auf der **dorsalen Großzehe** und am **medialen Fußrücken.** Zudem wäre die **Großzehenhebung** abgeschwächt oder erloschen (M. extensor hallucis longus). Die Unterteilung erfolgt in **5 Kraftgrade nach Janda,** wobei 0/5 für Plegie steht und 5/5 für volle Kraft. 1/5 bis 4/5 entsprechen einer Parese.

Wie würden Sie den Patienten behandeln?
Falls die Parese frisch ist: **operativ,** insbesondere bei einer signifikanten Lähmung der Fußhebung, was sonst ein Sturzrisiko wäre. Je länger die Parese besteht, desto geringer ist die Chance, dass sich der Schaden wieder regeneriert, sei es operativ oder konservativ. Bei rein sensiblem Defizit oder reinem Schmerzsyndrom sollte erst ein konservativer **Therapieversuch mit Analgesie und physikalischen Maßnahmen** unternommen werden.

Wie würden Sie den Patienten heutzutage operieren?
Bei lateralem Bandscheibenvorfall eignet sich ein **endoskopisches Vorgehen,** ansonsten **mikrochirurgisch** mit OP-Mikroskop. In beiden Fällen wird eine reine **Nukleotomie** durchgeführt, das restliche Bandscheibenfach wird belassen.

Was kann langfristig passieren?
Da die **Pufferfunktion** der Bandscheibe in diesem Segment verloren gegangen ist, kann sich eine **Osteochondrose mit einer segmentalen Instabilität** und ein degeneratives LWS-Syndrom ausbilden.

5.5.2 Fall 22

Was verstehen Sie unter einem Sprungschanzenphänomen?
Es handelt sich um ein klinisches Zeichen, welches bei einer **Spondylolisthesis** auftritt.

Was verstehen Sie darunter?
Bei einer Spondylolisthesis **verschieben sich 2 Wirbelkörper** zumeist in sagittaler Ebene gegeneinander, meist rutscht der obere Wirbelkörper über den darunterliegenden. Betroffen ist vor allem die untere Lendenwirbelsäule, **LWK 4/5 und LWK 5/SWK 1,** können jedoch auch darüber auftreten.

Wie kommt es dazu?
Es gibt mehrere Möglichkeiten der Entstehung: **Kongenital** (dysplastische Form, isthmische Form) oder **erworben** (traumatisch, degenerativ, pathologisch, postoperativ).

5

Welche Diagnostik ist sinnvoll?
Zur Beurteilung der knöchernen Situation eignet sich eine konventionelle **Röntgenaufnahme in 2 Ebenen,** zur exakten Detektion einer Gefügestörung oder nach Trauma ist ein **CT** sinnvoll. Zur Beurteilung der Nervenwurzeln und des Rückenmarks ist ein **MRT** indiziert, obligat bei neurologischen Ausfallerscheinungen.

Kennen Sie eine Einteilung der Spondylolisthesis?
Am gängisten ist die Einteilung nach **Meyerding:** Man unterscheidet vier (fünf) Schwerestadien (➢ Tab. 5.7).

Bei Kontaktverlust der Wirbelkörper mit Abkippen des darüberliegenden Wirbels über den darunterliegenden, spricht man von einer **Spondyloptose (V°).**

Tab. 5.7 Einteilung der Spondylolisthesis nach Meyerding

Stadium	Beschreibung
I	Versatz der Wirbelkörper zueinander um weniger als 25 % der Wirbelkörpertiefe
II	Versatz um 25–50 %
III	Versatz um 50–75 %
IV	Versatz um mehr als 75 %

Wenn man das hört, ist man geneigt zum Messer zu greifen und das zu korrigieren. Ist das richtig?
Im Fall einer **traumatischen Listhese** ist ein **operatives Vorgehen** aufgrund einer frischen Instabilität indiziert. Hierbei erfolgt eine Reposition mit einer anschließenden **dorsalen Instrumentierung** zur Stabilisierung.

Bei degenerativen oder anlagebedingten Formen sollte vorerst ein **konservativer Therapieversuch** mit **physikalischen Maßnahmen und einer analgetischen Therapie** unternommen werden. Eine OP-Indikation besteht, wenn die Beschwerden sich konservativ **nicht bessern** lassen, **neurologische Ausfallerscheinungen** auftreten oder die Listhese binnen kurzer Zeit **progredient** ist.

5.5.3 Fall 23

Welche Frakturtypen an der LWS kennen Sie?

PLUS

Die **AO-Klassifikation** hat sich insbesondere bei der Beurteilung traumatischer Verletzungen durchgesetzt:
- Typ A: Nur Wirbelkörper frakturiert
- Typ B: transossäre Fraktur von Wirbelkörper, -bogen und Dornfortsatz (Chance-Fraktur)
- Typ C: segmentale Verletzung mit discoligamentärer Zerreißung der vorderen und hinteren Säule

Man kann unterscheiden zwischen **traumatischen Frakturen** und **pathologischen** (Osteoporose, Tumor etc.) **Frakturen.**

Weiterhin kann man gemäß **Denis** unterschieden werden zwischen den A-Frakturen (meist stabil, die vordere Säule betreffend, Hinterkante und Facettengelenke intakt), B-Frakturen (instabile Frakturen, Hinterkante und Wirbelbogen betreffend, Myelon gefährdet) und C-Frakturen (instabile Frakturen, Wirbelbogen, Facetttengelenke, Dornfortsätze).

Welches Diagnostikum ist bei der Versorgung polytraumatisierter Patienten Mittel der Wahl?
Eine Computertomografie **(Traumaspirale).** Bitte erwähnen Sie auch die **FAST-Sonografie.**

Welche Verletzungstypen würden Sie operieren und wann?

Prinzipiell sollten zeitnah **alle instabilen Verletzungstypen** operativ versorgt werden. Eine umgehende OP-Indikation besteht bei **Verletzungen des Rückenmarks und des spinalen Nervensystems.**

Was müssen Sie bei einer Operation beachten, wenn es zu Rückenmarkschädigungen gekommen ist?
Neben einer Reposition und Stabilisierung ist eine **Dekompression des Rückenmarks** auf der betroffenen Höhe erforderlich.

5.5.4 Fall 24

Nennen Sie den Unterschied zwischen einer echten Skoliose und einer skoliotischen Fehlhaltung?
Eine echte Skoliose ist eine **eigenständige Erkrankung** und ist immer eine **dreidimensionale Deformität in Verbindung mit einer Rotationskomponente der Wirbelkörper.** Eine skoliotische Fehlhaltung ist zumeist die Folge eines anderen Leidens, z. B. einer Beinlängendifferenz.

Wie erkennen Sie klinisch eine echte Skoliose?
Unter Voraussetzung eines Beckengeradstands handelt es sich um eine **inspektorische Diagnose:** Der Untersucher steht hinter dem Patienten. Bei höhergradigen Deformitäten ist eine Skoliose bereits im Stand erkennbar, ansonsten wird der Patient gebeten sich nach vorn zu beugen. In Inklination offenbart sich die Skoliose häufig in Form eines **Rippenbuckels und/oder eines Lendenwulstes.**

Welche weitere Diagnostik würden Sie anschließen und warum?
Eine Ganzwirbelsäulenröntgenaufnahme in 2 Ebenen zur Bestimmung des Cobb-Winkels, da sich unter anderem an diesem die weitere Therapie festmacht.

Bestimmen Sie bitte im vorlegenden Bild einer Wirbelsäulenganzaufnahme den Cobb-Winkel (➤ Abb. 5.8).

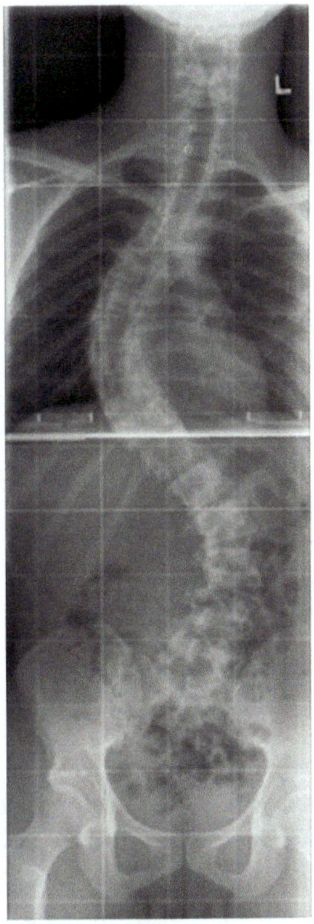

Abb. 5.8 Wirbelsäulenganzaufnahme. [G715]

PLUS
Für den Cobb-Winkel müssen die Neutralwirbel kranial und kaudal bestimmt werden. Ein Neutralwirbel ist ein Wirbel am Wendepunkt der Seitverbiegung. Man legt eine Tangente an die Deckplatte des oberen Neutralwirbels und eine weitere an die Bodenplatte des unteren Neutralwirbels. Der Cobb-Winkel ist der Winkel, unter dem sich die Tangenten schneiden.

In Abhängigkeit vom Cobb-Winkel, welche Therapie würden Sie empfehlen?
Bis zu einem **Cobb-Winkel von 10° ist keine Therapie** erforderlich. **Bis 20°** besteht die Therapie in erster Linie aus **Krankengymnastik,** um ein weiteres Fortschreiten zu verhindern. Progrediente Skoliosen im Wachstumsalter von **über 20°** sollten mittels Korsett versorgt werden **(Chêneau-Korsett).** Im Fall eines **Cobb-Winkels ab 50°** sollte die Deformität **operativ** korrigiert werden (oder bei rascher Progredienz auf über 40°). Im Wachstumsalter ist der Beginn der Operationsindikation abhängig von der Verschlechterungstendenz sowie der Effektivität der Korsettversorgung.

5.5.5 Fall 25

Was ist die häufigste malignomassoziierte Läsion an der Wirbelsäule?

Es handelt sich nicht um primäre Malignome, sondern meistens um **Skelettmetastasen** anderer Primärtumoren.

Welche Tumoren metastasieren klassischerweise in den Knochen?

Letzten Endes kann jeder Tumor in das Skelettsystem metastasieren, es gibt jedoch 5 Erkrankungen mit einem typischen Metastasierungsmuster, welches die Knochen betrifft:

- Mammakarzinom
- Bronchialkarzinom
- Nierenzellkarzinom
- Schilddrüsenkarzinom
- Prostatakarzinom

5

MERKE

Diese Entitäten werden gerne und oft geprüft, da sie auch das allgemeinchirurgische und das internistische Fachgebiet betreffen.

Welcher nicht solide Tumor manifestiert sich zumeist an der Wirbelsäule?

Ein **multiples Myelom** im Sinne einer monoklonalen Gammopathie.

Welche Aspekte werden bei der Therapie einer tumorbefallenen Wirbelsäule aus orthopädischer Sicht beachtet?

Die erste Frage, die man sich als Orthopädie stellt ist, ob man hier operativ eine Verbesserung erzielen kann. Hier spielen insbesondere **Stabilität und zentralnervöser Status** eine wesentliche Rolle bei der Entscheidung. Zudem sollten **Schmerzen** mit im Behandlungsfokus bei jedem Tumorpatienten stehen.

Zurück zum multiplen Myelom: Welche nicht operativen Therapiemöglichkeiten kennen Sie noch?

Wesentlich ist beim multiplen Myelom eine systemische Therapie, Metastasen können strahlentherapeutisch angegangen werden.

Und eine Frage zu primären Knochentumoren: Im Fall einer Inoperabilität, welchen Tumor würden Sie am ehesten vermeiden wollen: ein Osteosarkom, Ewing-Sarkom oder ein Chondrosarkom?

Das Chondrosarkom ist weder chemotherapie- noch strahlensensibel und bedarf daher vor allen anderen einer operativen Resektion.

5.6 Schulter

5.6.1 Fall 26

Beschreiben Sie doch bitte folgendes Röntgenbild (➤ Abb. 5.9).

Wir sehen ein Nativröntgenbild einer linken Schulter in a.p. Projektion. Die knöchernen Strukturen sind klar abgrenzbar und ohne Hinweise auf eine frische knöcherne Verletzung. Das Glenoid ist partiell vom Humeruskopf überlagert, der Gelenkspalt dadurch nicht einsehbar. Es liegt eine Schulterluxa-

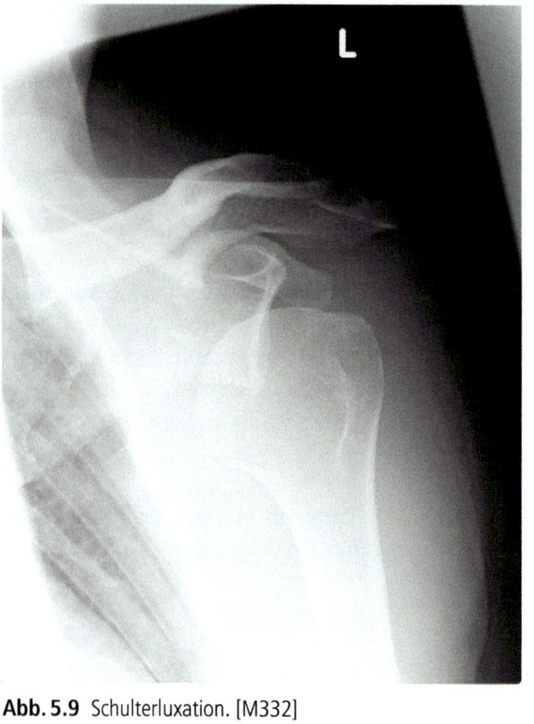

Abb. 5.9 Schulterluxation. [M332]

tion vor. Schön wäre nun noch eine zweite Ebene, z. B. eine seitliche, sog. Y-View-Aufnahme. Dadurch kann der Luxationsort bestimmt werden. Nachdem diese hier jedoch nicht vorliegt und die Luxation nach anterior mit ca. 95 % die am weitaus häufigste ist, lautet meine Antwort: Es handelt sich um eine Schulterluxation loco typico.

Wie gehen Sie nun vor, was ist Ihr nächster Schritt?

Gelenkluxationen zählen zu den wenigen orthopädischen Notfällen und müssen schnellstmöglich reponiert werden. Wenn nicht bereits erfolgt, überprüfe ich die periphere Durchblutung, Motorik und Sensibilität. Im Anschluss daran erfolgt die Reposition. Diese sollte in Analgosedierung oder Allgemeinnarkose erfolgen. Hierdurch ist ein besonders schonendes Vorgehen möglich. Klassische Repositionstechniken sind die nach Hippokrates, Arlt und Stimson. Direkt nach Reposition wird dem Patienten ein Gilchrist-Verband angelegt, die periphere Durchblutung, Motorik und Sensibilität überprüft und eine Röntgenkontrolle zur Dokumentation des Repositionserfolgs angefertigt.

Warum ist es so wichtig, die pDMS vor und nach Reposition zu kontrollieren und zu dokumentieren?

Verletzungen des Nervus axillaris sind nicht selten und können sowohl durch die Luxation als auch durch die Reposition auftreten. Hier ist es nicht zuletzt aus forensischen Gründen wichtig zu wissen, ob bereits vor der Reposition eine Verletzung des N. axillaris vorlag.

Kann es denn zu weiteren Begleitverletzungen kommen?

Ja. Neben der bereits erwähnten Axillaris-Läsion kann es zu einer Hill-Sach-Impressionsfraktur (sog. Hill-Sachs-Delle), einer Bankart-Läsion oder einer Rotatorenmanschettenverletzung kommen. Die Hill-Sachs-Delle entsteht, wenn der Humeruskopf nach ventral luxiert und dessen Rückseite gegen die Vorderseite des Glenoids gepresst wird. Unter einer Bankart-Läsion versteht man einen Abriss des ventralen Labrums (bei einer knöchernen Bankart-Läsion kommt es zu einer Abrissfraktur des Glenoids). Verletzungen der Rotatorenmanschette sind v. a. bei älteren Patienten vorhanden. Um diese Verletzungen auszuschließen bzw. nachzuweisen und entsprechend zu therapieren, sollte man im Verlauf nach der Reposition ein MRT des Schultergelenks durchführen. Bei Kindern mit offenen Wachstumsfugen können diese verletzt werden, sodass es im Verlauf zu Wachstumsstörungen kommen kann.

Sehen Sie sich nun bitte dieses Bild (eines anderen Patienten) an und beschreiben Sie was Sie sehen (➤ Abb. 5.10)?

Wir sehen hier ein axiales Schnittbild einer Schulter, vermutlich in T2-Wichtung. Die Gelenkkapsel wurde mit einem Kontrastmittel gefüllt. Während am dorsalen Glenoid das Labrum intakt ist, ist das Labrum am ventralen Glenoid abgerissen. Es liegt als eine Bankart-Läsion vor. Auffallend am Humeruskopf ist die Eindellung der dorsalen Zirkumferenz. Hier ist von einer Hill-Sach-Delle auszugehen.

Sehr gut. Wie würden Sie den Patienten behandeln?

Die Therapie würde ich abhängig vom Alter des Patienten machen. Je jünger der Patient, desto höher ist das Risiko einer Reluxation, sodass ich hier zu einer Refixation des Labrums raten würde. Bei älteren Patienten würde ich eher konservativ durch alleinige Ruhigstellung behandeln.

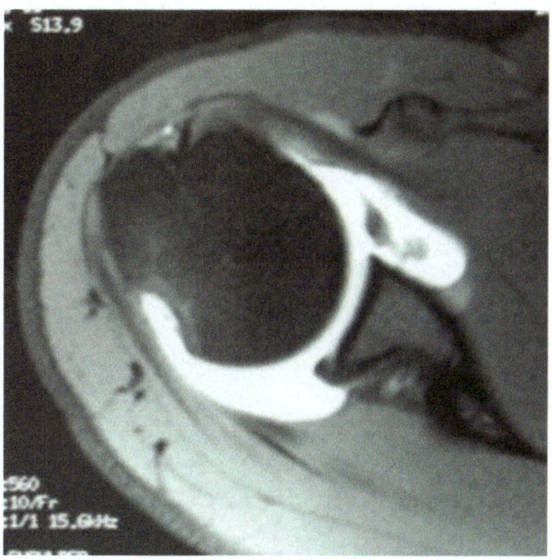

Abb. 5.10 Arthro-MRT der Schulter. [M332]

5.6.2 Fall 27

Zu Ihnen kommt eine 64-jährige Patientin und berichtet, Beschwerden beim Haarekämmen zu haben, da sie den Arm nicht mehr richtig anheben kann. An welches Krankheitsbild denken Sie?
Aufgrund der Einschränkung der Abduktion und Außenrotation halte ich eine Rotatorenmanschettenläsion, hier insbesondere der Supraspinatussehne, für wahrscheinlich. Differenzialdiagnostisch muss auch an eine Omarthrose gedacht werden. Sollte die klinische Untersuchung eine Verletzung der Rotatorenmanschette nahelegen, würde ich neben einem Röntgenbild auch ein MRT veranlassen.

Das ist alles richtig. Sehen Sie sich hier bitte dieses MRT-Bild an. Was können Sie hierzu sagen (➤ Abb. 5.11)?
Dies ist ein MRT einer rechten Schulter in T2-Wichtung und koronarer Schnittbildführung. Unter dem Schulterdach sowie unter dem M. deltoideus ist Flüssigkeit zu erkennen. Vermutlich liegt hier eine Bursitis subakromialis vor. Die Supraspinatussehne ist nahezu vollständig vom Tuberculum majus abgerissen und bis zur Humeruskopfmitte retrahiert. Lediglich ein dünnes Sehnenhäutchen ist noch verblieben. Im Verhältnis zum Glenoid erscheint der Humeruskopf nach kranial getreten – im Sinne eines Humeruskopfhochstands.

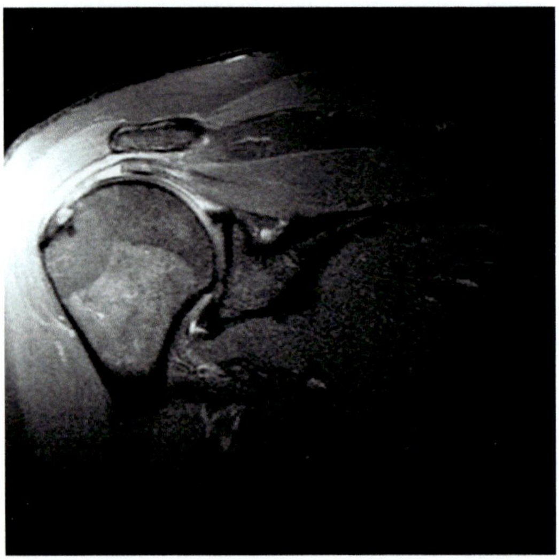

Abb. 5.11 Supraspinatussehnenläsion. [M332]

Richtig! Dem ist nichts mehr hinzuzufügen. Können Sie mit folgendem Röntgenbild etwas anfangen (➤ Abb. 5.12)?
Dies ist eine a.p. Röntgenaufnahme einer linken Schulter. Das Klammermaterial ist noch vorhanden. Somit ist anzunehmen, dass die Operation vor Kurzem erst durchgeführt wurde. Es wurde eine sog. inverse Schulterprothese implantiert.

TIPP

Beenden Sie Ihre Antwort hier, kann es sein, dass der Prüfer genauer zu den Prothesentypen am Schultergelenk nachfragt oder das Thema wechselt. Wenn Sie sich also mit den beiden grundsätzlichen Prothesentypen auskennen, führen Sie Ihre Antwort gleich weiter aus.

Hierbei erfolgt keine anatomische Rekonstruktion. Dieses Verfahren wird gewählt, wenn eine große Rotatorenmanschettenläsion vorliegt, welche nicht mehr rekonstruiert werden kann oder es bereits zu einer sog. Cuff-tear-Arthropathie gekommen ist. Die Gelenkpfanne wird auf den Humerusschaft (anstelle des Humeruskopfes), der Humeruskopf wird an die Skapula (wo einst das Glenoid war) implantiert. Somit wird die Biomechanik des Schultergelenks verändert, woraus eine gute Beweglichkeit postoperativ

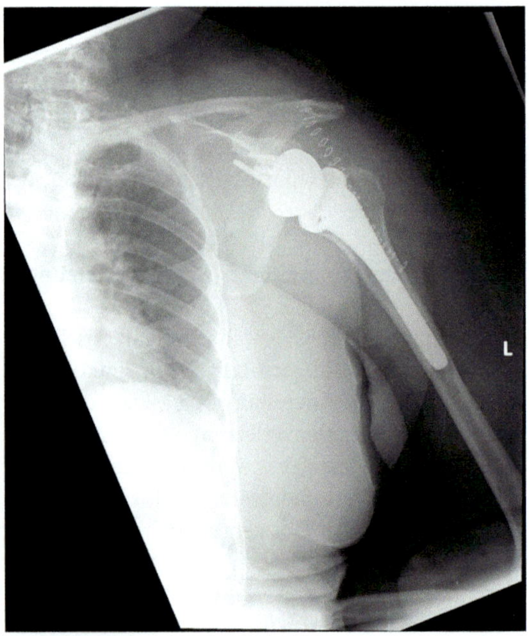

Abb. 5.12 [M332]

resultiert. Im Fall einer intakten Rotatorenmanschette (und OP-Indikation bei Omarthrose) erfolgt die Implantation einer anatomischen Schulterendoprothese.

5.6.3 Fall 28

Eine 43-jährige Frau stellt sich bei Ihnen mit stärksten Schulterschmerzen rechts vor. Diese waren ohne erinnerliches Trauma plötzlich aufgetreten. Eine klinische Untersuchung ist schmerzbedingt nicht möglich. Jegliche Bewegung in die Abduktion ist stark schmerzhaft. Wie gehen Sie nun vor?

Was wir jetzt noch nicht wissen ist, ob kurz zuvor eine Injektion oder Punktion des Schultergelenks erfolgte. Differenzialdiagnostisch käme dann ein Schultergelenkempyem in Betracht.

Eine Schulterpunktion war nicht erfolgt.

Dann frage ich noch nach einem ca. 2–3 Wochen zurückliegenden bakteriellen Infekt (z. B. aus dem Urogenitalbereich, der Atemwege), um eine reaktive Arthritis auszuschließen.

Daran kann sich die Patientin nicht erinnern.

Gut. Dann benötigen wir als Nächstes ein bildgebendes Verfahren. Mit der Sonografie würde ich anfangen. Ich untersuche auf einen intraartikulären Erguss und überprüfe die Rotatorenmanschette. Wenn hier alles ohne pathologischen Befund ist, würde ich die Patientin ins Röntgen schicken.

O. k. Vielleicht sind Sie noch nicht so erfahren im Ultraschall, aber hier haben Sie nichts erkannt und so kommt die Patientin mit diesem Röntgenbild wieder (➤ Abb. 5.13).

Auf dieser a. p. Röntgenaufnahme des rechten Schultergelenks ist eine große röntgendichte Struktur zwischen dem Humeruskopf und dem Akromion zu sehen. Somit ist die Diagnose eine „Kalkschulter“ oder Tendinitis calcarea. Bei der Größe des Befunds hätte ich diese vermutlich im Ultraschall erkennen müssen. In der weitaus überwiegenden Anzahl der Fälle liegt das Kalkdepot in der Supraspinatussehne (ca. 80 %) und in ca. 40 % der Fälle treten diese beidseits auf. Die Ätiologie dieser Erkrankung ist weiterhin unklar. Die Tendinitis ist eine selbstlimitierende Erkrankung mit sehr hohem Selbstheilungspotenzial.

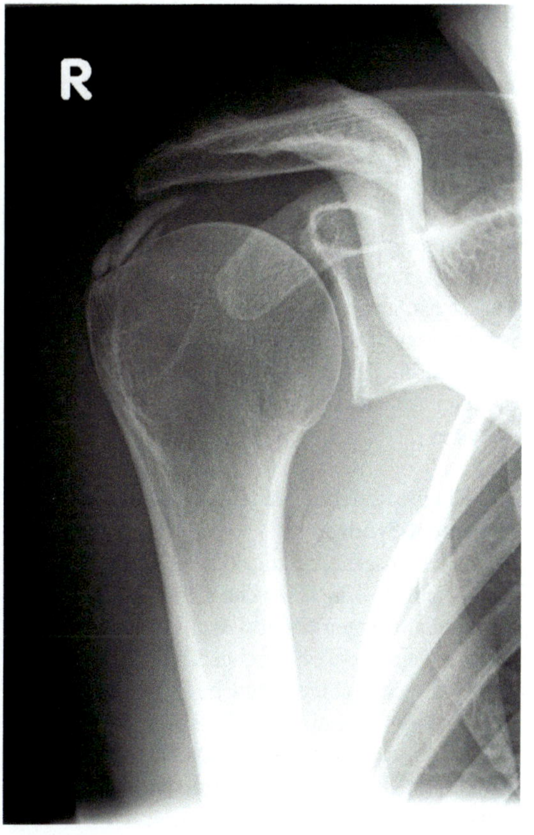

Abb. 5.13 Kalkschulter. [M332]

5.6.4 Fall 29

Was verstehen Sie unter einem Impingement-Syndrom der Schulter?

Spricht man von einem Impingement-Syndrom der Schulter, so ist meist das subakromiale Impingement-Syndrom (SIS) gemeint. Dieses tritt im klinischen Alltag am häufigsten auf. Daneben existieren jedoch auch noch andere Formen, wie z. B. das subkorakoidale Impingement-Syndrom. Das SIS wird weiter unterteilt in eine primäre und eine sekundäre Form. Das primäre subakromiale Impingement-Syndrom entsteht durch strukturelle Veränderungen der beteiligten Gelenkpartner, z. B. durch die knöcherne Einengung von kranial (= Outlet-Impingement) oder durch eine Volumenzunahme der Weichteile (Tendinosis calcarea, Bursitis subakromialis) von kaudal (= Non-Outlet-Impingement). Als sekundäres Impingement-Syndrom bezeichnet man funktionelle Störungen der Humeruskopfzentrierung (z. B. muskuläre Dysbalance), die bei Elevation zu einer Weichteileinklemmung führen. In beiden Fällen (primäres und sekundäres SIS) kommt es zu einem mechanischen Konflikt der Rotatorenmanschette sowie der Bursa subakromialis mit dem Schulterdach. Die Patienten beklagen andauernde, atraumatische Schmerzen bei Elevation des Arms, Überkopfarbeiten und beim Schlafen auf der betroffenen Seite.

Wie diagnostizieren Sie ein subakromiales Impingement-Syndrom?

Neben der Anamnese ist die klinische Untersuchung sehr wichtig. Als klinische Tests werden der schmerzhafte Bogen (Painful Arc), der Hawkins-Test oder der Palm-up-Test durchgeführt. Röntgenbilder werden angefertigt um mögliche Ursachen, wie z. B. ein Kalkdepot oder eine knöcherne Spornbildung an der Akromionunterfläche, aufzudecken. Ein MRT kann durchgeführt werden, um den Zustand der Rotatorenmanschette darzustellen. Durch eine diagnostische Infiltration des Subakromialraums mit einem Lokalanästhetikum können Differenzialdiagnosen abgegrenzt werden.

Wie therapieren Sie ein subakromiales Impingement-Syndrom?

Konnten höhergradige strukturelle Schäden, z. B. der Rotatorenmanschette, ausgeschlossen werden, erfolgt in der Akutphase eine Ruhigstellung, die Gabe von NSAR oder eine subakromiale Kortisoninjektion. Daran schließen sich weitere konservative Maßnahmen wie Krankengymnastik (Kräftigung der Rotatorenmanschette, Haltungsübungen), Ultraschallbehandlungen, Kinesio-Taping oder manuelle Therapie an.

5.6.5 Fall 30

Ihnen stellt sich eine etwas ältere Frau vor und berichtet, dass Sie nachts aufgrund von starkem Kribbeln in der Hand wach wird. Sie müsse dann immer etwas umhergehen und die Hand schütteln. An welches Erkrankungsbild denken Sie spontan?

Natürlich an ein Karpaltunnelsyndrom! Dieses tritt zu Beginn meist nachts in Erscheinung und betrifft vor allem postmenopausale Frauen.

Nun gut und wie bestätigen Sie Ihre Verdachtsdiagnose?

Zunächst frage ich die Patientin ob wirklich die gesamte Hand kribbelt oder nur die mittleren drei Finger. Die Hand wird auf eine evtl. bereits vorliegende Atrophie der Thenarmuskulatur untersucht und das Hoffmann-Tinel-Zeichen getestet. Entscheidend ist jedoch die Messung der Nervenleitgeschwindigkeit, mit der die Funktionsstörung des N. medianus quantifiziert werden kann.

Richtig. Wenn sich die Diagnose eines Karpaltunnelsyndroms bestätigt, was dann?

Grundsätzlich werden konservative von operativen Therapieoptionen unterschieden. Oral können nichtsteroidale Antirheumatika wie z. B. Diclofenac oder Ibuprofen für einen kurzen Zeitraum gegeben werden oder es kann eine lokale Infiltration mit Kortikosteroiden erfolgen. Zur Entlastung werden auch flektierende Handgelenkorthesen rezeptiert; diese werden v. a. nachts getragen. Wenn diese Maßnahmen nicht zum gewünschten Ziel führen, dann kann das Retinaculum flexorum offen oder endoskopisch gespalten werden.

5.6.6 Fall 31

Können Sie mir sagen, was eine Colles-Fraktur ist?

Colles- und Smith-Fraktur bezeichnen die Knochenbrüche des distalen Radius. Diese zählen zu den häufigsten Frakturen des Menschen. Liegt eine **Extensionsfraktur** vor, ist demnach das distale Knochenfragment nach dorsal abgekippt, so liegt eine Colles-Fraktur vor. Dies ist in der Regel der Fall, wenn sich der Patient beim Sturz auf die ausgestreckte Hand abzustützen versucht. Stürzt er hingegen auf den Handrücken, hat dies eine Smith-Fraktur zufolge. Hier disloziert das Knochenfragment nach volar.

Wie behandeln Sie Ihren Patienten nun weiter? Muss er operiert werden?

Grundsätzlich wird zwischen **konservativer und operativer Therapie** unterschieden. Konservativ kann behandelt werden, wenn die Fraktur nicht verschoben/abgekippt ist, keine Begleitverletzung wie z. B. eine Nerven-/Gefäßläsion vorliegt oder der Patient nicht operationsfähig ist. Ist eine konservative Therapie möglich, so erfolgt zunächst die Reposition der Fraktur und die Anlage eines gespaltenen Gipsverbandes und im Anschluss daran eine Röntgenkontrolle. Eine weitere Röntgenkontrolle, mit der ein Abkippen der Fraktur aufgedeckt werden soll, erfolgt am 7. Tag nach dem Unfall. Nach dem Abschwellen der Hand, so gegen Ende der 2. Woche, erfolgt eine erneute Röntgenkontrolle und der Wechsel auf einen zirkulären (geschlossenen) Gipsverband. Dieser wird gegen Ende der 6. Woche abgenommen.

Liegen Indikationen für eine operative Intervention vor, so empfehle ich dem Patienten die Operation. Hierbei erfolgt die offene Reposition und in der Regel eine volare Plattenosteosynthese. Indikationen für eine operative Intervention sind:

- Verkürzung von > 3 mm
- Dorsale Abkippung > 10°
- Intraartikuläre Fraktur mit Stufe ≥ 2 mm
- Trümmerzone mit Substanzdefekt
- Begleitverletzungen

O. k. Was fällt Ihnen noch zur distalen Radiusfraktur ein?

TIPP

Vorsicht! Bei offenen Fragen sollten Sie immer bedenken, was Sie antworten können. Nicht vorschnell unbedarft Stichpunkte zum Thema in den Ring werfen. In dieser Frage können Sie nun weiter in Richtung Osteoporose steuern, den Morbus Sudeck anbringen, das Karpaltunnelsyndrom erwähnen oder sich weiter in den Tiefen der Begleitverletzungen (Nerven-/Gefäßläsion, Weichteildefekte [offene vs. geschlossene Frakturen]) aufhalten.

Die distale Radiusfraktur des alten Menschen ist eine sog. Indikatorfraktur für Osteoporose. Wenn unser Patient im Beispiel also bereits älter ist, würde ich ihm eine Knochendichtemessung empfehlen und ggf. eine entsprechende Laboruntersuchung veranlassen.

Gut, dass Sie die Osteoporose ansprechen! Was versteht man unter einem T-Score?

Osteoporose ist eine systemische Skeletterkrankung, die durch eine niedrige Knochenmasse und Strukturveränderungen des Knochengewebes charakterisiert ist. Sie hat eine gesteigerte Knochenbrüchigkeit und Frakturgefährdung zur Folge. Man unterscheidet eine primäre sowie eine sekundäre Form der Osteoporose. Die primäre Form tritt postmenopausal (Frauen) bzw. als Altersinvolution beim Mann ab dem 70. Lebensjahr auf. Die quantitative Knochendichtemessung erfolgt mittels DXA. Hierbei wird die Abweichung von der sog. Peak Bone Mass (PBM) gemessen. Der T-Score gibt somit die Standardabweichung des altersabhängigen Mittelwertes von der PBM wieder. Ab einem T-score ≤ –2,5 spricht man von einer Osteoporose.

Eine mögliche Komplikation nach einer distalen Radiusfraktur kann die Entwicklung eines Morbus Sudeck sein.

Gut das Sie den Morbus Sudeck ansprechen! Können Sie mir sagen, in welche Stadien dieser eingeteilt wird?

Der Morbus Sudeck wird in der neueren Literatur auch **Complex Regional Pain Syndrom I** genannt. Während die genaue Ätiologie noch unklar ist, wird von einer Fehlregulation des autonomen Nervensystems ausgegangen. Die Erkrankung verläuft in drei Stadien:

- **Stadium I** tritt ca. 2–9 Wochen nach dem Unfall auf. Die Patienten klagen über eine schmerzhafte Berührungsempfindlichkeit und eine ödematöse Verquellung des Gewebes. Die Hand ist überwärmt und glänzend, schwitzig.
- In **Stadium II** lassen die Schmerzen nach. Während die Hand nun abschwillt, ist sie jetzt trocken und glänzend. Schmerzen sind in der Regel nur noch bei Bewegung vorhanden.
- **Stadium III** ist gekennzeichnet durch eine Muskelatrophie. Die Haut ist blass und kälteempfindlich. Entscheidend für die Prognose ist die frühzeitige Diagnosestellung und Therapieeinleitung. Von medikamentöser Seite kommen NSAR, trizyklische Antidepressiva, Calcitonin, Bisphosphonate und Kortikoide zum Einsatz. Begleitend werden Krankengymnastik, Ergotherapie und physikalische Maßnahmen eingeleitet.

5.7 Bilderquiz

Auf den folgenden Seiten sind typische Röntgen-, CT- und MRT-Aufnahmen dargestellt, so wie Sie sie in der Prüfungssituation vorgelegt bekommen könnten. Bitte beurteilen Sie alle Bilder nach dem folgenden Schema:

1. Welche Untersuchungstechnik wurde angewandt?
2. In welcher Schnittführung sind die Bilder dargestellt?
3. Bei MRT-Aufnahmen: Welche Wichtung (Sequenz) ist zu sehen?
4. Beschreiben Sie die Pathologie.
5. Wie lautet Ihre Verdachtsdiagnose?
6. Welche Differenzialdiagnosen gibt es für diesen Befund?
7. Wenn Strukturen in den Bildern mit Buchstaben markiert sind, benennen Sie die Strukturen.

Die Antworten finden Sie tabellarisch fortlaufend in ➤ Kap. 5.8.

Bilderquiz 1 (➤ Abb. 5.14)

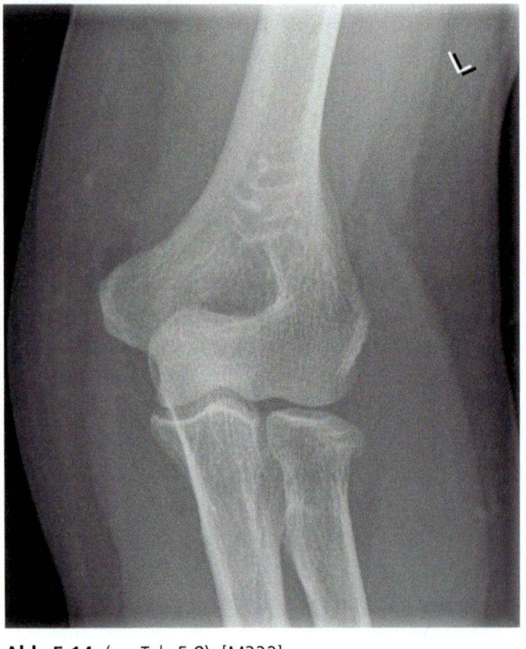

Abb. 5.14 (➤ Tab. 5.8). [M332]

Bilderquiz 2 (➤ Abb. 5.15)

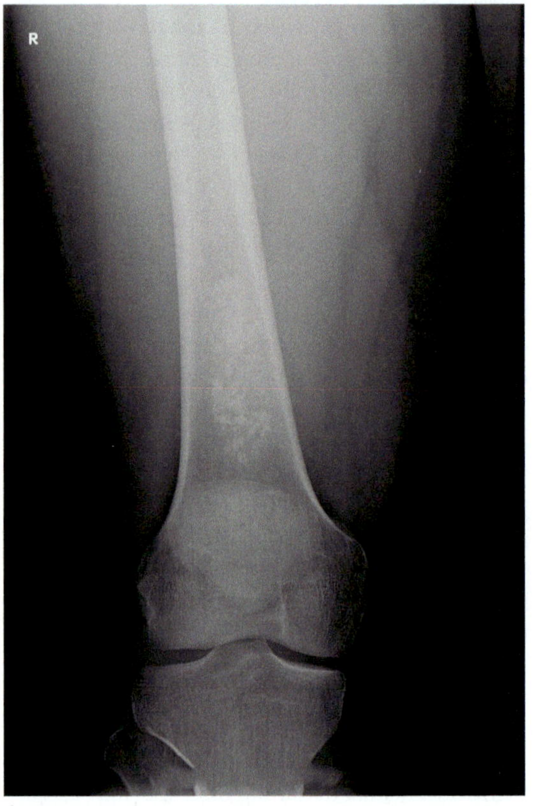

Abb. 5.15 (➤ Tab. 5.9). [M332]

Bilderquiz 3 (➤ Abb. 5.16)

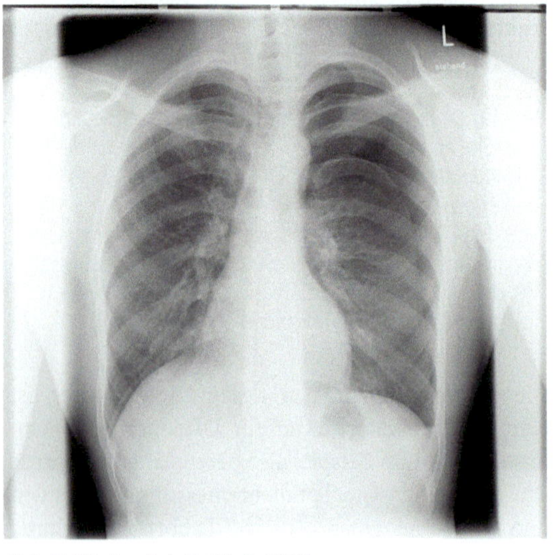

Abb. 5.16 (➤ Tab. 5.10). [M332]

Bilderquiz 4 (➤ Abb. 5.17)

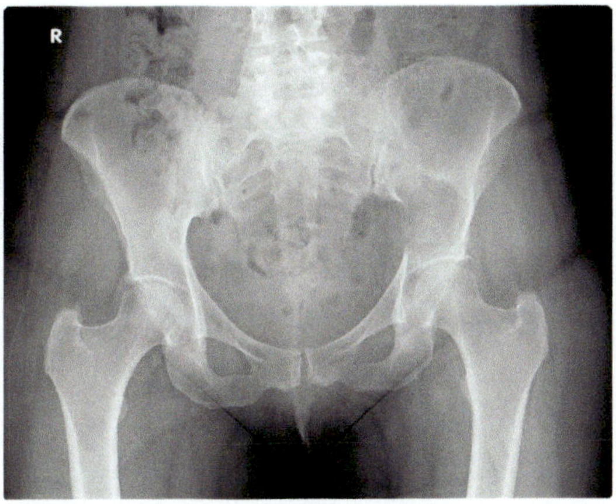

Abb. 5.17 (➤ Tab. 5.11). [M332]

Bilderquiz 5 (➤ Abb. 5.18)

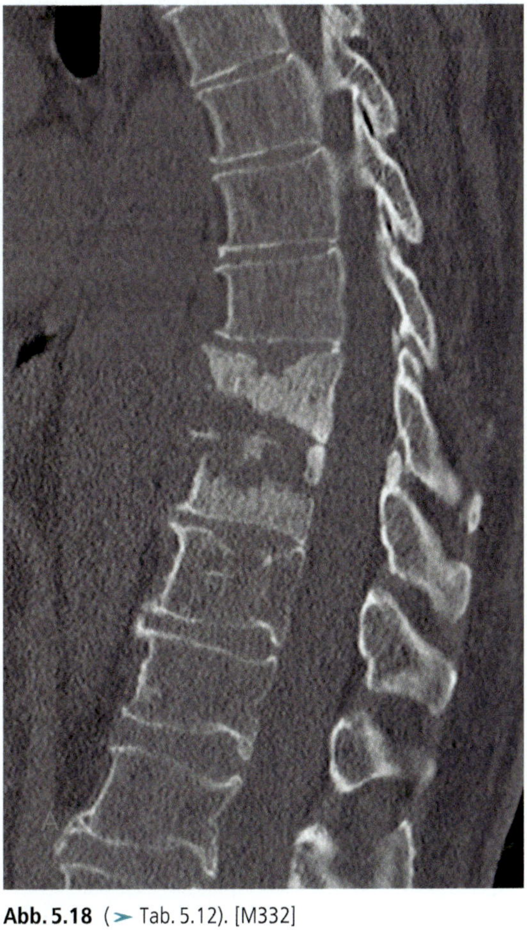

Abb. 5.18 (➤ Tab. 5.12). [M332]

Bilderquiz 6 (➤ Abb. 5.19)

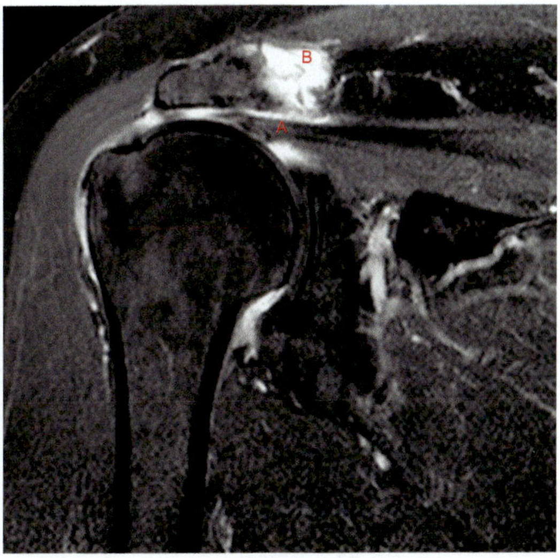

Abb. 5.19 (➤ Tab. 5.13). [M332]

Bilderquiz 7 (➤ Abb. 5.20)

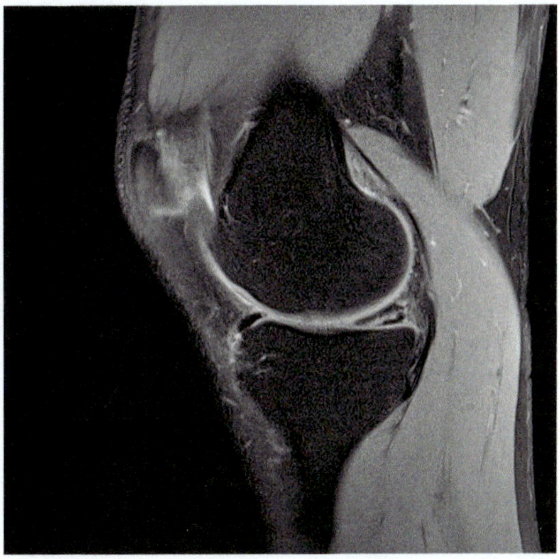

Abb. 5.20 (➤ Tab. 5.14). [M332]

Bilderquiz 8 (➢ Abb. 5.21)

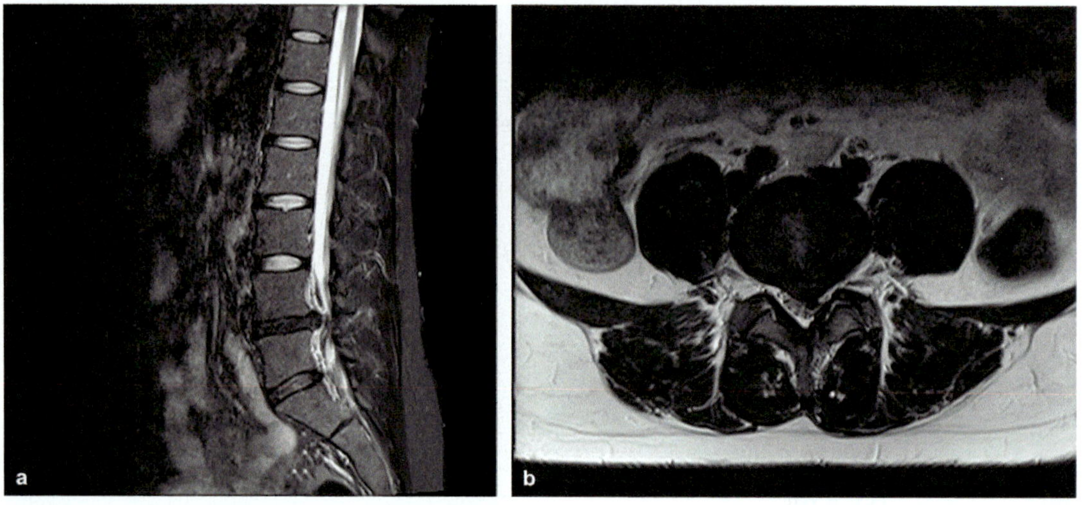

Abb. 5.21 (➢ Tab. 5.15). [M332]

Bilderquiz 9 (➢ Abb. 5.22)

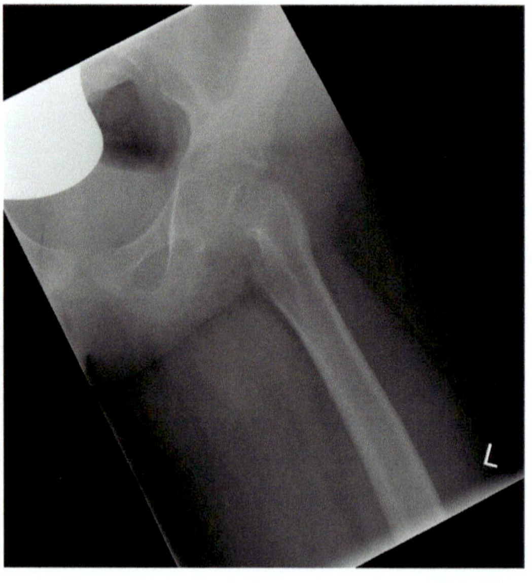

Abb. 5.22 (➢ Tab. 5.16). [M332]

Bilderquiz 10 (➢ Abb. 5.23)

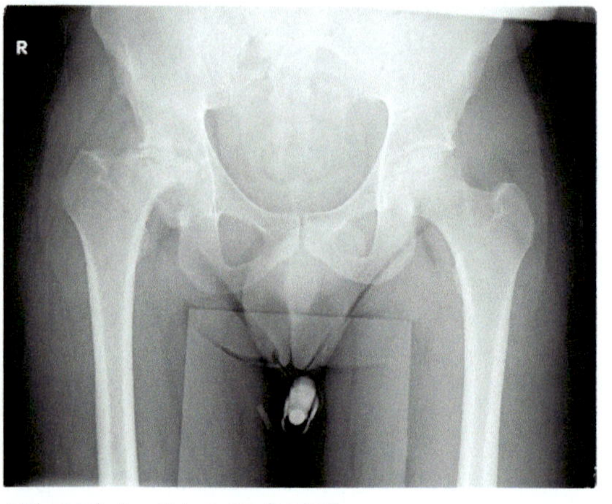

Abb. 5.23 (➢ Tab. 5.17). [M332]

5.8 Auflösungen des Bilderquiz

Tab. 5.8 Lösungen zu Bilderquiz 1; *Schwierigkeitsgrad: schwer*

Frage	Antwort
1. Technik	Nativröntgenbild des Ellenbogengelenks
2. Schnittführung	a. p.
3. Wichtung	n. a.
4. Pathologie	Verfolgt man die Knochenkonturen, fällt auf, dass der laterale Anteil des Radiusköpfchens nach lateral hin abfällt, eine Stufe ist erkennbar
5. Diagnose	Radiusköpfchenfraktur
6. Differenzialdiagnose(n)	Ausgeheilt bei Z. n. Radiusköpfchenfraktur
7. Struktur	n. a.

Tab. 5.9 Lösungen zu Bilderquiz 2: *Schwierigkeitsgrad mittel*

Frage	Antwort
1. Technik	Nativröntgenbild
2. Schnittführung	a. p.
3. Wichtung	n. a.
4. Pathologie	Popcornartige Verkalkungen in der Femurmeta-/-diaphyse, zentral gelegen und scharf begrenzt
5. Diagnose	Enchondrom
6. Differenzialdiagnose(n)	Chondrosarkom
7. Struktur	n. a.

Tab. 5.10 Lösungen zu Bilderquiz 3; *Schwierigkeitsgrad: leicht*

Frage	Antwort
1. Technik	Nativröntgen
2. Schnittführung	a. p.
3. Wichtung	n. a.
4. Pathologie	Die Gefäßzeichnung zeichnet sich auf der linken Lungenseite nicht bis zur Thoraxwand ab
5. Diagnose	Pneumothorax links
6. Differenzialdiagnose(n)	Keine
7. Struktur	n. a.

Tab. 5.11 Lösungen zu Bilderquiz 4; *Schwierigkeitsgrad: mittel*

Frage	Antwort
1. Technik	Nativröntgenbild
2. Schnittführung	a. p. Beckenübersichtsaufnahme
3. Wichtung	n. a.
4. Pathologie	Große Osteolyse im linken Os ilium
5. Diagnose	Osteolytische Metastase eines Mamma-Ca
6. Differenzialdiagnose(n)	Osteolytische Metastasten anderen Ursprungs (z. B. Niere, Lunge) oder ein primär osteolytischer Knochentumor wie z. B. der Rießenzelltumor (wobei dieser eher an den Extremitäten auftritt)
7. Struktur	n. a.

Tab. 5.12 Lösungen Bilderquiz 5; *Schwierigkeitsgrad: schwer*

Frage	Antwort
1. Technik	Computertomografie
2. Schnittführung	Sagittal
3. Wichtung	n. a.
4. Pathologie	Mottenfraßähnliche Destruktion zweier Brustwirbelkörper mit Beteiligung der dazugehörigen Bandscheibe, Höhenlokalisation nicht sicher möglich, osteolytisch, keine osteoblastischen Anteile, Hinterkante auf dieser Abbildung intakt
5. Diagnose	Spezifische Spondylodiszitis, in diesem Fall verursacht durch Tbc = Pott's Disease
6. Differenzialdiagnose(n)	Osteolytische Metastase
7. Struktur	Osteophytäre Anbaute, Spondylophyt

Tab. 5.13 Lösungen zu Bilderquiz 6; *Schwierigkeitsgrad: leicht*

Frage	Antwort
1. Technik	Magnetresonanztomografie
2. Schnittführung	Koronal
3. Wichtung	T2
4. Pathologie	Der Humeruskopf ist nach kranial dezentriert, die Supraspinatussehne gerissen und bis über den Apex des Humeruskopfes retrahiert; Flüssigkeitsansammlung im Akromioklavikulargelenk
5. Diagnose	Supraspinatussehnenruptur und Akromioklavikulargelenkarthrose
6. Differenzialdiagnose(n)	Keine
7. Struktur	A = retrahierte Supraspinatussehne; B = Flüssigkeitsansammlung im Akromioklavikulargelenk

Tab. 5.14 Lösungen zu Bilderquiz 7; *Schwierigkeitsgrad: leicht*

Frage	Antwort
1. Technik	MRT
2. Schnittführung	Sagittal
3. Wichtung	T2
4. Pathologie	Schräg verlaufender Riss im Innenmeniskushinterhorn (zugegeben, sicher kann man allein aufgrund dieses Bildes nicht sagen ob es sich um den Innen- oder Außenmeniskus handelt)
5. Diagnose	Horizontaler Innenmeniskushinterhornriss
6. Differenzialdiagnose(n)	Keine
7. Struktur	n. a.

Tab. 5.15 Lösungen zu Bilderquiz 8; *Schwierigkeitsgrad: leicht*

Frage	Antwort
1. Technik	Magnetresonanztomografie
2. Schnittführung	Sagittal und axial
3. Wichtung	T2
4. Pathologie	Sog. Black Disc zwischen LWK 4 und 5 mit großem Bandscheibenprolaps und hieraus resultierender Verengung des Spinalkanals; in der axialen Schnittführung ist ersichtlich, dass das Bandscheibengewebe v. a. das linke Neuroforamen bedrängt
5. Diagnose	Bandscheibenprolaps L4/5
6. Differenzialdiagnose(n)	Keine
7. Struktur	n. a.

Tab. 5.16 Lösungen zu Bilderquiz 9; *Schwierigkeitsgrad: mittel*

Frage	Antwort
1. Technik	Nativröntgenaufnahme
2. Schnittführung	Lauensteinaufnahme
3. Wichtung	n. a.
4. Pathologie	Die an den Schenkelhals angelegte Klein-Linie schneidet nicht die Epiphysenfuge; somit liegt ein Verrutschen des Femurkopfes nach dorsokaudal vor
5. Diagnose	Epiphyseolysis capitis femoris
6. Differenzialdiagnose(n)	Keine
7. Struktur	n. a.

Tab. 5.17 Lösungen zu Bilderquiz 10; *Schwierigkeitsgrad mittel*

Frage	Antwort
1. Technik	Nativröntgen
2. Schnittführung	Beckenübersichtsaufnahme
3. Wichtung	n. a.
4. Pathologie	Destruierter Femurkopf rechts, hierdurch bedingt tritt der Femur nach kranial; auf der (gesunden) linken Seite sind keine arthrosetypischen Veränderungen vorhanden, sodass von einer Patientin mittleren Alters ausgegangen werden kann
5. Diagnose	Idiopathische Femurkopfnekrose rechts
6. Differenzialdiagnose(n)	Posttraumatische Veränderungen, postinfektiös, Metastase oder primärer Knochentumor
7. Struktur	n. a.

Register